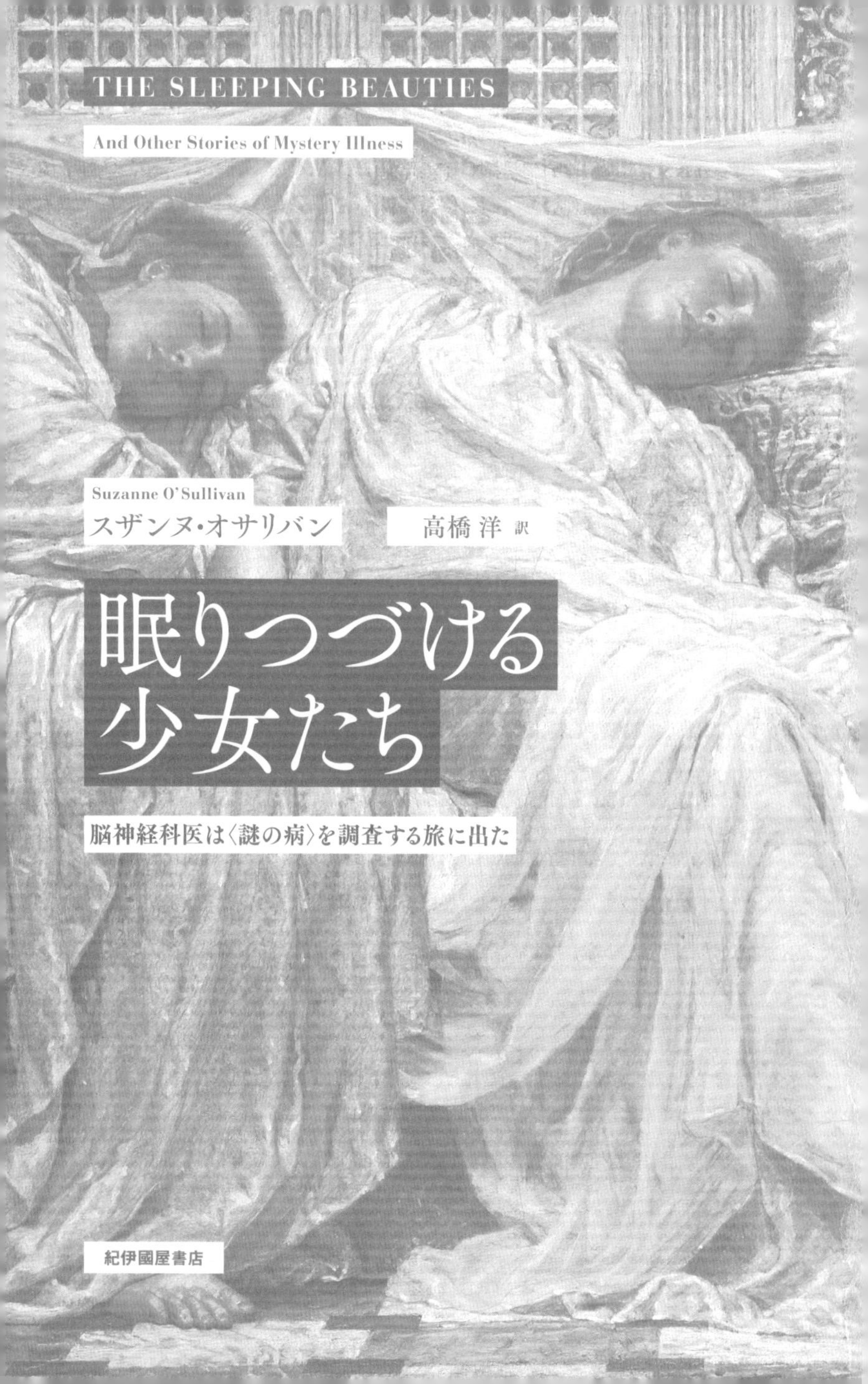

THE SLEEPING BEAUTIES

And Other Stories of Mystery Illness

Suzanne O'Sullivan
スザンヌ・オサリバン
高橋洋 訳

眠りつづける少女たち

脳神経科医は〈謎の病〉を調査する旅に出た

紀伊國屋書店

眠りつづける少女たち——脳神経科医は〈謎の病〉を調査する旅に出た

THE SLEEPING BEAUTIES
And Other Stories of Mystery Illness

他者の経験を理解するためには、
自分の場所から見ている世界を解体し、
相手の場所から見ている世界に再構築する必要がある。

ジョン・バージャー『第七の男（*A Seventh Man*）』（一九七五年）

序　謎の病……7

1 眠りつづける少女たち……20

あきらめ症候群／ヤズィーディー／仮病疑惑

2 グリシクニス……55

悪魔が来りて／テキサスのミスキートたち／人類学者マッダと会う／脳の発達への社会の影響／内面から浄めていく夢のようなもの

3 失楽園……107

パーティーはまだ半ばのこと／ある医師の見解／リューボフの見た天国／脳の予測エラー／世界の終わり

4 身体を支配する心……171

モン族と死／心から身体へ、身体から心へ／感覚刺激のフィルタリング

5 縞馬ではなく馬だと思え …… 206
蹄の音が聞こえてきたら／イアン・ハッキングはかく語りき／キューバ危機とハバナ症候群

6 信用の問題 …… 245
HPVワクチン／ジュリエットの場合／エル・サラドの虐殺／ヒステリーとは何か／エリカとの対話／反ワクチン派とジャーナリスト／子どもたちを救え

7 ル・ロイの魔女たち …… 310
エリン・ブロコビッチの介入／ガイアナの精霊グラニー／集団ヒステリーと女性蔑視／集団ヒステリーとメディア／地域の慣習と〈病気〉／魔女はいない

8 正常な行動 …… 354
シエナの場合／疾患の診断基準／ロボトミー手術／ADHD大国アメリカ

エピローグ …… 412

謝辞 …… 421

訳者あとがき …… 424

◎――〔　〕は訳者による注を示す。

序

謎の病

謎——秘密にされていることや、未解明もしくは未知のものごとのすべて

そのできごとをニュースサイトで知ったのは二〇一七年後半のこと。「スウェーデンの謎の病《やまい》」と題されたその記事は、生気のない無反応状態に一年以上前から陥っている、ソフィーという九歳の少女の話を取り上げていた。彼女は、動くことも、人と接することもできなかった。食べもしないし、目も開かない。ベッドにじっと横たわっているだけで、昼夜を区別していることを示す兆候を一切見せなかった。

その記事には、ピンク色の毛布に身を包んだソフィーの写真が掲載されていた。彼女の背後に写っている黄色い縞模様の壁紙には、幼いころの彼女を描いたと思《おぼ》しき子どもの絵がピンで留められていた。彼女は病院ではなく、自宅の寝室のベッドに横たわっていた。無反応にもかかわらず、臨床検査の結果では、彼女の脳は健康だった。脳スキャンは、彼女が昏睡状態にはないことを示していた。医師は何を治療すべきかがわからず、彼女を家族のもとに送り返した。それから数か月、彼女はよくも悪くもならず、ただ自宅のベッドに横たわったままだった。

見出しは、ソフィーの病がまったくの謎だと示唆しているが、記事の内容を読むと、原因は完全

な未知なのではないとあった。ソフィーの家族は、難民申請者としてスウェーデンに入国していた。故国ロシアでは、家族は地元のマフィアに虐げられていた。彼女は母親が殴られ、父親が警察に逮捕されるところを目撃したことがある。ソフィーの病は、家族がロシアから逃れてスウェーデンに入国したあとで発症した。だから彼女の病が心理的要因で引き起こされたのだという医師の考えには、理由があった。

　私は神経科医として、身体に対する心の影響力についての心得がある。おそらく、多くの医師より知っているだろう。なにしろ、疾患のプロセスそれ自体ではなく心理的なメカニズムのせいで意識を失った患者を折に触れて目にしているのだから。私はこの現象を稀《まれ》だとは、あるいは異常だとすら思っていない。発作を起こし、てんかんになったと思い込んで私のもとを訪れる患者の少なくとも四分の一は、解離性の、すなわち心身相関性の発作を起こしたことがやがて判明している。この割合の高さは、私のクリニックに限って見られるのではない。神経科クリニックで診察を受けた人々の三分の一までが、本質的に心身相関性と見られる医学的不調、すなわち日常生活に支障をきたすようなリアルな身体症状がありながら、特定の疾患に起因するのではなく、心理や行動に関する要因によるものとして理解できる症状がある。麻痺、視覚障害、頭痛、めまい、昏睡、震えなど、考えられるありとあらゆる症状や障害は、心身症の可能性を持っている。そして、それは単なる神経学的な現象なのではなく、麻疹《はしか》、息切れ、胸の痛み、動悸《どうき》、膀胱《ぼうこう》の問題、下痢、胃けいれんなど、ほぼあらゆる身体症状が心身症によって起こりうる。

多くの人々は、広く蔓延しているこれらの障害を他の医学的問題に比べてリアルでないと見なしている。この過小評価がどこから来ているのか私にはよくわからない。私は、自分の身体がときに自然なかたちで私に語りかけてくるあらゆる様態に気づいている。気分が変われば姿勢も変わる。顔の表情は、油断していると、他者に対する自分の思いをつい表明しかねない。よって、このような個人の内的な世界の身体化〔心の様態が身体に現れること。この「身体化」は本書のキーワードにつき、「訳者あとがき」の４２６ページを参照されたい〕が、病に拡張される場合があると述べても、行き過ぎではないはずだ。身体が心の広報担当であることは自明だと私には思えるが、身体の変化と思考内容の結びつきについては、多くの人があまり気づいていないという印象が拭いきれない。だから子どもが過酷なストレス下で緊張病になると、人々は驚いたり、困惑したりするのだ。

　心身症が医師や科学者にさえ長らく無視されてきたことを考えれば、非専門家がそれを過小評価したとしても大きな驚きではないだろう。二〇世紀の長きにわたって、ヒステリーや転換性障害という名称で呼ばれていた神経性の心身症のほとんどが、フロイトのレンズを通して見られていた。フロイトは世に大きな影響を与えた著作『ヒステリー研究』で、発作や麻痺やヒステリーのさまざまな症状を、抑圧された心理的トラウマから生じ、それが身体症状に転換されたものと見なした。たとえば、強烈な恐怖におびえる女性は、恐れの源を抑圧し、その代償として話す能力を失ってしまうという。フロイトの考えでは、あらゆる症状の起源を心理的な苦痛を覚えた特定の瞬間にたどることができる。この見かたの説得力がきわめて強いため、今日でも医師を含めた多くの人々が、抑圧されたトラウマや否認された虐待を、あらゆる心身症を十全に説明することのできる要因と見なしている。この傾向は、長きにわたって医師と患者のあいだに非生産的な関係を生み続けてきた。つまり、医師は未解決の葛藤から患者が目を背けていると主張し、患者はその医師の見かたを否定する。そして医師は、自分の見かたに対する患者の否定こそが自説の正しさを証明していると主張するのだ。

心身症の分野における科学的進歩の遅滞は、謎めいた物語《ナラティブ》〔「ナラティブ」についても「訳者あとがき」４２６ページを参照〕が生まれる事態を招いた。なぜ表向きは健康な脳を持つ人が昏睡状態に陥るのか？　神経経路がまったくの無傷にもかかわらず、心身症によって足の麻痺が引き起こされるのはなぜか？　心と呼ばれる実体のない何かが、いかに発作を引き起こしているのか？　二一世紀の現在、これらの問いに答えるべく研究者たちが尽力している。神経学の分野で心身症は注目されており、関連する研究が爆発的に増えている。少なくとも科学界では、ストレスが身体症状に転換されるという単純な概念は否定され、より洗練された説明で置き換えられるようになった。しかし問題は、これらの成果が専門医や患者グループの範囲を超えて、一般市民にまでは浸透していない点にある。

かつてヒステリーと呼ばれていた疾患は、現在では転換性障害と呼ばれることがある。最近では機能性神経障害（ＦＮＤ）という、より適切な用語も使われる。ほとんどの医学の専門分野において心身相関性（psychosomatic）という用語は、心理的要因によると見なせる身体症状を呈する医学的問題を指して現在でも使われている。とはいえ神経学においては、「心身相関性」は「機能性」という用語で置き換えられつつある。「機能性」のほうが好ましいと考えられている理由は、一般的な解釈においては心の脆弱性や狂気さえも含意すると（誤って）見なされることがあまりにも多い psych という接頭辞を落としつつ、神経系の機能に問題があるという含みを持たせられるからだ。「機能性」という用語は生物学的な問題の存在を示唆しつつ、その種の障害を指す旧バージョンのあらゆる用語が持っていたストレスという前提を取り除く。こうして、心理的プロセスが脳の機能に影響を及ぼして障害を引き起こす際の引き金は、精神的なトラウマに限らないという可能性を残しておけるのだ。

一般医療における心身症も、神経学における機能性神経障害も、非常にありふれており、しかも重大な医学的問題になりうる。しかし、人々はそれに必ずしも気づいているわけではない。というのも、婉曲表現や決まり文句や誤解の背後に隠されているため、非専門家が検知することは非常にむずかしいからである。そのことは、医学の〈謎〉として言及されることが多い、メディアによる機能性神経障害の扱いに如実に見て取れる。

二〇一九年、『デイリー・ミラー』紙は、「謎の病で発作を起こした少女が、目覚めるとよちよち歩きの幼児のようになった」という見出しを掲載した。これは、筋力低下と発作を起こした、リンカーンシャーの小学校に通う一〇歳の少女アリシアの話だ。問題は足の痛みからはじまり、光や音に対する過度の敏感さへと拡大していった。やがて彼女の筋力は低下し、頭を枕から持ち上げることすらできない最悪の状態に陥る。そして症状は頂点に達し、定期的に発作を起こしては、それに続いて子どもっぽい奇妙な態度を示すようになる。ナイフやフォークの使いかたを忘れ、赤ん坊のように食べさせなければならなくなった。見出しには〈謎〉という文字が躍っていたが、アリシアは神経科医の診察を受け、非てんかん発作（心身相関性の発作を意味する数々の名称のうちのひとつ）、ならびに機能性神経障害という最終的な診断を下されている。この記事を書いた記者は、あきらかにその診断を妥当な医学的疾患と見なしていなかった。というのも彼は、「医学的検査はいかなる答えも出せなかった」と書いていたからだ。

私はソフィーとアリシアについての記事を読んだあと、心身症や機能障害を扱ったメディアの報告で、〈謎の病〉という言い回しがなぜここまで頻用されはじめたのか思案するようになった。心身相関性の症状の原因が完全には理解されておらず、それを生む生物学的メカニズムについては推測するしかないからだろうか？　だが、それはあり得ない。原因が判明していない神経学的な問題はほかにもたくさんあるからだ。多発性硬化症、運動ニューロン病、アルツハイマー病はいずれも、完全な説明が得られておらず、治療もできなければ、なぜ起こるかもわかっていないが、これらに言及する際に〈謎〉という言葉が使われることはほとんどない。そもそも私たちは固有の病名で呼んでいる。

客観的な医学的検査では、機能性神経障害は重度であっても正常の結果が出る。たとえば機能性神経障害によって麻痺した人が脳のスキャンを受けたり、昏睡状態に陥った機能性神経障害のある人がＥＥＧ（脳波検査）を受けたりしても、正常の結果が得られるのだ。多発性硬化症は原因が未解明なのかもしれないが、少なくともＭＲＩで脳や脊髄の異常領域が示されるので、患者の苦痛を説明し、検証できる。だが臨床検査における証拠の欠如のせいで、機能性神経障害が〈謎の病〉と呼ばれているはずはない。偏頭痛は脳画像には示されないが、〈謎の病〉などと呼ばれてはいないのだから。また、機能性神経障害は臨床診断だが、その点で例外的なわけではない。たとえば最近になるまで、パーキンソン病の診断に役立つ検査は存在しなかった。医師はもっぱら患者の病歴と臨床検査に基づいてその診断を下していたが、誰もそれに文句をつけなかった。診断の妥当性を証明する客観的な検査が存在しないからといって、それを却下したりはしなかったのだ。では、心身症や機能性神経障害には、それとは異なる基準が適用されているのだろうか？

　私の印象では、私たちは「心」に結びつけられたあらゆる病気を〈謎〉と呼びたがるのではないか。たいていの人は、落涙や赤面のようなごく普通の身体的変化と情動の結びつきに気づいているにもかかわらず、それを身体の健康と認知プロセスのあいだの極度の相互作用まで拡張しては考えない。また、脳を鍛えれば、チェスのような認知能力を要する課題やサッカーのような複雑な身体的課題を達成できることを知っているにもかかわらず、脳には技能の獲得と同程度に、技能を捨て去る能力が備わっていることをまるで想像できない人々もいる。しかし、ある一連の行動を通じて新たな技能を学べるのなら、間違いなく別の一連の行動を通じてその技能を捨て去れるはずではないか？　まさにそれこそが、多くの心身症や機能障害の発症をもたらす根本的なプロセスなのである。

心身医学の分野には、非常に多くの未解明問題が残っている。だが同じことは、他の数百の神経学的な問題にも当てはまる。それにもかかわらず、機能性神経障害をはじめとする心身症が正当な医学的疾患と見なされるようになるためには、数世紀にわたって流布《るふ》してきた古い考えを拭い去る闘いがいまだに必要なのだ。

ソフィーの話を読んでいると、彼女が、トラウマを受けて世界に対して心のシャッターを閉じてしまったように映った。脳疾患が認められないにもかかわらず気づきを喪失したことは、解離と呼ばれる生理的かつ心理的なプロセスで説明できる。解離とは、記憶、知覚、アイデンティティがバラバラに切り離されることを意味し、非人格化の感覚などのさまざまな経験や、めまい、意識喪失《ブラックアウト》、記憶喪失、解離性（心身相関性）発作などの諸症状を生む。だがフロイトなら言いそうなことだが、純粋に心理的なメカニズムだけで、ソフィーが昏睡状態に陥った原因を説明できると言えるのだろうか？　それとも、重度の生理的なストレス反応にすぎないのか？

私は、解離で数時間、場合によっては数日間意識を失った人をソフィー以外に何人も見たことがある。おとなも子どもも関係ない。だからといって、彼女の話は、私にとってまったく謎ではないと言いたいのではない。彼女の症状には、私がかつて見たことのないようなものもある。彼女は一年以上まったく動いていない。一度たりとも目を開けていない。私は、それほど根深い、解離による意識喪失の症例には一度も出会ったことがない。さらに興味深くかつ不可解なことに、そのような状態に陥ったのはソフィーだけではない。彼女のような子どもはたくさんいる。ただしそれは、スウェーデンに限られる。二〇一五年から二〇一六年にかけて、スウェーデンのいくつかの町で、一六九人の子どもたちが眠ったまま目覚めなくなった。このケースでは、症状の発現はたったひとつの国の子どもたちだけに集中していた。ソフィーの問題を脳内の生理的プロセスから生じた心理的な苦痛のせいにするなら、そのことは、この奇妙な地理的分布とどう整合するのか？

欧米の医師は、症状をそのまま受け取り、病気を個人的なものとして治療するよう訓練されている。たとえば胸の痛みの原因を特定しようとする場合、まず心臓や肺を検査してそれ以外の可能性はそのあとで考慮する。問題が本質的に心理に関わると判断されれば、その原因を本人の精神生活に見出そうとする。病に影響を及ぼしうる外的要因のすべてに無知な医師はいないとしても、患者の環境をコントロールすることなどできないので、医師は、自分の手の届く範囲、すなわち診察を受けている患者個人に注意の焦点を絞ろうとする。医師と患者の関係は本質的に親密なものであり、また欧米の医療システムはその対象を、病院の構内に、そして専門医の能力が及ぶ範囲に限定する。昏睡状態に陥った、ソフィーとその他一六八人のスウェーデンの子どもたちに関する報道は、患者の経験を形成する要因をそれまでの私がいかに無視してきたかを思い知らせてくれるきっかけになった。私はそれまで、機能性神経障害がある人の個人的な話を傾聴することで多くを学んできたが、自分の見かたをもっと広げる必要があると悟ったのだ。

一九七七年、アメリカの精神科医ジョージ・エンゲルは、病をもっぱら、あるいはおもに生物学的な観点から見ようとする医師の傾向を批判した。彼は『サイエンス』誌に発表した論文で、個人の行動が特定の文脈のもとで起こること、またそれゆえ、文脈を無視して患者を見るべきではないことを医師たちに思い起こさせたのだ。そして自身が「生物・心理・社会的医療」と呼ぶ新たな医療モデルを提起した〔BPSモデルとも呼ばれる〕。

いかなる医学的問題も、生物学的側面と心理的側面と社会的側面の複合体をなす。変化するのは、各側面の重要度のみである。たとえばがんは、心理的な負荷もあり、社会的な要因や影響をともなう生物学的な疾患だ。環境が原因で発症するがんも存在する。どんながんでも、本人の社会的立場に影響を及ぼす。身体をひどく損ない、重度の精神的苦痛ももたらす。がんを、激しいストレスをともなう人生の重大事が起きたと思い込むことで引き起こされる反応性うつ病と比べてみればよい。反応性うつ病はおもに心理的な病気ではあれ、生物学的影響や社会的影響もともなう。また、体重減少、体重増加、高血圧、不眠症、脱毛などのさまざまな身体の変化をもたらす場合がある。脳内の化学物質の変化で気分の低下がもたらされるが、それは社会的要因によって引き起こされ、密接に結びついている。そして社会における人間関係の質に影響を及ぼし、うつからの回復は他者の反応に依存する。がんも反応性うつ病も生物・心理・社会的な障害だが、それぞれの比率は両者のあいだで異なる。このようにしてエンゲルは、病の社会的側面を見落とさないよう医師に勧告したのである。

心身（psychosomatic）症は、心を意味する psyche と、身体を意味する soma の両方に関係する。

心は脳の機能をなし、生物学的基盤から生じる。したがって心とは、デカルトが考えていたような、死ぬときに身体から離脱していく、無形の独立した実体などではない。記憶、気づき、知覚、意識はすべて、心の必須の構成要素をなし、それらのおのおのには、現時点では十分に理解されてはいないながら、何らかの測定可能な神経相関がある。だが、心に関する記述から環境を削ぎ落とすのは、健康に対する社会の影響を無視するのと同程度に愚かだと考える人も多いはずだ。哲学者のデイヴィッド・チャーマーズは、心が環境へと拡張されることを示す思考実験を取り上げている。この思考実験には、オットーとインガという名の架空の人物が登場する。ふたりは、美術館に行くように言われる。認知症のオットーは地図を見ながら、健康なインガは自分の記憶を頼りに、美術館まで歩いて行く。その場合、オットーの心は地図に拡張され、失った認知プロセスの役割を地図が代行している。つまりオットーの地図とインガの記憶は、同一の機能を果たしているのだ。

　病を生物・心理・社会的にとらえようとする見かたを否定する医師はほとんどいないとしても、また、ほとんどの医師が心を限定的にとらえる見かたを捨て去ったとしても、現代の医療システムは、病を生物・心理・社会的にとらえる見かたを臨床の現場に統合する余地をつねに与えてくれるわけではない。現在、病院所属の医師は自分の専門分野にあまりにも特化しているため、たったひとつの身体器官しか扱えない者が多く、自分の専門領域からわざわざ外に出て行こうとは決してしない。一般開業医のなかには、より全体的《ホリスティック》なアプローチをとる医師もいるが、そのような医師でも、生物学的側面を強調する方向へと追いやられる。私も、これまで心身（機能）症に対する外的影響を軽視してきた。じっくり考えるにはテーマが大きすぎると感じていたからだ。家族や仲間集団の影響なら考慮できる範囲内だろう。しかし教育、宗教的信念、文化的伝統、ヘルスケアシステム、社会的サービス、主要メディア、ソーシャルメディア、政府の影響となるとどうだろう。たったひとつの極端な事例に集約されたスウェーデンの子どもたちの話を読んだとき、文化や社会が病の形成にどれほど影響を及ぼしているのか、また、その影響を観察することでどれくらい多くを学べるかを考えさせられた。心身症や機能性神経障害をめぐる問いの答えは、必ずしも人間の脳内に見出されるわけではない。

　狭く限定された特定の地域で暮らす一六九人の子どもたちが、おそらくは心理的な理由によって昏睡状態に陥った。この事実は、一六九の脳が、たったひとつの特異で異常な様態で振る舞うよう、押したり引いたり象《かたど》られたりしたことを意味する。発病者が特定の地域に限定されている点を考えると、その可能性を生んだ要因は、社会環境に内在するはずだ。

　二〇一八年、私はスウェーデンを訪れ、ソフィーと類似の状況に置かれている子どもたちに会ってきた。そして、彼女たちが経験した病のような集団発生《アウトブレイク》、とりわけ小規模のコミュニティでの集団発生が、社会的要因や文化的要因が生物学的側面や心理的側面に影響を及ぼして心身症や機能障害を生んでいることについて、多くを語ってくれることに気づいた。つまりそれらの症例は、健康に影響を及ぼす社会的要因を拡大して見せてくれるルーペになる。スウェーデンへの旅は、同様に興味深い他の症例の調査につながった。たとえば、世代から世代へと物語《ナラティブ》を伝えていくことで同時に発作も受け継いでいったニカラグア移民が暮らすテキサス州の町、一〇〇人以上の住民が何日間も「原因不明の」眠りに陥ったカザフスタンの小さな町、数百人の若い女性が発作に見舞われたコロンビアの町、メディアの狂騒のせいで一六人の高校生の健康が著しく損なわれたニューヨーク州北部の町への旅などがある。世界中を駆け回り、新聞を読み漁っているうちに、私は、まったく異なる集団に関するさまざまな記述のあいだに、しかも私の患者を思い起こさせる、前代未聞の奇妙な話にさえも一貫して見出されるテーマがあることに気づいた。スウェーデンの子どもたちは、時代と場所が特定される健康危機に見舞われた唯一の集団ではない。集団心因性疾患は、一年に複数回、世界のどこかで発生している。それにもかかわらず、まったく無関係な、さまざまなコミュニティで勃発するために、ある集団で学んだ知識を他の集団に適用できないのだ。

　ソフィーは特定の集団の一員であり、その集団が共有しているものはすべて、昏睡状態の伝播に重要な役割を果たしているはずだ。アリシアも、彼女自身は気づいていなかったとしても、特定の集団の一員である。彼女のような人々は、数十万人単位で存在する。そのなかには幸いにも診断を受けられた人もいれば、医療が進歩していること、妥当な説明があること、さらに重要な点として、探せば支援を得られることを知らずに、〈謎の病〉というレッテルを貼られたまま生きることを余儀なくされている人も多い。

1 眠りつづける少女たち

還元主義——人間の行動は、より小さな構成要素に分解していくことで説明しうるとする考え

敷居をまたぐやいなや、私は閉所恐怖症に陥った。あと戻りしたかった。だが、私の前方では人々がその部屋にそっと入り、すぐうしろにも人が立っていた。だから、あと戻りできないと感じたのだ。

右手のベッドにはノラが寝ていた。彼女は一〇歳くらいだろうか。その部屋は彼女の寝室だった。ある程度予測はしていたが、それでも彼女の様子にはいく分驚かされた。五人と一匹の犬が寝室に入ってきたのに、それに何ら気づいていないようだったからだ。まったく身動きせず、目を閉じ、見かけは安らかだった。

オルセン医師はかがんでノラの頬をやさしくなでながら、「一年半以上、こんな状態が続いています」と言った。

そのとき私は、スウェーデンの首都ストックホルムの北およそ一六〇キロメートルに位置する小さな町ホーンダルにいた。スウェーデンで私の案内役を務めてくれたオルセン医師は、みごとに日焼けした痩身の六〇代の女性で、明るい茶色をした額ぎわの前髪には三角形の白い区画がはっきり

と浮かんでいる。彼女はノラが病気になってからずっと看護しているので、ノラの家族をよく知っていた。彼女の夫のサムと愛犬も来ていた。夫妻は愛犬を連れてノラの家庭を定期訪問しているので勝手を知っている。だからふたりは正面玄関から入って他のどの部屋にも入らずに、じかにノラの寝室へと私を案内してくれたのだが、それは唐突な暗転だった。戸外で真昼の太陽に照らされていた次の瞬間に、子どもが眠る薄暗い寝室に入ったからだ。私は寝室のカーテンを開けたくなった。オルセン医師もそう感じたらしく、窓に向かって歩いていき、光が差し込んでくるようカーテンを脇に寄せた。それから彼女はノラの両親がいるほうに向き直り、「子どもたちにいまが昼間だと知らせる必要があるのです。皮膚に日光があたるようにしないと」と言った。

それに対してノラの母親は、「彼女たちはいまが昼だとわかっています。午前中にはふたりを戸外にすわらせています。たったいまベッドに寝ているのはあなたがたが来たからです」と弁解するように答えた。

寝室はノラひとりのための部屋ではなく、私の左手にある二段ベッドの下段には、およそ一歳年長の姉のヘランが寝ていた。ただし私が立っているところからは、彼女の足の裏が見えただけだった。上段は弟のベッドだったが、彼は健康でいまはそこにはいなかった。私が寝室に入ったときに、壁の曲がり角から彼がこちらを覗き込んでいるところを見かけた。

オルセン医師は向きを変えて「スザンヌさん、どこにいるの？　あいさつしに来たんでしょ？」と私を呼んだ。

オルセン医師はノラのベッドのそばにしゃがみ込み、ノラの黒髪を指で片側へとかきわけていた。私はもじもじしながら敷居のあたりに立ち、今回の長い旅の最後の一歩を踏み出せないでいた。というのも、泣いてしまいそうな自分の姿を見られたくなかったからだ。恥ずかしかったのではない。私も人間であり、動揺を禁じ得ないできごとには感情的になる。しかも私は、とりわけ病気の子どもを目にすると動揺する性質《たち》だ。だがノラの家族は、それまで非常につらい日々を耐え忍んできた。そんな彼らを、私を慰める立場に置きたくはなかった。私は無理に微笑みながら、ノラのベッドに向かって歩を進めた。肩越しにヘランを一瞥すると、驚いたことに目が一瞬開いて私を見つめ、それから再び閉じた。

私はオルセン医師に「彼女は目覚めているのですね」と尋ねた。

「そう。ヘランはまだ病気の初期の段階にいます」

それに対して、私の訪問に備えて敷かれたベッドカバーの上に横たわるノラは、目覚めている兆候をいっさい示さなかった。彼女はピンクの服を着て、白黒のタイツを穿いていた。髪は豊かでつやつやしていたが、皮膚は青白かった。唇は、ほとんど無色と呼べるほど彩度のないピンク色だ。両手は腹部の上で組まれていた。彼女はそのような恰好で、毒リンゴをかじったお姫様のように安らかに眠っていた。テープで一方の端を頬に留められた経鼻栄養チューブが鼻から挿入されていることを除けば、彼女は病気には見えなかった。そして胸が穏やかに上下していることを除けば、彼女が生きているようには見えなかった。

私はノラのベッドのそばにしゃがんで自己紹介をした。もちろん、たとえ声が聞こえたとしても、彼女が何も理解できないことはわかっていた。彼女は英語をほとんど知らず、私はスウェーデン語や、彼女の母語のクルド語を知らなかったが、声の調子で彼女を安心させられると思ったのだ。私はノラに語りかけながら、再びヘランのほうを振り返った。ヘランの目は完全に開いており、私の視線を受け止めた。だから私は、彼女が私を見つめていると思ったのだ。だが彼女に微笑みかけても、表情は変わらなかった。母親は、壁に肩をもたせかけながらノラのベッドのそばに立っていた。彼女は人目を引く女性で、頬骨が高く、額にはカフェオレ色をした目立つあざがあった。彼女は主導権をオルセン医師に渡し、私のほうをじっと見ていた。その態度は穏やかで、威厳があった。夫は戸口に立って、寝室へそっと出入りしていた。

新聞記事で読んだソフィーと同様、ノラとヘランは、スウェーデンで二〇年にわたって折に触れて出現した数百人の眠れる子どもたちのうちのふたりだった。この眠り病が流行《エピデミック》しだしたころの最初の公式な医学的報告は、二〇〇〇年代前半に提出されている。眠り病はたいてい、いつ発症したのかがわかりにくい。子どもは最初、不安になりふさぎ込む。行動様式が変化し、他の子どもと遊ばなくなり、やがてまったく遊ぼうとしなくなる。徐々に引きこもりはじめ、学校に行かなくなる。次第に口数が減っていき、そのうちまったく話さなくなる。最後には、ベッドに寝たきりになってしまう。最悪の段階に達すると、食べもしなければ目も開かなくなる。身動きすらせず、家族や友人に励まされてもまったく反応せず、痛みや空腹や不快感を覚えなくなる。つまり積極的に外界と接しようとしなくなるのだ。

最初に発病した子どもたちは病院に収容され、ＣＡＴスキャン、血液検査、ＥＥＧ（脳波検査）、さらには脳脊髄液を調べるための腰椎穿刺《ようついせんし》など、さまざまな検査を受けている。その結果はつねに正常で、脳波記録は見かけの意識の欠如と矛盾していた。ほとんど反応が見られない子ですら、脳波は健常者に見られる睡眠と覚醒の循環《サイクル》を示していたのだ。症状のもっとも重い子の何人かは集中治療室で厳重に監視されていたが、誰も彼らを目覚めさせられなかった。疾患が特定されていなかったため、医師や看護師にできることは限られていた。栄養チューブで食事を与え、理学療法士が関節の動きを保たせ、肺をきれいにし、床擦れが起こらないよう看護師が体位を変えた。結局、入院していても大差がないため、多くの子どもたちは親のもとに送り返された。発病した子の年齢は、七歳から一九歳まで。運がよければ数か月で回復したが、多くの子は何年も目覚めなかった。現在でもまだ目覚めていない子も数名いる。

あきらめ症候群

最初の症例が報告されたとき、その症状には前例がなく、それをどう呼ぶべきか誰もわからなかった。子どもたちは昏睡状態に陥っているのだろうか？　昏睡状態という表現は的確ではなさそうだった。というのも、その言葉は深い意識不明の状態にあることを意味するが、外界に気づいていると思しき子もいたからだ。検査が示すところでは、発病した子どもたちの脳は外部の刺激に反応した。また、眠りという言葉も間違いなく不適切だった。眠りは自然な現象だが、子どもたちに起こっていたことは不自然な現象だったからだ。それはまったく理解の範疇を超えていた。結局スウェーデンの医師たちは、「アパシー」という用語に落ち着く。ドイツの精神科医カール・ヤスパースは、行動しようとする動機を欠く感情の欠如としてアパシーを定義している。それは痛みや快さに対するまったくの無関心であり、いかなる種類の情動の影響も受けないことを意味する。この定義は、医師が目のあたりにしている子どもたちの様子にうまく適合した。数年後アパシーは、*Uppgivenhetssyndrom* という公式な医療用語として取り入れられた。この言葉は文字通りには「あきらめる」ことを意味し、英語では Resignation Syndrome（あきらめ症候群）と呼ばれるようになった〔生存放棄症候群とも呼ばれる〕。

ノラが寝ているベッドのそばに立っていると、この用語が適切に思えてきた。オルセン医師はノラの着ている服をたくし上げて腹部を露出し、彼女がタイツの下にオムツをしているところを見せてくれた。ノラはその行為に抵抗しなかったし、ベッドの外に垂れた彼女の手をオルセン夫妻の愛犬が鼻で撫でても反応しなかった。オルセン医師はノラの腹部に聴診器を押しあて、心臓と肺がたてる音に耳を澄ませていた。検査、オルセン医師の友好的な語りかけ、見知らぬ人の存在、室内をウロウロする犬、それらはいずれも、ノラにいかなる反応も引き起こさなかったのだ。

オルセン医師は、ときおり私のほうを向いてわかったことを報告してくれた。

「心拍数は九二、高いわね」

　彼女がそう言ったとき、私は再び動揺しそうになった。九二は高い。情動を欠き一年以上身動きしていない子どもの数値とは思えなかったのだ。またそれは、情動的な覚醒状態、言い換えるとアパシーの正反対を示唆する。心拍数は、無意識裏に自律神経系の影響を受けている。副交感神経系は安静時にすべての作用を減速させるのに対し、交感神経系は「闘争か逃走か」反応に力を与え、行動する準備を整えるために心拍を速める。ならばノラの身体は、何のために準備を整えようとしているのか？

　オルセン医師はノラが着ている服の袖をまくり上げ、血圧を測った。ノラがそれにたじろぐことはなかった。「上が一〇〇、下は七二」とオルセン医師は私に告げた。その数値は、リラックスした子どもの正常値だ。彼女はノラの腕を持ち上げて、それがいかに弱々しいかを示してくれた。腕を放すと、ベッドにだらりと垂れた。私はすでに、病気の子どもの皮膚に氷嚢《ひょうのう》を置いて反応が見られるかどうかオルセン医師が試したという報告を読んだことがあったし、凍結した野菜が入った包みを腹部に押し当てられた、あきらめ症候群の子どもの写真を新聞で見たこともあった。私は学部生のころ、意識のない患者を検査する方法のひとつとして、痛みを与えればよいと教えられたことがある。現在の私は、そのような方法を用いていない。それが無用な残虐行為だと徐々に理解していったからだ。だから私は、オルセン医師が痛みを与える手法でノラを検査すると言い出さなかったので安心した。その代わり彼女は、私のほうを向いて自分で検査をするよう促してきた。

医師ではあるがノラの担当医ではない私は躊躇した。だから私は、ノラのベッドの脇にずっと立っていた母親のほうを見た。私とノラの母親は言語を共有していない。だから会話は、たとえ短くてもオルセン医師を介する必要があった。彼女は喜んで通訳してくれるはずだが、私は通訳を介さずに直接ノラの母親と話したかった。ベッドの周りではさまざまな言語が飛び交い、人々が思い思いに話し合っていたので、私にはその部屋で何が起こっているのかを把握しかねていた。

オルセン医師は、「なにをしに来たの？」という問いに私が答えるのをいらいらしながら待っていた。

妥当な質問だった。というのも、そこにいる理由が自分にもよくわからなくなっていたからだ。私は仕事でしばしば、ノラやヘランに少しばかり似た患者を診察している。ならば、わざわざスウェーデンまで出掛けて彼女たちを訪問しなければと私が感じたのはなぜか？　彼女たちに会うことで何が得られると期待していたのだろうか？

オルセン医師は、ノラの瞼《まぶた》にそっと親指をあてて引き、目を開けた。すると眼球は上方に巻き上がり、白目の部分だけが見えた。オルセン医師は「ベル現象ね」と言った。

ベル現象とは、目を閉じたときに生じる、目の正常な反射反応だ。瞼が下がってくると、眼球が外側上方に向けて巻き上がる。だがオルセン医師は、ノラの瞼を閉じたのではなく開いた。だからそれは、じつのところ目が開かないようノラが抵抗していることを示す証拠だった。眼球が巻き上がったのは、彼女が瞼を閉じようとしたからだ。それは無意識的な反射作用なのか？　あるいはつまるところ、コミュニケーションに対する彼女の抵抗は受動的ではなく能動的なものなのか？　オルセン医師は「何をぐずぐずしてるの？　神経科医でしょ？」と私に前に出るよう声をかけてきた。

私は自分がそこにいる理由を思い出した。オルセン医師は引退した耳鼻咽喉科医で、病気の子どもたちやその家族を懸命に支援しようとしていた。彼女が私を歓迎した理由は、私が神経科医だからだ。彼女は、これまでわからなかったことを私なら説明できると考え、臨床的な兆候を解釈することで苦難を正当化し、少女たちを支援するよう人々を説得してくれることを期待していたのだ。ノラが一年半にわたって食べることも身動きすることもなくベッドに横たわったままだという事実だけでは、必要な支援を受けるに値する裏づけとなるほど十分な説得力がないと思われていたらしい。だがオルセン医師は、脳疾患の専門家たる神経科医が診断を下せば人々に重く見られるだろうと期待していたのだ。

現代医学は、まさにそのように作用する。身体症状をともなう疾患は人々に強い印象を与える。だが身体症状が見られない病はそうではない。そのため心理的な病や、心身相関性、機能性の症状は、医学的な問題のなかでももっとも軽視されやすい。

「さあ、彼女の検査を」とオルセン医師は繰り返す。

私はおずおずとノラの足を取り、筋肉の大きさを確かめた。それから彼女の手足を動かして、可動性と筋肉の張りを検査した。筋肉は健康そうで、衰弱していなかった。反射作用は正常だった。

無反応である点を除けば、彼女には何も異常が見られなかったのだ。私はオルセン医師がしたようにノラの目を開こうとしたが、彼女はそれに抵抗した。オルセン医師はノラの頬の筋肉に触るよう私を促した。彼女の小さな体の他のあらゆる筋肉と比べ、頬の筋肉は硬直していた。彼女の歯は固くかみ合わされていた。この事実は、彼女が受動的で無気力な安静状態にあるという見立てを否定するもうひとつの証拠になった。

　私は振り返ってヘランを見た。夫妻の愛犬もヘランを凝視していた。夫のサムは首輪をつかんで愛犬を押さえていた。ヘランは夫婦の愛犬越しに私を見ていた。私はもう一度彼女に微笑みかけたが、彼女はうつろな目で私を見返すだけだった。

　私の視線を追っていたオルセン医師は次のように言った。「最初に病気になったのはノラよ。ヘランは難民申請が三度目に却下されたあとで発病したの。そのとき、家族はスウェーデンから退去するよう申し渡されたのよ」

　オルセン医師は子どものアパシーの基盤をなす脳のメカニズムの解明に関心を抱いていたが、家族、医師、役人の誰もが、ノラとヘランが発病した理由を知っていた。また、どうすれば回復を図れるのかも知っていた。

ヤズィーディー

あきらめ症候群は誰もがかかるわけではなく、もっぱら難民申請中の家族の子どもが発病する。そのような子は、発病するはるか以前からトラウマを受けている。スウェーデンの土を踏むと同時に初期の兆候を示す子もいるにはいるが、ほとんどの子は、難民申請手続きが遅滞する状況に家族が直面したときに引きこもりはじめる。

ノラは二歳半のときにスウェーデンに入国した。少なくとも記録上ではそうなっている。ノラの家族は彼女がまだよちよち歩きのころにシリアとトルコの国境を越えているが、スウェーデンへ行く前に問題が発生した。どこかで必要な書類が握りつぶされたようだった。だからスウェーデンへの入国時、彼らは身元や出身国を証明できず、入管の役人は彼らの年齢を推測するしかなく、ノラの年齢を二歳半、ヘランを三歳半、弟を一歳と記録したのだ。

ノラの家族はヤズィーディーと呼ばれる、イラク、シリア、トルコに住む少数先住民族に属している。世界全体でのヤズィーディーの総人口は、七〇万人未満と見積もられている。私はノラの寝室に入る前に、尾羽を開いた暗青色のクジャクの絵が壁にかかっているのを目にした。ノラの父親の腕には、クジャクのタトゥーが彫られている。ヤズィーディー教では、クジャクの天使が中心的な存在である。彼らの信仰によれば、最高神が創り出したクジャクの天使が地球を支配している。また、クジャクの天使に関する話は、他宗教の信念とも関連がある。たとえば、アダムとイブを教えたのはクジャクの天使だとされている。ヤズィーディーが悪魔崇拝者と呼ばれるのは、クジャクの天使のゆえである。「クジャクの天使は神に反旗を翻したために地獄に落とされた。だから悪魔の代表なのだ」と言う者もいる。ヤズィーディーが数世紀にわたって迫害を受けた原因は、彼らの信念に対するそのような解釈にある。一九世紀と二〇世紀だけで彼らは七二回の民族大虐殺に遭い、二一世紀になっても、最初はイラクで、最近ではシリアで何度も流血をともなう攻撃の犠牲者になっている。女性や子どもは集団でレイプされ、性奴隷にされてきた。これらの地域で暮らす七万人のヤズィーディーは、ヨーロッパへの移民を希望していると言われる。

　スウェーデンに来る前にノラと家族が経験した苦難を裏づけられる人はいない。だから私は、彼らから聞いた話を語ることしかできない。ノラの家族はトルコ国境に近いシリアの未開発の農村で暮らしていた。村人のほとんどは水道を使えず、共同の井戸を使っていた。ノラの母親は毎日そこに水を汲みに行っていた。ある朝井戸に水を汲みに行った彼女は、四人の男たちに襲われ森に連れ込まれてしまう。家に帰って何が起こったかを家族に話すと、彼女の父親は、家族に不名誉を与えたとして激怒した。その後数週にわたり、ノラの祖父と両親のあいだで言い争いが続いた。そんなある日のこと、部屋にいたノラと姉と弟は、祖父が母親を殺すぞと脅しているところを目撃した。四人の男たちに襲われたとき、ノラの母親は四人目の子どもを身ごもっていたが、すぐに流産した。

　家の内外で脅威にさらされていた家族にとって、シリアに留まることなど論外で、海外に逃亡せざるを得なかった。書類なしでスウェーデンに入国したとき、スウェーデン語を話せず、アルファベットすら読めなかった彼らは、事情を説明するのに苦労し、身元や出身国を証明する手段も持っていなかった。ただちに難民申請をしたものの、その承認を得るには、出身国で迫害を受けたことを証明し、帰国が危険であると役人を説得する必要があった。

当時難民に寛大な政策をとっていたスウェーデンに到着したとき、ノラの家族は一時的な滞在許可を手にすることができた。だが、永住権取得の手続きには非常に時間がかかった。しかもその手続きがはじまったときにはすでに、ノラもヘランも学校に通っていた。数年後、家族の難民申請は処理されたが却下されてしまう。とはいえ、彼らには二度上訴する権利があった。そんなときにシリア内戦が勃発し、故国はさらに危険な場所と化していた。ノラが引きこもりはじめたのはちょうどそのころだ。

子どもたちは、スウェーデンでの生活が一番長い。友だちもすべてそこにいた。ノラもヘランも流暢《りゅうちょう》なスウェーデン語を話し、ヘランは英語もよく理解している。ふたりが故国のことをどれだけ知っているか、私にはわからない。しかしはっきりと話し合われることはなかったとしても、故国に戻ることに対する恐れを感じているに違いない。家族はシリアから逃れることで、自分たちをきわめて危険な立場に置いた。信じるか信じないかは別として、それには相応の理由があったのだ。

オルセン医師は、「ノラをベッドの外に出したときの様子をあなたに見せたいので、彼女の父親に頼んでみましょう」と言った。ノラの父親はオルセン医師の指示を受け、ノラをすわらせ、彼女の両足をベッドの外に出す。すると彼女の身体はぬいぐるみの人形のようになり、頭は胸に向かって垂れ下がった。次に彼女の背後に立ち脇の下から抱えると、肩は丸くなり、両手はだらりと垂れ下がった。それからオルセン医師に促されて、操り人形のように室内で彼女を歩かせる。ノラの両足は体の後方に引きずられ、つま先はカーペットをこすっていた。私には、そのようなほとんどグロテスクとも言える光景を見せられた理由がわかっていた。私たちは、ほんとうに病気だと証明するために、病気の外観を呈するよう、また、願わくは少なくとも一度、客観的な検査に基づく診断を受けるよう病人に求めることが多い。ノラの検査結果はすべて正常だったが、オルセン医師とノラの家族は、彼女の状態がいかにひどいかを私に理解させたくて、そのような光景を見せたのだ。

ノラの父親が彼女をベッドに戻し、母親がなぐさめているとき、オルセン医師は「手紙を開けたのは子どもたちです」と言った。

「どういうことですか？」

「両親ともにスウェーデン語を話せません。だから移民局からの手紙を読むのはたいてい子どもたちで、子どもたちが親に翻訳して聞かせているの」

「それはちょっとまずいですね」

「子どもたちは、親を新たな世界へ導く案内役なのよ」

「もっとよい方法がありそうなものですが」

するとオルセン医師は笑いながら、「あなたはよくわかっていないようね。子どもたちに気づかれないようにするのは無理よ」と言った。

「そうでしょうね」。そのとき私は、手厚く育てている自分の無邪気な子どもたちに思いを馳せた。それからヘランに目をやった。彼女はまだ幼いにもかかわらず、多くの苦難を経験している。私は、「彼女は何歳ですか？」とオルセン医師に訊いてみた。

その問いに対してオルセン医師は顔をしかめながら、「一一歳。でも、そんなはずはないと言われることもあるの。彼女がおとなのような話しかたをするから、学校では彼女が一一歳のはずはないって」と答えた。

難民申請者の年齢の決定は、世界中で問題を引き起こしている。実際の年齢より年長に見える子どもが成人と間違えられ、成人用施設に収容されることがある。子どものふりをして寛大な扱いを受けようとする成人がいるという話もある。しかし、医学的な年齢算定には誤りがつきまとう。慢性的な剝奪《はくだつ》、虐待、栄養不足、あるいはもちろん国外逃亡や難民申請の手続きが、いかに本人の外観、骨年齢、筋肉量、性的成熟度、行動、言葉に影響を与えているかを評価するための信頼に足る方法など存在しないのだ。

ヘランは、公式記録の年齢には疑いがあるとしても、誰がどう見ても子どもで、思春期にも達していない。ノラや母親と同様、長く豊かな黒髪を持つ。ヤズィーディーの女性は髪を切らない。私がヘランのほうを見ると、彼女の瞼は閉じたり開いたりを繰り返した。彼女が英語を話すことを聞かされていた私は、ベッドのそばに跪《ひざまず》いて私の名前を彼女に語りかけた。すると驚いたことに、彼女は何かの言葉をささやき返したのだ。非常に小さな声だったので、私は彼女にもう一度繰り返すよう言い、もっとよく聞こえるよう身を寄せた。すると彼女は、「ヘラン」と自分の名前をささやいた。

最後の三度目の難民申請が却下されてヘランが発病してから、まだ数か月しか経っていなかった。

オルセン医師は、ヘランについて次のように語る。「三度目の申請が却下されたことを報告する手紙が届いたとき、ヘランは〈妹はどうなるの？〉と尋ねてきたの。それからは黙り込んで、次第に病気になっていくのがわかったのです。私は彼女の親に、ベッドに寝かせたままにしないよう伝えました。ちゃんと食事をとらせて学校に行かせるようにって。でも、それは無理だった」

オルセン医師の話では、役所は家族をトルコ人と見なしていた。内戦で引き裂かれたシリアに家族を戻すことはできなかったが、彼らがトルコ人であればトルコへ戻せた。現在住んでいる家を引き払って、おぞましい話を聞かされる場所に戻らなければならないと言われたら、子どもがどう感じるかは私の想像の範囲を超えていた。家族が住むアパートの近辺の並木道を車で走っていた私は、その地域の美しさに強い印象を受けた。三人の子どもたちが寝室を共有してはいたものの、アパートそれ自体は広く、そばには緑の多い遊び場があった。子ども部屋の壁には絵がかけられ、部屋の隅にはさまざまな本やボードゲームが積み上げられていた。ゲームにはさんざん遊ばれたと思しき形跡が残っていたが、おそらくノラやヘランが遊んだのではないのだろう。

「学校の友だちがいまでも会いに来るの。ある子は毎週来てはヘランに本を読み聞かせてくれるのよ」とオルセン医師は言う。それからヘランのほうに向き直って「いま、読んでほしい？」と尋ねた。

ヘランはうなずいた。

オルセン医師は、積み上げられた本のなかから一冊の絵本を手に取り、読みはじめた。そのとき、ヘランの弟がドアの角越しに恥ずかしそうに覗き込んでいた。私は最初、彼が絵本の話に聞き入っているのだと思っていたが、やがて彼が気にかけているのはオルセン夫妻の愛犬だということに気づいた。その様子を見ていたサムが犬を散歩に連れて行きたいかとヘランの弟に尋ねると、弟は犬を連れて嬉しそうに出掛けて行った。

サムは妻のオルセン医師と同程度に、あきらめ症候群の子どもたちの家族をよく知っていた。白いあごひげを生やしたやさしいおじいさんといった体《てい》の彼は、アメリカ出身で心理学を修めていた。ただしスウェーデンでは、ＩＴ企業で働いている。夫妻は、合わせて七家族に属する、あきらめ症候群のさまざまな段階にある一四人の子どもたちを支援していた。前日の夜、私は夫妻の家に泊まった。木造の家の内部は、本や鉢植えや家族たちの写真であふれていた。庭でスコーンを食べ、ペパーミントティーを飲みながらサムが語ってくれたところでは、在住許可が下りると、子どもたちは通常、一夜にしてではないにせよ、やがて目が覚めるらしい。回復への道のりは、アパシーの発現と同様に長く段階的で、罹患期間に応じて数か月かそれ以上かかる場合がある。

　奇跡的な目覚めなどというものはないが、ひとたび回復した子どもたちは、新たな生活をうまく送ることができる。夫妻が面倒を見ている別の子どもにアリヤという名の少女がいた。彼女は迫害を受けている少数民族のひとりとして、旧ソ連のとある共和国から逃れてきた。一年以上にわたってあきらめ症候群にかかり、自発的な動作はまったく見せなかった。しかしスウェーデンの永住権が得られたと聞いたあと一瞬目を開き、それから数週間後には完全に目覚めた。そして数か月後には学校に戻っていた。他の子に遅れてスウェーデンの学校に入り、勉強が遅れていたにもかかわらず、試験で優秀な成績を収め、いまでは大学の法学部に通っている。

　私は、「あきらめ症候群にかかるとどんな感じなのか、アリヤから聞いたことがありますか？」と尋ねてみた。

　私は、最初にあきらめ症候群について耳にしたときから、この疑問を抱いていた。新聞の記事では、患者はまったく受動的であるかのように書かれていた。だが、「アパシー」や「あきらめ」という言葉は、彼女たちの状況をうまくとらえていないのではないかと、私は疑っていた。

　サムは、「アリヤはそれについて話したがりませんね。どの子もそうです。ひとたび目覚めると、そのことは忘れたがるのです」と言う。

　それでもどうしても知りたかったので、私はもう一度次のように尋ねてみた。「何が起こっているか気づいていたかどうかを話してくれたことはありますか？　それとも眠っているときと同じように、時間感覚を失うのでしょうか？」

「彼女は、ずっと見続けていたい夢を見てるように感じた、と言ってましたね」

私はその言い回しが気に入った。よく理解できたし、それによって子どもの苦境の脅威が薄められると思ったからだ。私は雑誌の記事で、ある少年の経験について読んだことがある。なかなか恐ろしい内容で、こう書かれていた。「彼は、深い海のなかに沈んだ脆《もろ》いガラスの箱に閉じ込められているように感じていた。声を上げたり動いたりすれば、その振動でガラスが砕けるように思えたという。そして〈海水がなだれ込んできて、ぼくは死ぬだろう〉と彼は言う」

アリヤは、オルセン夫妻の自宅によく滞在している。夫妻は寛大にも、子どもたちが回復してからも彼らやその家族の支援を続けており、職を探してあげたり、進学を希望する子どもたちには高校や大学への出願の手助けをしたりしている。また、ほかに行くあてがない場合、家族全員を自宅に滞在させさえしている。

私は、ヘランのベッドの脇に腰かけて、私にはわからない言語で彼女に絵本を読み聞かせているオルセン医師を眺めていた。彼女はときおり絵本をヘランのほうに向け、彼女が絵を見られるようにしていた。その一方、母親はノラのベッドの端にすわって、ヘアブラシでノラの手足を穏やかにこすっていた。それは日課の、一種の感覚体験だった。彼女はノラの膝や肘の関節を曲げたり伸ばしたりし、臀部《でんぶ》や肩や手首を左右に揺らしていた。これは理学療法士から学んだ運動で、子どもたちが拘縮《こうしゅく》を起こさないためのものだ。拘縮とは、じっとしていることで腱《けん》が硬化したり縮んだりすることをいう。

　私はふたりの少女の様子を比べてみた。ノラは青白かったが、それを除けばまったく健康に見えた。ヘランの唇や肌の赤味は、彼女がノラよりよく動き、病気になってから長くは経っていないことを示していた。毎日家族がふたりの体を洗い、服を着せていた。家族はふたりが午前と午後と夜を区別できるよう、決まりきった作業を毎日繰り返すことにしていた。また皮《ひ》膚《ふ》潰瘍《かいよう》ができないよう、ふたりがベッドに寝る位置を変えた。また、ふたりを車椅子にすわらせて食卓につかせ、家族の一員であることを忘れさせないようにもした。そして食べ物の一片を舌の上に載せ、食べてくれるのではないかと期待した。水で彼女たちの唇を湿らせ、飲み物とストローを与えた。ヘランはなんとか飲んだが、ノラは無視した。

　それらの決まりきった日課と、ベッド脇での読み聞かせは、穏やかで愛らしい光景を生み出していた。オルセン医師が絵本を読み聞かせていると、ヘランはときおり何かの言葉を口にしていた。どうやら覚えたお話の断片を暗唱しているらしかった。絵本を読み終えたオルセン医師は、次に訪問したときには別の本を読んであげるとヘランに約束していた。私たちが部屋を出るとき、ふたりの少女は入ってきたときとまったく同じ姿でベッドに横たわっていた。

仮病疑惑

最初にあきらめ症候群が公式に報告されたのは二〇〇五年である。一九九〇年代から見られていたが、二一世紀に入るころに発病する子どもの数が急増したという噂もある。二〇〇三年から二〇〇五年にかけて四二四件の症例が、またそれ以後も数百件が報告されている。少年も少女も罹患するが、発病者は少女のほうがやや多い。

最初に発病した子どもたちの多くは病院に収容され、そこで検査と治療を受けている。検査の結果が正常だとわかると、仮病ではないのかという非難が必然的に巻き起こった。測定可能な生物化学的異常や構造的異常という器質性疾患のプロセスで説明できない身体障害がある人は、そのような扱いを受けやすい。しかしその手の非難に反するかのように、病院の長期的な監視のもとでも、七歳の幼い子どもがまったく無反応のままでいることがあった。多くの子どもたちが検査を受け、入院してさまざまな専門家の監視のもとで治療を受けた。初期のころには、保護者から離されて集中治療室に収容され、精密検査を受けた子もいた。それでも目覚めなかったのだ。いかなる子どもも、それだけ長くアパシーの状態を意図的に続けることなどできはしない。

保護者に非難の目を向ける人々もいた。子どもたちは鎮静剤を飲まされているのか？　もしかして毒物を飲まされているのでは？　子どもにドリンク剤を飲ませている親に出会ったという医師の報告がメディアの記事になったこともあった。しかしそれらの疑惑はすぐに検証できる。血液や尿の検査では、いかなるアルコール成分も検出されなかったのだ。代理ミュンヒハウゼン症候群を疑う人もいた。代理ミュンヒハウゼン症候群とは、親などの保護者が子どもの病気を捏造《ねつぞう》し、不必要なケアを受けさせようとする一種の児童虐待をいう。その理論の支持者は、保護者が子どもを説得したり強要したりして発病させようとしていると主張した。家族が子どもをトロイの木馬として利用して、残りの家族の入国許可を取得するつもりなのだと主張する医師もいた。反応をまったく示さないはずなのに、経鼻栄養チューブを挿入しようとすると抵抗する子がいると言う看護師もいた。

たとえば、カーテンが閉まっているときにはノラが動き回っていることはないのだろうか？訪問者が玄関をノックした途端、親の指示でふたりの少女が慌ててベッドにもぐり込んでいるという可能性は？　二〇一八年に私がスウェーデンを訪問したとき、新聞に書かれていた怪しげな噂を除けば、代理ミュンヒハウゼン症候群説を裏づける証拠はまったくなかった。しかし二〇一九年一〇月、子どものころに、「無気力」になるよう親に強要されたと主張する成人女性が出現したことで、非難の嵐が一時的に巻き起こり、あきらめ症候群の子どもを持つすべての家族が疑いの目で見られるようになった。就業不能給付や保険金をだまし取ろうとする人々や、特殊な状況の不正利用を目論む人々はいつのときにもいる。しかしそのことは、集団のメンバー全員の有罪を意味するわけではない。子どものころ児童虐待を受けた成人女性の悲惨な事例を除けば、あきらめ症候群の子どもやその家族の欺瞞行動を報告する公式記録はいっさい存在しない。精神科病棟に入院して長期間治療を受けていた子どもにも、代理ミュンヒハウゼン症候群説の正しさを裏づけるような行動はまったく見られない。ひとたび難民申請が通り、将来の生活に希望が持てるようになると子どもたちは回復する。だがその推移は、他の多くの慢性的な重病からの回復と変わらず緩慢であり、罹患期間や重症度によっても変わる。

　心因性の身体症状がある人は、仮病だと非難されることをつねに恐れている。オルセン医師が子どものあきらめ症候群をめぐって脳に基づく説明を私にさせようと躍起になっている理由のひとつは、まさにそのような非難を回避するためだと私にはわかっていた。また、彼女は、心理的な障害より脳障害のほうが配慮される可能性が高いことを知っていた。あきらめ症候群がストレスによって引き起こされると見なすことは、子どもにおけるこの疾患の重大さに対する人々の印象を薄める結果につながる。子どもが発病し、長期にわたり身動きもせず反応も示さなかったとしても、脳画像に変化が見出されなければ、そのような子どもの状況があまり重要でないように思えてくるというのが世の常なのだ。

　心身症があることに正当性を与える手段として生物学的相関が用いられることが多い。血液検査やスキャン画像における客観的な変化は、苦痛という現実を他者に認めさせられる。したがって、あきらめ症候群の生体力学の理解のために、これまで多大な努力が傾けられてきたことに大きな驚きはない。それに対する理解は、科学的な関心を引き寄せ治療に役立つばかりでなく、何よりも子どもにおけるこの障害の重症度を検証できるはずだ。これまでさまざまな理論が、不完全ながら、あきらめ症候群の生物学的要因に光を当てようとしてきた。医師たちは、心拍数や体温が上昇しているあきらめ症候群の子どもがいることに気づいた。この事実は、あきらめ症候群にはホルモンや自律神経系によって媒介されるストレス反応が関与することを示唆している。四人の子どもたちを対象に行なわれたある小規模の研究では、コルチゾールと呼ばれるストレスホルモンのレベルの日々の正常な変化が見られなかった。この結果は、わずかではあれストレス説に有利な証拠を与えた。同様に、ある科学者グループは、妊娠期間中にストレスホルモンが胎児の脳の発達に影響を及ぼし、その子どものちの人生におけるストレス対応能力を低下させるとする説を提起している。以上の観察結果や理論の問題は、ストレスホルモンにせよ、自律神経系にせよ、はたまた脳の発達の阻害にしても、あきらめ症候群が持つ、重い身体症状が異常に長引くという特徴に関しても、地理的分布の特異性に関しても、何の説明も与えてくれないことだ。難民申請中の家族は世界各地にいるが、彼らのなかにスウェーデンの子どもたちのような反応を示す人々はいない。また、ストレスはごくありふれたものだが、あきらめ症候群はめったに見られない。

あきらめ症候群を緊張病《カタトニア》にたとえる科学者もいる。緊張病患者は身動きをせず、ほとんど、あるいはまったく反応を示さないが、気づきは保っている。また、緊張病は脳の疾患で引き起こされることもあるとはいえ、精神疾患によっても引き起こされうる。詳細に解明されているわけではないが、種々の神経伝達物質や、脳画像上に現れる異常に関連づけられてきた。特殊な脳スキャンで緊張病患者の前頭葉のいくつかの領域に代謝の変化が見出されており、その結果を受けてスウェーデンの科学者たちは、あきらめ症候群の子どもにも同様な変化が見られないかを確認するために、もっと詳細な脳画像を撮影しようと試みている。だが緊張病には、ノラやヘランの身に起こっていることと共通する側面があるのは確かだとしても、あきらめ症候群には緊張病特有の硬直性や姿勢が見られない。緊張病患者は剥製の動物のように見えるのに対し、ノラは縫いぐるみの人形のように見える。

未解明の問いのひとつに、あきらめ症候群の子どもたちが外界に気づいているかどうかがある。彼ら自身の口からその問いに対する答えを聞くことはできない。彼らは昏睡状態にあると言われることもあるが、それを反証するかのように、泣いたり、ときに目を合わせたりする子どもも多い。これまで機能的磁気共鳴画像法（ｆＭＲＩ）を用いて、長期にわたり植物状態に置かれている患者の意識が検査されてきた。それと同様に、ｆＭＲＩを用いた検査によって、あきらめ症候群患者の「気づき」をめぐる難問を解決しようという提案がなされている。

あきらめ症候群に対する医学的関心の焦点は、血液検査や脳画像だけにあるのではない。より心理面を重視する説明は、あきらめ症候群を広汎性拒絶症候群（ＰＲＳ）にたとえる。広汎性拒絶症候群とは、食べること、話すこと、歩くこと、外界とやり取りすることを断固として拒絶する、子どもやティーンエイジャーがかかる精神疾患のことを指す。その原因はわかっていないが、ストレスやトラウマに結びつけられてきた。ＰＲＳにおける引きこもりは、「拒絶」という言葉が示すように能動的なものであって、アパシーによるものではない。それでも絶望と関連づけられる疾患として、ＰＲＳは他の疾患より、あきらめ症候群との共通点が多い。

あきらめ症候群の子どもたちは、スウェーデンで暮らしているあいだに発病しているとはいえ、そのほとんどは故国でトラウマを負っている。この過去のトラウマが発病の鍵を握っていることは十分に考えられる。それは心的外傷後ストレス障害（ＰＴＳＤ）の一種なのだろうか？　それとも苦難の経験が保護者の育児能力を損ない、そのせいで子どもの情動面の発達が阻害されたのだろうか？　精神力動を重視するある理論は、トラウマを受けた母親が自分の絶望的な苦悩を子どもに投影していると主張する。その母親の行為を「致命的な育児」と呼ぶ医師もいる。

あきらめ症候群に関して心理学的説明と生物学的説明の両方を探究することに多大な価値があることはあきらかだが、それらを合わせても完全とは言えない。心理学的説明はストレス要因や患者個人の心の状態に焦点を絞りすぎ、もっと大きな構図に十分に注意を払っていない。また、責任の所在を求める要請が生じ、子どもやその家族に対する批判を招く。さらには家族の苦難を矮小化する危険性がある。つけ加えておくと、心理的な苦痛は端的に言って、身体的な苦痛ほど支援に対する緊急の必要性を喚起しない。

とはいえ、生物・医学的な説明はそれ以上に大きな問題を孕《はら》む。生物学的なメカニズムの探究は、子どもの健康状態が真剣にとらえられるようになることを目指す試みでもあるが、子どもを慢性的な障害へと追いやった外的要因をすべて無視する結果にもつながりかねない。脳スキャンは、あきらめ症候群に関与している脳のメカニズムを解明するための有用なツールになり、また、脳が意識や動機をいかに導いているのかをめぐって大まかな洞察をもたらしてくれるかもしれない。しかし個人を対象とする脳スキャンによって、集団が呈する現象を説明したり解決したりできるはずだと期待するのは、やや滑稽に感じられる。

私は神経科医であることもあって、障害を引き起こしている脳のメカニズムにとりわけ大きな関心を抱いていると人々から思われている。だがノラとヘランの寝室に立っていると、ふたりをベッドにくぎ付けにしている混乱した神経ネットワークは終着点にすぎず、ゆえに彼女たちの苦境を作り出した諸要因のうちでも、もっとも些細なものに思えてきた。ノラとヘランは、発病に至るまでに経験したあらゆるできごとのせいで、日光が降り注ぐ日中にカーテンで閉ざされた、このスウェーデンの寝室で寝たきりになってしまったのだ。

あきらめ症候群の生物学的仮説も心理学的仮説も還元主義的〔20ページの章題下部を参照〕であり、それはまさにエンゲルが提唱する生物・心理・社会理論が是正しようとした点だ。それらふたつの仮説は、地理的分布の特異性に示されるような外部の要因を統合することなく内部の要因に焦点を絞る。じつのところそれらの仮説には、あきらめ症候群の子どもたちの苦境に対する過度に個人主義的なアプローチの無益さをもっとはっきりと示す側面が見て取れる。あきらめ症候群はスウェーデンで難民申請をしている家族の子どもに限って見られるというばかりでなく、発病者はその集団においてさえさらに限定される。つまりすべての難民申請者に見られるわけではなく、かつてソ連の共和国を構成していた国々やバルカン半島から来た子どもたちがとくにかかりやすいように思われる。また近年になって苛烈な迫害を受けるようになった民族集団、ヤズィーディーやウイグルの家族にも多く見られる。それに対してアフリカ出身の難民のあいだで報告されたことはなく、それ以外の地域の出身者や民族集団のあいだでもめったに報告されることがない。

あきらめ症候群を心理的要因や生物・医学的要因で説明し尽くせるのなら、それが世界中で見られないのはなぜか？　患者の背景や年齢が限定されるのはどうしてか？　心理的なトラウマや苦難はいかなる社会にも見られ、脳の生物学的構造は人によって変わったりはしない。あきらめ症候群の発病者が非常に限定されるという事実は、ホルモンや神経伝達物質に関する生物学的問題、あるいは個人の性格に結びついた心理学的問題としてのみ、この病をとらえる見かたが誤りであることを示している。

少女たちの話を聞いていると、あきらめ症候群の持つ文化的な特異性から学ぶべき点があることはあきらかだった。その話は、あきらめ症候群が欧米流の意味における生物学的、あるいは心理学的な病ではなく、文化・社会的な現象かもしれないことを示唆していたからだ。それが正しければ、脳画像もコルチゾールのレベルも、あまり役に立たないことになる。

ノラとヘランに会ったあと、オルセン夫妻は自宅に私を招いてくれて、私はそこでまた一夜を過ごした。テラスでサーモンとサラダを食べていると、なだらかに起伏する緑の風景のなかに赤い木造の小屋や納屋が点在しているのが見えた。私たちは食事をしながら、子どものことについて話し合った。そして私は機会をとらえて、あきらめ症候群が周縁化された人々の小集団に集中しているという奇妙な分布に関する問題を持ち出した。オルセン医師は、あまりいい顔をしていなかった。どうやら私は彼女をがっかりさせたようだった。あきらめ症候群に対して完璧な生物学的説明を与え、スウェーデンの移民局宛てに手紙を書き、難民申請をしているあらゆる子どものために許可を取りつけられるような優秀な神経科医ではなかったからだ。

私がその問題に触れると、オルセン医師は「ヤズィーディーだからあきらめ症候群になったのではないのよ」と言った。

しかし、そのとき私が問題にしたかったのはヤズィーディーの文化ではない。私には、現在では子どもたちも共有しているオルセン医師自身の文化が、少女たちの出身国や民族性と同程度に興味深かったのだ。ヤズィーディーやウイグルの、あるいはかつてソ連だった地域やバルカン半島出身の難民申請者でも、スウェーデン以外の国へと移民した人々には、あきらめ症候群は見られない。ゆえにこの障害に社会的要因が存在するのなら、それは故国の文化ではなく、さまざまな状況の何らかの組み合わせから生じているものと考えられる。もちろん、子どもたちの過去の経験によって形成された脆弱性が重要な点に間違いはない。だがスウェーデンへの入国とそこでの生活も重要なはずだ。そもそもノラとヘランは、それまでの生涯の大半をスウェーデンで過ごしている。

スウェーデンは入国した彼らを歓迎した。一時的な在住権を与え、難民申請の認定が下りるのを待つあいだ家族が住む家を提供した。難民申請の処理が本格的に開始されるまで三年かかり、そのころにはノラもヘランもすでに学校に通っていた。ふたりはスウェーデン語を流暢に話した。友だちもできた。世間はふたりを普通ではないと見ていることを、また、自分たちが住む家が仮の住まいにすぎないことを、ノラとヘランは知っていたのだろうか？　難民申請の処理は、開始後も何年も長引いた。家族は法廷に立たされていたわけではないのに、自分たちの状況が聞き入れられているというより、審問を受けているかのように感じた。移民局は難民申請者の言い分の正しさを裏づける証拠を探そうとするより、誤りを見つけ出そうとするものだ。

　難民申請の手続きは、世界中どこでも似たような問題を孕んでいる。難民申請を提出する家族は、たいてい信用ならない権力者が支配し、人権がまともに配慮されていない国々からやって来る。難民申請をする家族は、委員の前で自分たちが語る内容が真実だと証明することを要求される。委員の質問は厳しく高圧的で、申請者が受けてきた苦難が考慮されることはめったにない。申請者は重い雰囲気のなかで自分たちが語る内容の弁護を迫られ、それが終わったあとで、少人数のグループが、その話が信用できるか否かを決定する。たいていのケースで、子どもにも同席が求められる。

　スウェーデンは進歩《リベラル》的な国として知られている。多くの国々と比べ、人種差別が少なく、移民に対して敵対的ではない。また最近になるまで、あきらめ症候群の子どもとその家族に、無条件に難民保護が与えられていた。二〇一四年、スウェーデンの首相は国民に対し、難民申請者に「心を開く」よう求めた。その結果、翌年になると記録的な数の外国人が押し寄せてきた。しかしその風潮はすぐに変わる。世界的な傾向と歩調を合わせるかのように、スウェーデンでも右派の政策や反移民の論調が台頭し、移民の数はその後劇的に減っていった。移民に対する敵意や高まる緊張があきらめ症候群の拡大に寄与した可能性は考えられないわけではないが、アパシーを呈する子どもたちは、反移民の風潮が高まる数十年前からいた。あきらめ症候群は絶望によって引き起こされると多くの人々が考えており、それが正しければ希望を取り戻すことで回復するはずだと考えれば、三段階のヒアリングを必要とする長い難民申請の手続きがこの障害の発現に寄与していると結論づけても、行き過ぎではないのかもしれない。ノラとヘランは、期待と落胆を繰り返しながらこれまでの生涯のほとんどを送ってきた。それが身体に悪影響を及ぼしたとしても不思議ではない。

あきらめ症候群の子どもたちは、ストレスに対処するために他の人々と何ら変わらない内的メカニズムを備えているはずだが、生活は異なる。ならば心理的苦痛に対処する子どもたちの身体反応をかくも特異なありかたで形成した要因が環境内に存在すると考えたほうが、間違いなく道理にかなう。あらゆる行動の起源は脳にある。だからあきらめ症候群も脳に起源を持つとはいえ、その発症にもっとも重要な役割を果たしているのは、生得的な生理機能ではなく、外的要因が子どもたちの脳に影響を及ぼす、そのありかたなのだ。

強制送還の可能性に直面している子どもは、絶えざる緊張状態に置かれている。そのためストレス反応の生理的経路が刺激され、身体症状が生み出される。その点までは、難民申請をしている家族の子どもの身体的な経験は、ストレスやトラウマを負っている他のあらゆる人々の状況と変わらない。しかしその次の段階になると、ノラやヘランのような子どもたちは、他の誰の経験とも異なる領域に入る。そしてその領域になると、人生経験が大きく左右する。

あきらめ症候群を生み出した一連のできごとは、ひとりの子どもや一家族によるものではない。それははるかに大きなものだ。それを理解する鍵がひとりの子どもの頭のなかにあるとは思えない。あきらめ症候群の子どもは脆弱である。剝奪やストレスの経験によってそうなってしまったのだ。難民経験に対する彼らの反応は、純粋に生物学的なものではあり得ない。むしろ周囲の人々から影響を受け、彼らの脳内にプログラムされた予期に由来する。このプログラミングは彼らの故国で起こったことでもあるが、ヨーロッパに来てからの影響のほうがさらに強い。あきらめ症候群の子どもたちは、文化・社会的な影響を身体化している。彼らのストーリーは、複数の国での経験に基づいて書かれており、その組み合わせが彼らのストーリーに独自の様相を与えている。そしてそこには、劣悪な社会環境、栄養不足、エピジェネティクス〔DNAの配列変化によらない遺伝子の発現を制御するシステム〕、虐待、権力者、政治家、保護者、医師、メディアの影響を見て取れるはずだ。あきらめ症候群は、それらの要因が特定の組み合わせで結びつけられて発症するのである。

あきらめ症候群に限らず、あらゆる心身症や機能障害に複数の側面が存在する。あきらめ症候群の文化的特異性は、他の類似の障害においても社会的要因が決して過小評価されるべきでないことを決定的に思い出させてくれた。臨床の現場では、たいていの医師が病における社会の役割に気づいている。しかしそれについて語ることや、それに対処することがつねに簡単なわけではない。そのことは個々の医師が対応できる範囲を超えた巨大な難問だが、何かが見落とされていることをも示している。心身症や機能障害は症状を生む。したがって心理学的要因や生物学的要因がその基盤をなすのは確かだが、文化・社会的要因はそれ以上に重要になりうる。文化・社会的要因は、病の推移を決定づけ、症状を形成し、重症度や結果を左右する。また、どこに助けを求めればよいのかを、そして治療法さえ教えてくれる。その見かたに従えば、あきらめ症候群の子どもたちは、難民申請が通り、その結果が出るまでは目覚めないだろう。彼らは、自分たちが属する小さなコミュニティの民間伝承と化している病人としての役割を、無意識裏に実演しているのだ。

　あきらめ症候群の子どもたちは小集団を形成しているにすぎないが、彼らが置かれている状況から学べることは多い。病の発症における社会的環境の役割は、心理学的、生物学的な側面が重視されてきたために、これまであまりにも長きにわたって無視され続けてきた。だが現実主義者《プラグマティスト》たる私は、このような障害がある人々には社会的環境についての洞察が必ずしも有用に感じられるわけではないことにも気づいている。オルセン医師は、あきらめ症候群を文化・社会的な障害として扱えば、啓蒙というより非難として感じられるのではないかと心配している。通訳を介さずに患者の親と直接話ができたとしても、彼らは依然として生物学的要因について知ろうとするだろう。つまるところ、生物学的要因こそ誰もが知りたいことだからだ。

　理解すべきことは、いかにして外部要因が生物学的作用に影響を及ぼし、あきらめ症候群という特定の症状を生むのかである。ノラとヘランに会ったことは、文字通りの意味でも、比喩的な意味でも、社会的要因がいかに障害を生んでいるのかに関する見かたを枠づけ直す方向へと私を導いてくれた。私は、心身症を生む心理学的要因に対する自分の執着を克服して、社会的側面にもっと留意する必要があると認識するようになった。もちろん、病の原因を発見するために、患者が属するコミュニティにメスを入れることは、誰かに責任を負わせようとしているととられる場合があり、そこに困難が存在する。だから目的を達成するためには、社会的側面と生物学的側面を合わせて考え、統合的に結びつけられ相互依存するものとして両者を示すことが重要だということを悟った。あきらめ症候群を説明する文化・社会的な見かたに対するオルセン医師の態度は、はっきりしている。脳内で何が起こっているのかを説明できなければ、誰も相手にしてくれないというのが彼女の見解だ。

診療室はコントロールされた公的空間であり、患者の社会的生活については小声でしか語られない。私は自分の目的を達成するために、何度も診療室を離れ、西洋医学の慣例をいったん脇に置き、あるがままの脳を観察する必要があった。医師は、滅菌された診療室でスキャナーや顕微鏡を用いて患者を診察する。だが、人は複雑な社会のなかで生活している。政策、メディア、民間伝承、社会情勢、ヘルスケアサービス、人生経験があきらめ症候群に何らかの影響を及ぼしているのであれば、私の患者はそれらにどのような影響を受けているのだろうか？

これを書いている現在、ノラとヘランに会ってから一年以上が経過している。そしてそのあいだ、環境が本人の知らないうちに病に寄与する、ありとあらゆる様態についてよりよい理解が得られると期待して、私は、類似の医学的問題がある人々の話に耳を傾けることに多大な時間を費やした。ノラとヘランはまだ回復していない。難民申請は承認されておらず、ふたりともベッドに横たわったままだ。私は神経科医としてふたりを訪問したが、彼女たちについて考えれば考えるほど、また、さまざまなことを学べば学ぶほど、それだけふたりの問題を神経学的問題として、あるいは医学的問題としてさえ見なくなった。ふたりの寝室に立っていたときに自分の無力さを感じたのも、まさにそれゆえだった。あきらめ症候群という言語の話しかたを、私はまだ習得できていない。この言語は、発病した少女たちに自分の話を語ることを可能にしている。それなくしては、彼女たちは声なき存在になってしまうだろう。

2 グリシシクニス

文化――特定の人々や社会の考え、慣習、社会的行動

テキサス州ポートアーサーは、一月にもかかわらず晴天で暖かかった。モーテルのスタッフは寒いと口走っていたが、アイルランド人の私にとっては夏が近い春の日くらいだ。私は朝のひとときを、静かな通りを歩き回ることに費やした。歩道がほとんどないポートアーサーの町をうろついている者など私くらいしかいない。朝食をとろうと店を探したものの、平屋の住宅しかない。そのほとんどは庭つきの一戸建てだったが、垣根で仕切られてはいなかった。住宅地は幅の広いハイウェイにつきあたって途切れていた。ハイウェイの反対側にドライブイン形式のファストフード店が見えたので、私は無謀にも道路を強引に横切って店に駆け込みたくなったが、そんな私を押しとどめるに十分な台数のトラックが疾走していた。結局反対側に渡れる場所が見つからず、ガソリンスタンドで軽食とコーヒーを買う破目になった。カウンターのうしろに立っていた男性店員は、私の靴（ロンドンブローグ）が気に入ったらしく、どこで買えるのかと訊いてきた。どうやら彼は結婚したばかりで、新妻に同じ靴を買ってあげたかったようだ。私には、代金を支払うわずか数分のあいだに彼が自分の生涯をあらかた語ったかのように感じられた。だから彼が再び私の靴について何か

言ったときには、靴を脱いで譲ってほしいと言い出しやしないかと、私は一瞬身構えた。だがすぐに、ここはテキサスであり、私が知る人々より誰もがずっと友好的で、彼が単なるおしゃべり好きだということに気づいた。テキサスに到着してから私に話しかけてきた誰もが、当人の年齢に関係なく私を「奥様《マダム》」と呼んだほどだ。

空港でさえ、私は入国審査官としゃべり続けざるを得なかった。アメリカの空港の入国手続きはお世辞にも心地よいとは言えないが、テキサスの審査官は、歓迎の意を伝えたいようだった。審査官に旅行の目的を尋ねられたとき、私はテキサス州に住むニカラグア出身のミスキートにインタビューをしに来たと答えた。彼が困惑した表情を浮かべていたので、ミスキートはニカラグアにいるが、政治的混乱が高まって危険な状況にあるニカラグアに住むミスキートを訪ねることはできなかったのだと、私は説明した。だから私は、安全かつ歓待の精神に満ちたテキサスの地に立っているのだ。

「ニカラグア以外でミスキートがもっとも多いのはポートアーサーなの」と私が言うと、「たくさんいるのは知ってたけど、そこまでひどくはなかったよ」と審査官は笑いながら答え、パスポートを返してくれた。

入国審査を終えて歩きながら、あの審査官は「蚊《モスキート》」と勘違いしたのだろうと振り返った。

悪魔が来りて

ミスキートとは、ニカラグアの全長にわたって延びホンジュラスに至るモスキート・コースト出身の先住民のことを指す。私は、「中米で集団ヒステリー発生」という見出しの記事でミスキートを知った。その記事によると、三つのコミュニティで暮らす四三人が、震え、呼吸困難、トランス状態、けいれんに襲われた。この集団発生は「グリシシクニス」と呼ばれる疾患によるものとされていた。精神疾患を分類するために米国精神医学会（ＡＰＡ）で用いられている『精神疾患の診断・統計マニュアル（ＤＳＭ）』は、グリシシクニスを「苦痛の文化的概念」として分類している。これは、特定の文化や社会に限って見られる、精神医学的、もしくは身体的な症状があるということを意味する。民俗病と呼ばれることもある。民俗病があるコミュニティは通常、それに対する独自の解釈を持ち、その治療のために特定の伝統療法を用いる。グリシシクニスに関する話は、ミスキートのものでもある。

グリシシクニスについて初めて詳細に記録したのは、一九七〇年代にその症状を発見した人類学者フィリップ・デニスだ。デニスの言葉によれば、発病者は「感覚を喪失する」。頭痛、疲労、めまいのようなありふれた症状からはじまることが多いが、ひどくなると傍から見ておかしな行動、けいれん、幻覚という、この疾患を特徴づける症状を呈しはじめる。発病者は興奮し、攻撃的になる。鉈《マチェーテ》を振り回し、周囲の人々を威嚇《いかく》する場合もあるが、自傷行為に走ることが多い。何人かの発病者のケースでは、グリシシクニスの傷跡は生涯背負うものだと言われたらしい。

グリシシクニスの主要な症状は幻視だ。見知らぬ人物——通常は帽子をかぶった怪しげな人物——がやって来て、患者を連れ去るという。デニスによれば、その人物は悪魔と呼ばれている。悪魔の姿は通常の人間とは異なり、患者固有の幻覚なのだ。悪魔は通常、女性にとっては男性であり、男性にとっては女性である。幻覚の内容は、患者が暮らす地域における、その時代の生活様式に関連していることが多い。いくつか例をあげよう。ある歴史記録では、ひとりの女性が、船に乗る黒人が彼女のほうに向かって来るところを見たとある。この記録は、カリブ海方面から奴隷船が到来するところが頻繁に見かけられた時代のものだ。また、別の報告には、タクシーに乗って来た白人女性の姿を見た男性や、馬に乗る悪魔を目撃した患者に関する記述がある。グリシシクニスに関するデニスの記述を読んだ私は、それらの幻視がとくに恐ろしいというほどではないものの、それを見た人が逃げ出したくなる程度には威嚇的な印象を受けた。逃げようとした患者が、ジャングルやマングローブに囲まれた沼に駆け込むことがよくあり、彼ら自身の安全のために拘束することもあるらしい。

グリシシクニスに関するデニスの記述は、エロティシズムに満ちている。悪魔は、幻覚を見ている本人とセックスしようとすることが多い。若い女性がグリシシクニスにかかりやすいのは、悪魔の好みだからだと言われている。デニスは、くすくす笑いをしたり興奮したりしながら自分の経験を語る少女もいると報告している。その一方、男性の村人たちは、自分が発病するわけではないものの、少女たちが繰り広げるドラマに密接に関わるようになる。彼らは、少女たちが水辺に近づけば溺れてしまうことを恐れ、彼女たちを救うことが自らの義務だと信じて、興奮しながら発病者を追い回すのだ。より陰惨なバージョンの民間伝承では、村人に捕まった少女は集団でレイプされることがあり、その事態を避けるために娘を拘束する家族もあった。

グリシクニスに関する記述を最初に読んだときには、魔法、民間伝承、英雄、悪漢が次々に登場する怪談のように感じた。デニスの記述は五〇年前のものだが、私が最近読んだ集団発生に関する記事は、はるか昔の時代への奇妙なノスタルジーのようだった。だがインターネットで調べてみたところ、意外にもグリシクニスは二一世紀の今日でも生きており、次のように書かれていた。

二〇〇三年――狂気に取り憑《つ》かれたニカラグアの村
二〇〇九年――ニカラグアにおける超自然的な疫病
二〇一九年――ニカラグアで少女たちが謎の精神疾患にかかる

以上は英語の見出しの記事だが、スペイン語のものは数十本ある。苦痛の表現方法の形成における文化の役割についてもっと知るために、私はある女性科学者に連絡を取ったところ、彼女は、アメリカで暮らすミスキートのトマスを紹介してくれた。テキサスが世界でもっとも蚊の多い地域だと空港の入国審査官に意図せずして思い込ませたのは、その六か月後のことだ。

テキサスのミスキートたち

トマスとはすでに二日前にオースティン〔テキサス州の州都〕で会っており、彼の車でポートアーサーまで来ていた。三〇代の彼はニカラグア生まれだが、長らくテキサスに住んでいた。トマスはポートアーサーで暮らすミスキートの団結力の強いコミュニティに属し、私に彼らを紹介することを約束してくれた。流暢なミスキート語のほかにスペイン語と英語を話せるトマスには、ガイド兼通訳を依頼した。長時間かけて車で都市間を移動しているうちに、私には、彼が抱く自分の出身地への誇りが存分に伝わってきた。彼はアメリカ生活を楽しみながらも、ニカラグアの農村にある、木々に囲まれた家に戻る日を夢見ていた。イングランドに住むアイルランド人の私は、彼の思いがよく理解できた。私は骨の髄からアイルランド人だが、熱心なロンドン人でもある。どちらのアイデンティティを表に出すかは、日によって変わる。思うに、移住経験のない人には、昔日《せきじつ》を過ごした場所が自分の故郷に思える感覚が理解しがたいだろう。

ガソリンスタンドで朝食を終えた私は、トマスに会うためにモーテルに戻った。彼はカジュアルながら小ぎれいな服装で、野球帽をかぶっていた。トラックで町を走っているうちに、彼は会合のお膳立てをしていた。ポートアーサーは石油の町であり、海岸には金属製のトリフィド〔ＳＦ作品に登場する三本足の肉食植物〕のような製油所が点在している。住宅地の快適そうな木造の家々のあいだにさえ、小さな工業プラントが立っている。トマスの話では、彼が紹介する人々のほとんどは、製油所で働く専門労働者としてポートアーサーに来たそうだ。思うにこの町にミスキートの大規模なコミュニティが存在することを知って、移民の決断がしやすくなったのではないか。

「グリシクニスの人を見たことは？」と私はトマスに尋ねてみた。

彼は「あります」と言いながらうなずき、「学校に通っていたころ、私の知人が数名かかりました。学校は閉鎖され、私たちは家に帰され、発病した人は教室に閉じ込められたのです」と続けた。

「閉じ込められた？」

するとトマスは、外に五台ほどの車が並んでいる家の正面にトラックを乗りつけながら、「そうです。そうしなければならなかったのです。そうしないと、彼らはジャングルに駆け込んでいたかもしれません。それについては当人たちが話してくれるでしょう」と答えた。その家は、地味な塗装の典型的な平屋だったが、外に車が並んでいたため、あたかもこれからパーティーがはじまりそうに見えた。開いた窓からは音楽が流れてきた。

家主のイグナチオが玄関に姿を見せ、私たちを歓迎してくれた。彼は四〇代のずんぐりした男性で、私たちを家のなかに招き入れ、大きな長方形のテーブルにつかせた。私は本能的に、壁を背にした隅の席にすわった。すべてを見渡し、雰囲気になじみたかった一方で、隠れていたいとも感じていたからだ。席に着くと、皆に見られていることに気づいた。数人がすでに席に着いており、台所や居間でうろついている人もいた。それからかえって混乱する、そっけない自己紹介タイムになった。部屋の隅に置かれたクリスマスツリーは、新年のはじまりを思い出させてくれた（アメリカでは通常、クリスマスツリーは休暇が明けるまで片づけない」。料理のにおいが家中に充満し、巨大なスピーカーが低いドラム音で脈打っていた。

「ニカラグアの音楽です。どうですか？」とイグナチオが尋ねてきた。

その家はイグナチオとマリアの自宅だった。ふたりはアメリカで暮らして三〇年以上になる。彼らはトマスの要請で、私と会うために皆を自宅に集めてくれていた。テーブルのまわりに着席している男女を眺めてすぐに気づいたのは、ミスキートが民族を意味するのではないということだ。肌の色や服装や外観でミスキートと同定することはできず、部屋にいる誰もが違って見えた。ほとんどが四〇歳以上だった。私はこの会合を通じて、そこにいた全員が、モスキート・コーストで生まれ子ども期を過ごしてはいるが、出生地は彼らの文化的なアイデンティティの一部にすぎないことを知った。トマスのように自己をミスキートと強く同一視している人もいれば、自分を北米人と考えている人もいた。

ニカラグアの大多数の住民と同様、ミスキートには、ヨーロッパ系白人とアメリカ先住民を祖先に持つ混血が多いが、他のさまざまな民族の組み合わせもある。ヨーロッパ人のなかでニカラグア住民の血に最大の貢献をしているのはスペイン人だ。また、アフリカの北部や西部から奴隷としてカリブ海地域に連れてこられた人々の血も大きく貢献している。さらにはイギリス、ドイツ、イタリア、中国をはじめとする他の多くの国々の出身者も、ニカラグア住民の民族的な多様性に寄与している。先住民は人口の五パーセントを占めるにすぎない。ミスキートは南米の先住民の子孫ではあるが、現代のミスキートは他の複数の文化の影響を受けている。台所にすわって、マリアがコメやマメを使って料理しているところを眺め、クリスマスの飾り物に囲まれたスピーカーからニカラグアのドラム音楽が響いてくるのを聴いていると、そのことがまざまざと思い出された。

トマスは、「純粋なミスキートなどいまやひとりもいないと言う人もいますが、おそらく辺境には何人か残っていると思います」と言う。

トマスの血には、ドイツ人、イギリス人、カリビアンブラック〔カリブ海諸国からアメリカへ入国した黒人系住民〕、そしてアメリカ先住民の血が混じっている。テーブルのまわりに集まっていた人々は皆、さまざまな組み合わせによるヨーロッパ系白人、アフリカ系黒人、アメリカ先住民の混血だ。私の訪問は二〇一九年一月のことで、そのころちょうど、数千人の移民がアメリカを目指して中米を北上しつつあった。ニュースはどこも、ドナルド・トランプによるメキシコ国境の壁の建設計画について報じていたので、移民のミスキートの人々と席をともにすることは、私にとって非常に刺激的だった。先住民の文化は何世紀も前から他の文化に包摂され、彼らの宗教的信念や言語は決定的に変わっていた。彼らにとってミスキートとしてのアイデンティティは非常に重要だ。だが彼らは、そのうえに新たな文化を統合しており、そのことをとくに苦々しく感じているわけではない。時代とともに地域の様相は変わり、人々はそれに適応する。のちに私は、彼らのアメリカ生まれの子どもたちに会い、ミスキートの次世代がいかに自分たちの生活に合うよう信念を形成しているのかを知ることになる。

イグナチオの妻マリアは四〇代で、香辛料の効いたチキンを入れた深く大きな鍋と、黄色いコメを入れた平鍋を交互に揺らしながら懸命に料理を作っていた。マリアのそばでは、彼女の母親が野菜を切り、油で揚げるためのプランテン〔料理用のバナナ〕を、見たことのない調理器具で細長くスライスしていた。ときおり玄関のドアをノックする音が聞こえてきたが、誰も返事を待たず、一、二秒が経過したあとで勝手に入ってきた。すぐに席に着く人もいれば、容器を抱えて台所にまっすぐ向かう、マリアの料理が目当ての人もいた。どうやらマリアの料理の腕前は有名で、彼女は隣人たちみんなのために土曜日の昼食を準備していたようだ。

台所と居間は別だったが、壁で仕切られてはいなかった。床は木造で真新しく見えたが、その外観は、リノリウムの床がたわんだり、変色したりして未完成の様相を呈しているユーティリティールーム〔家事に使われる小部屋〕への入り口で途切れていた。その様子を眺めていた私に向かってイグナチオは、「嵐のあと修理がまだ終わってないんです。水がここまで上がってきたんです」と、自分の膝のすぐ上のあたりを指しながら言った。

二年前にハリケーン・ハービーが襲ってきたとき、この地区の全家屋が浸水した。イグナチオとマリアにとっては、三〇年ポートアーサーに住んでいて初めての経験だった。彼らの家に入る前に近所を歩いていたときに、私は、家屋が異様に低く平坦で、二階以上の建物はほとんどないことに気づいていた。ポートアーサーに至る海岸沿いの道路を車で走ったときには、ほとんどの家がコンクリート製の支柱で床上げされていることに気づいた。信じられないほど高かったので、その様子をよく観察できるよう車を止めてもらったほどだ。ほとんどの家屋は、屋内に入る前に三階分に相当する険しいコンクリート製の階段を上らなければならなかった。とはいえポートアーサー自体には、地球温暖化対策の流れはまだ到来していないようだった。

　ポートアーサーのコミュニティで暮らす人々が生まれたニカラグアのモスキート・コーストの家屋も、同様に高床式だ。テキサスが気候変動の影響を受けるはるか以前から存在していた激しい熱帯降雨から家屋を守るために、昔からそのように建てられてきたのである。私はグリシクニスについてまだ何も知らなかったはるか昔に、カニ族《バックパッカー》としてモスキート・コーストを旅したことがあった。私の記憶では、ミスキートの家はいまにも倒壊しそうに見え、テキサスの家とはまったく異なっていた。モスキート・コーストの家屋は地元の材木で建てられ、壁と壁のあいだには隙間があり、つぎはぎだらけの波形の屋根を載せていた。そしてそこには、ずっと虫の音が響いていた。

　マリアとイグナチオが暮らす家は、いかにもアメリカ的な現代風の住宅で、季節に合わせて装飾されていた。私は料理が運ばれてくるまで待った。そして全員が食べ終わってから、グリシクニスに関連する何らかの経験をしたことがあるか集まった人々に尋ねてみた。私はグリシクニスに関する民間伝承についていくらか知ってはいたものの、それはメディアによって誇張されたおとぎ話にすぎないのではないかと疑っていたのだ。

「私は見たことがあります。誰もが見ているでしょう」と私の反対側にすわっている男性が言った。

全員がうなずいた。誰もがグリシクニスにかかった人を見たことがあるらしい。家族に発病者がいる人もいた。そうしてみると、グリシクニスはメディアによって煽《あお》られた神話などではなく、日常生活で生じているリアルなできごとのようだった。

会話は最初、楊枝をくわえた四〇代の男性アンソニーが主導した。

「何度も見たことがありますよ。何度も」と、彼は訳知り顔でうなずきながら言った。

「私は七〇年代にプエルト・カベサス〔ニカラグアにあるミスキートの町〕で生まれましたが、九歳のときにアワスタラという小さな町に移りました。そこで知人がグリシクニスにかかったのです。小さな妖精《レプラコーン》がうつしたと噂されていました」

「レプラコーン！」と言いながら私が笑うと、皆もつられて笑った。私は二〇年近く前にレプラコーンの故郷を去ったとばかり思っていたので、「でも、レプラコーンってアイルランドの妖精では？」と言ってみた。

アンソニーは、「レプラコーンとは小男のことですよ」と言って私の発言を訂正した。数人が彼に同意してうなずいた。「レプラコーンはウシに囲まれて暮らしている小男たちです。ウシの群れを見かけたら、そのなかにレプラコーンがいるかもしれません。レプラコーンは人々を狂わせます。狂わされた人はココナッツの木によじ登るのです」

「その話は真実です。健康なときには木に登れない人でも、病気になるとサルのように木に登るんです。その病気をうつすのはレプラコーンなんです」とイグナチオは言う。

「ほかのこともします。たとえばガラスを割って破片を食べちゃうことがよくありますね」とアンソニーがつけ加える。

「そうです。平気でガラスを食べる少女を見たことがあります」とマリアは彼らに同意する。

またもや全員が同意した。誰もが奇妙なできごとを見たり聞いたりしたことがあるらしかったが、個々の話は支離滅裂だった。私はいつのまにかレプラコーンに思いを馳せていた。彼らが語る話はすでに私の予想からかけ離れており、どれほど多くの文化の影響が混じり合ってグリシクニスが生み出されたのかと思わせた。そこで私は、アワスタラにはアイルランド出身の宣教師がいたかどうかを訊いてみた。

「モラヴィア教会ならありました」とアンソニーは言う。

モラヴィア教会はヨーロッパに起源がある教会で、プロテスタントの最古の分派のひとつだ。モラヴィア教会はアイルランドにもあるのかもしれないが、少なくとも私は見たことがなかった。イグナチオとマリアの家に集まった人々は皆、敬虔なキリスト教徒で、ポートアーサーに彼ら自身のためにモラヴィア教会を建てていた。

トマスは、私がレプラコーンにこだわっているのを見て取ったらしく、「来るのは小男とは限らないんです」と言った。

アンソニーは、次のように言ってトマスの話に太鼓判を押した。「そうです。死者が来ることもあります。知人かもしれませんし、別のタイプの精霊かもしれません。やって来て病人を走り回らせるんです。精霊はそれが何であろうと、人の身体に入り込んでおかしな行動をさせるんです。それから少女から少女へと取り憑いていくんです。近づきすぎるとあなたも取り憑かれちゃいますよ」

「でも、少女たちだけでは？」

「少年も老人も取り憑かれることがありますよ」

その発言に対しイグナチオは、「いやいや、老人は取り憑かれないさ」と反論する。「若者だけで、とくに少女なので、あなたは心配しなくても大丈夫ですから」と私に言った。

私がもう一度笑い出すと、誰が取り憑かれるかに関して、ミスキートのあいだでちょっとした議論が巻き起こった。私はと言えば、精霊に取り憑かれないくらい年をとっていることと、取り憑かれるほど若く見られることのどちらがマシなのかを決めかねていた。結局彼らは、普通は若者が犠牲になるという線で合意したが、なかには発病した高齢者を見たことがあると言い張る人もいた。論文やメディアの報告では、グリシシクニスは圧倒的に一〇代の少女がかかる障害とされている。とはいえ、一〇代の少年や高齢者がかかった例もあるに違いない。女性でも、ひとたび結婚して子どもを産むと、グリシシクニスにあまりかからなくなる。

「あなたはグリシシクニス（Grisi Siknis）の意味を知っているはず。狂気の病気（Crazy Sickness）という意味ですよ」とイグナチオは言う。

グリシシクニスに関する記事を読んでその事実を最初に知ったとき、私は、それまで自分がそのことに気づいていなかったことに驚いた。ミスキート語は先住民の言語だとしても、時代の経過につれ英語に浸透され、英語から借用した言葉も多い。ミスキート語は発音どおりに書かれるため読みやすく、ミスキート語の話者でなくてもスペルを推測しやすい。グリシシクニスという名称のぶっきらぼうさには驚かされるし、「狂気」という言葉にあまりよい意味はない。それでもテーブルのまわりに集まった人々が繰り返しその名称を口にしても、そこに非難の響きは感じられなかった。グリシシクニスにかかった人が奇妙な行動に走りはじめるのは、精霊が患者の身体に入り込んで、その人を堕落させたり、脅したりするからだ。だから彼らの行動は、その人自身を反映しているわけではない。たとえ狂ったように振る舞っていたとしても、それは彼ら自身のせいではないのだ。

「精霊は誰かが〈黒い本〉を読むと現れることが多いですね」

「〈黒い本〉?」

「いわゆる悪魔崇拝の本です」と参加者のひとりが言う。その本はヴードゥー教でも使われているという。グリシシクニスの発病に黒い本が果たす役割について、集まった人々のあいだでおおむね同意が得られた。

「〈黒い本〉を渡されても、私は読まないし、そもそも触りもしませんよ。たまに好奇心に駆られて読む人がいるのですが、そうすると人々が病気になりはじめるんです」とトマスは言う。

「男は女の気を惹こうとして〈黒い本〉を使うことがあるわよね」とはマリアの発言だ。

その話は聞いたことがあった。それまでの彼らの発言は、フィリップ・デニスのグリシシクニスに関する研究に書かれていることとは違っていた。しかしマリアの発言とともに、グリシシクニスがセクシュアリティとエロティシズムに関連する障害であるという考えが、初めて話題にのぼったのだ。

「プエルト・カベサスのタクシー運転手から聞いた話では、〈黒い本〉を使えば気に入った少女は誰でもものにできるらしい」とアンソニーが言う。

「ある男は、それを私の妹にしました。だから私はここに逃げてきたのです。同じことをされるのが怖かったから」と、それまで黙って話を聞いていた五〇代の魅力的な女性ルチアが言った。

ルチアの妹は、一六歳のときにグリシシクニスにかかった。最初はめまいを訴えていただけだったが、彼女の行動は次第に不安定になり、ついに狂乱しだしたという。

「妹は華奢《きゃしゃ》なのに、押さえつけるのに七人もの男性が必要になるほど凶暴になるなんて。木製の床板を指で剝《は》がすのを見たんです。指だけでですよ！」

「超」がつくほど発病者が強くなるというケースは、私が耳にした話によく出現する。また、どんな話にも共通する流れがある。それは次のようなものだ。ある人物、通常は小男が現れてグリシシクニスをもたらす。〈黒い本〉に言及される話も多い。その本がどこにあるのかと尋ねても、そのありかを知っていると認める人は誰もいなかった。彼らは、誰かが他の誰かをグリシシクニスにしているという点を繰り返し強調した。年長の男性が何かをして若い女性を病気にしているという話がとりわけ多いように思われる。けいれんする、口から泡を吹く、狂った行動に走る、着ているものを引き裂く、興奮して走り回る、過呼吸に陥る、ガラスを割って食べる、というのがよく言及される症状だ。

私は、年長の男性が若い女性をグリシシクニスにしているという見かたについて考えてみた。

「その男は、あなたの妹に身体的な暴力を振るったのですか？」と私はルチアに訊いてみた。

私は、彼女の話に対して欧米流の臨床的解釈を加えないよう努力したが、それはむずかしかった。彼女が直面した脅威はリアルなものだったのか、それとも想像上のものなのか？　ルチアは、その男が何をしたにせよ、遠隔的に行なわれたのは確信していると答えた。たしかに男はルチアの妹を身体的に傷つけたが、それは魔術によってであった。彼女はけいれんを起こし、混乱に陥った。家族は彼女を部屋に閉じ込めてロープで縛った。そうしないと彼女が自傷行為に走ると確信していたからだ。彼女は、自分の胃のなかに何かがいて外に出ようとしていると主張した。

「彼女は具合が悪くなって、毛玉を吐き出したのです」と、ルチアは記憶をたどってあきらかに動揺しながら言った。

家族は恐怖に駆られて、町医者にも伝統的な信仰療法家《ヒーラー》のもとにも彼女を連れて行った。町医者は何もしなかったが、ヒーラーは家族に薬草を手渡し、それを使って入浴させるよう助言した。それから村人が家族のまわりに集まり、その男と対決したという。

「咎《とが》められた男は、自分の手はガラスでできていると言ったんです」とルチアは私に言った。

「ガラスでできた手？」

「つまり、透けて見えるほど潔白だと」

要するにこの男は、「自分は無実だ」と言いたかったのだ。だが、村人は信じなかった。だから、二度と戻って来るなと言って彼を村から追い出した。それでも、彼が遠くから村人を自在に傷つけられると信じていたルチアは、自分が次の犠牲者になるのではないかと恐れてアメリカに移住したのだ。グリシシクニスはモスキート・コースト地域でしか発生していない。ニカラグアの大きな都市でも、国外でも起こることはなく、たいていは小さな村で起こる。ルチアはアメリカに移住し、妹はやがて回復した。はるかのちになってふたりが聞いたところでは、その男は追放されたあとジャマイカに逃亡し、そこで死んだらしい。それについては誰もよく知らなかった。

次に私は、これまで訊きたいと思っていたことを次のように尋ねた。「この病には、何らかの心理的な要因があると考えられますか？　率直に言えば、イギリスでそんな行動に走った人がいたら、おそらく精神科医のところに連れて行かれるはず。その説明についてどう思いますか？」

全員が首を横に振ってその見かたを否定した。笑った人もいた。

イグナチオは彼らを代弁して、「狂気の病気はありきたりのものではありません。患者は非常に激しい発作を起こします。それは想像を超えたものです。五人の男をもってしても、小さな少女を押さえられなくなるんですよ。患者は、かみつき、つねり、つかみかかってきます。つかまれたら、振りほどくことなどできません」と言った。

「学校で見たことがあります。てんかん発作のように見えました。それはてんかんと同じようにリアルな病気なのです」と、それまでは満面の笑みを浮かべながら黙って話を聞いていた三〇代の女性ジェイリーンが口をはさんだ。

ジェイリーンは、かつてニカラグアの警察で働いていた。そこで勤めていたころ、グリシシクニスの集団発生への援助要請が学校からあった。その学校では、たった一日でほぼ一クラスの生徒全員がグリシシクニスを発病していた。警察は、教師たちが保護者やヒーラーが来るのを待つあいだ、子どもたちが逃げ出すのを阻止するよう依頼されたのだ。エピデミックは迅速に拡大した。グリシシクニスは接触によって広がったが、発病した子どもが別の子どもの名前を口にしただけでも、名指された子どもが発病したらしい。学校におけるグリシシクニスの集団発生はよくあることなのだと、私は知った。

「どうやって拡大を阻止するのですか？」

「縛って部屋に閉じ込め、ヒーラーからもらった薬草で洗うんです」

彼らの観点からグリシシクニスがいかなる病のカテゴリーに当てはまるのかを知りたかった私は、「グリシシクニスはてんかんと同種の病気なのですか？　脳疾患と考えられているのでしょうか？」と尋ねてみた。

「てんかんではありません。それらしく見えますが違います。ヒーラーなら治療できます。医学的なものではあれ、黒魔術が原因なので、てんかんとは異なるものでもあるのです」

病の分類という点になると、西洋医学は例外をあまり認めない。だから私は、自分に理解できるカテゴリーにグリシシクニスを無理やり押し込めようとしていた。私は自分の診療室で、彼らが言うような発作を起こした患者を何人も見たことがある。解離性（心身相関性）の発作を起こした人が押さえつけなければならないほど屈強になると、家族が報告することはよくある。自分が受けたトレーニングにとらわれていた私は、彼らが言うことを理解するために、知っている医学用語のなかから言葉を見つけようとしていた。しかしそんな都合のよい言葉はなかった。そこで彼らにグリシシクニスを分類させてみたところ、うまく答えられないようだった。やがてジェイリーンが、他の病気と同様な意味でグリシシクニスが病気だとは単純に言えないと、私に説明してくれた。医学的問題ではあれ、ぜんそくやがんや糖尿病などとは異なるということだ。ひとつ明確になった点があるとすれば、それはテーブルのまわりに集まっている人々が、グリシシクニスになった人を病院に連れて行くと、ニカラグアでも心理的な問題として扱われ、治療を拒否されるだろうと考えていることである。彼らの観点からすれば、そのような医師の見解はまるで役に立たない。だが地元のヒーラーの治療は有効だ。だから誰かがグリシシクニスになると、家族はたいてい、ヒーラーや牧師を呼ぶのである。

　マリアは食器棚を開けて、透明の液体で満たされた小さなビニール製の容器を取り出した。彼女が蓋を開けると、熟しすぎた果物のようなにおいがした。

「これはフロリダ水で、治療の一環で使われます」。フロリダ水は香水であり、魂を浄《きよ》めると言う人もいる。

それからマリアはユーティリティールームに行き、青い粉末の入ったビニール製の小さな袋を持ってきた。彼女が言うには、グリシシクニスになった人を浄めるものらしい。また、処女マリアの形をした、聖水の入った容器も手にしていた。私が子どものころ、その容器は私の知るいかなるアイルランドの家庭でも見かけられた。私の家にも、処女マリアが姿を現したとされているルルドに巡礼に行った人からもらったものがあった。マリアの話では、聖水は、フロリダ水、青い粉末、レモン、ガーリック、そしてさまざまな薬草と混ぜられ、グリシシクニスになった人に、その混合物を浴びせる。この治療で、多くの患者は迅速に回復する。病気が何か月も長引く人もいるものの、大半の患者は完治するとのことだった。

「悪魔は温かさを求めています。だから少女に取り憑くのです」とアンソニーは言う。

「あなたは悪魔の存在を信じていますか？」とジェイリーンの夫のマリオが私に尋ねてきた。

私は一瞬考えてから、「悪魔のような人物や実体がいるとは思いません」と言い、「あなたは信じていますか？」と逆に訊いてみた。

彼は頭を横に振り、「悪魔を見たことはありません。だから悪魔が存在するという証拠はありません」

「でも神は見たことがなくても信じているのでは？」

私は、マリオがモラヴィア教会の敬虔な信者だと知っていた。

「神を見たことはありません。でもその存在を感じてます」と、彼はいかにも当然と言いたいかのように笑った。おそらくそこには、いくばくかの同情も混ざっていたかもしれない。彼は、私が神の存在を感じていないことを知っていた。

「少女がグリシクニスにかかりやすい理由については何か考えがありますか？」と私はマリオに訊いてみた。

「よくわかりません。……でも思うに、グリシクニスが、か弱い少女を強くしてくれるからではないでしょうか」

私もそう思った。

「モスキート・コーストの若者たちは、どんな日常生活を送っているのでしょうか？」

その問いに対しマリオは、部屋に居合わせた人々や、そこにあるものすべてを示唆しながら「私たちとは違います。そこでは少女たちは学校に行って家に帰ってくる以外、外出しません。彼女たちに自由はありません。でもここでなら、少女たちは好きなところに行けます」と答えた。

「彼女たちは、自由がないことに気づいていると思いますか？」

「気づいてるかも、いや気づいてないのかも」

会話が深まるにつれあきらかになっていったのは、グリシクニスの発病においてはミスキートの宗教的信念が中心的な役割を果たしているという点だ。集まった人々のほとんどは、ニカラグアよりアメリカでの暮らしのほうが長い。しかし、言語や音楽や宗教に関して子どものころに受けた影響はしっかりと根づいている。また、グリシシクニスがコミュニティの反応を引き起こしたこともあきらかだった。欧米社会では残酷に、あるいは奇妙に思える治療が非常に有効だったのだ。人々はティーンエイジャーを縛り、身動きができないようにした。バケツに入れた水薬をかけたり、治癒の祈りを捧げたりもした。

集まった人々がグリシシクニスになった身内や友人の話を語るのを聞いているうちに、私は、少なくとも彼らのあいだでは、この障害にほとんど恥辱を感じていないということに気づいた。私が彼らの語る話を奇妙に思うことを知りながら、それでも彼らは、自分たちが狂っているとか、非論理的だとか、異常に迷信深いとか私に思われないよう配慮しつつ、まったく忌憚《きたん》なくグリシシクニスについて語り合っていたのだから。彼らは皆、教養があり、熟練した労働者だ。また、私と同じように、健康維持のために通常の医療に頼っている。彼らにとってグリシシクニスは普通の病気であり、欧米化された自己と容易に共存しているのだ。

マリアは「持って帰ります？」と青い粉末が入った袋を私のほうに差し出した。

「どうでしょう」と私はためらった。素性の知れない粉末が入った袋を持って飛行機に乗ろうとすればどうなることやら。

マリアはそんな私の表情を読んで笑いはじめた。「大丈夫ですって。グリシシクニスの治療に使わなくても、それで服を洗えますから！」

その日の夕方、彼らは私を教会に連れて行ってくれた。すると、そこで説教壇に立って自分の仕事について語ってみないかと勧められた。それは、栄誉であり驚きでもあった。説教壇で話をするとは思ってもいなかったからだ。私は温かく迎えてくれた聴衆を前にして、無神論者の本性を露わにしないよう配慮した。

皆と別れのあいさつをしたあと、私は道路沿いのファストフード店に入って腰を下ろし、テキサス人の日常生活を眺めながらそれまでに聞いた話を反芻した。コーヒーをすすりながらノートをとり、結局青い粉末をもらわなかったことを後悔した。それを手にする機会は失われてしまったが、その代わりにインターネットにアクセスして、フロリダ水を注文した。私が自宅に戻ったときには、注文したフロリダ水はすでに届いていた。ただし、まだ使っていない。それを販売しているウェブサイトが約束している、幸運と成功が必要になったときのためにとってあるのだ。

人類学者マッダと会う

ポートアーサーに滞在中に、私はマリオから、「ミスキートは四つの話があっても、三つしか語ってくれない」と聞いていた。心理・社会的要因によって引き起こされた身体症状には、彼のその言葉と共通する側面がある。症状が語る話はある。しかし身体症状があきらかに見て取れても、それを引き起こした複雑な要因は、簡単には見分けられない。ミスキートは温厚で友好的な人々であり、どんな質問にも進んで答えてくれる。だが私はグリシシクニスをより学術的に理解したかったので、グリシクニスについて研究し論文を発表している人類学者に会った。彼女はニカラグアのある村に住んでいたことがあるが、イタリア生まれで現在はパリで活動しており、そこで会ったのだ。

言うまでもなく、パリはヒステリーの物語と関連が深い。一九世紀の神経科医ジャン＝マルタン・シャルコーが「ヒステリー・サーカス」を行なっていたのはパリだ。シャルコーは、（当時ヒステリーと呼ばれていた）心身症を理解することに数十年を費やした。サルペトリエール病院で行なっていた毎週の講義では、連れてきた自分の患者がヒステリーに特徴的に見られる発作を起こしたり、奇怪な振る舞いを演じたりする様子を聴衆に見せた。医師、芸術家《アーティスト》、一般人に混じって、聴衆のひとりにフロイトがいた。

私は、かつて短期間ながらも至福の日々を送ったパリに戻る口実ができてとても嬉しかった。私は、サルペトリエール病院からそう遠くはない場所のカフェでマッダレーナ・カンナ博士と会う約束をした。コーヒーカップが立てる音と日曜日の街路を走る車の音を背景に、彼女は、グリシクニスの研究のためにモスキート・コーストで過ごしたときの話を語ってくれた。彼女はそこで、ホスト家族に教えられてミスキート語を話したり書いたりできるようになっていた。また、地元のコミュニティに溶け込み、住民と密接な関係を維持していた。ホスト家族は一年間、グリシクニスに関する報告を追い、新たな発作が生じると、その場所に彼女を連れて行ってくれたという。彼女はそのときの経験について語り、より客観的にグリシクニスを評価することに同意してくれた。

しかし同時に、その説明は心情的なものにもなった。というのも、ニカラグアで一緒に暮らした人々は、彼女にとって第二の家族も同然になっていたからだ。彼女はニカラグアのコミュニティから養子をひとりもらってさえいる。

マッダはのっけから次のように言った。「ミスキートの病の分類は非常に複雑です。ヨーロッパ人は悪魔や精霊について耳にすると、そんなことを言う人を無知だと思い込むきらいがあります。でもその見かたは正しくありません。彼らにはものごとを見通す力があり、ある程度はそれをコントロールしています。グリシシクニスは、葛藤を表現するための手段のひとつなのです」

悪魔が登場する話に対する外国人の反応に関するマッダのコメントは、間違いなく私にも当てはまる。私は、最初にグリシシクニスについて聞いたとき、その信念を迷信と呼んだ。私はアイルランドのカトリック社会で育った。子どものころを通じて、さらには二〇代前半になっても、日曜日になると、また四旬節《しじゅんせつ》には毎日、必ずミサに出席していた。私の母は、夕べの家族の祈りの時間に、あまり熱心ではない私たちを跪かせた。なぜか金曜日には必ず魚を食べていた。その理由はカトリックに関係していたと思うのだが、よく思い出せない。それでも世のなかに出ると、私は信仰を失った。そのような身の上話をしたのは、自分が育った環境で信じられていた宗教的信念を迷信と呼んだためしなど一度もないことを明確にしておきたかったからだ。

私はマッダに、ニカラグアのコミュニティではグリシシクニスが何に分類されているのかをまず尋ねてみた。身体疾患なのか、心理的な障害とされているのか、それともまったく別の何かか？

西洋医学では、カテゴリーが非常に重視される。疾患のカテゴリーに応じて、どの医師に診てもらうかを決める。また、疾患のカテゴリーは治療や研究の方針や医療費の算定に必要になる。だから私は、自分が知るカテゴリーにグリシシクニスを当てはめようと苦心していたのだ。

それに対するマッダの回答は次のようなものだった。「その点に関して、一致した見解はありません。たいていの人は疾患だと言うでしょう。ただし、精霊が引き起こすと考えられています。彼らの多くは精霊を〈デュエンデ〉と呼んでいます。グリシシクニスそのものと同様、説明は非常に変化しやすいのですが、一般には何らかのスピリチュアルな存在によって引き起こされる生物学的障害と見なされています。心理的な疾患と見なす人がいないということではありません。もちろん、そういう人もいます。グリシシクニスは、謎に満ちた流動的な病気なのです。グリシシクニスを引き起こした邪悪な精霊は臨床心理士だったと言い張る人に出会ったこともあります」

マッダによれば、グリシシクニス発症の平均年齢は一六歳で、一般にはティーンエイジャーから成人への移行期にかかるらしい。それについて初めて報告したのはフィリップ・デニスで、一九八一年のことだ。とはいえ、病名や特性こそ異なるものの、すでに一七世紀の文書に類似の疾患への言及が見られる。私はマッダに、性的な色合いを帯び興奮に満ちた現象だとするデニスの記述に同意するか訊いてみた。

マッダは、「性的な色合いを帯びているという点に、疑いの余地はありません」と答えてくれた。だが、追いかけられてレイプされたという発病者の報告は民間伝承のたぐいにすぎないと考えていた。「多くの報告は性的な色合いが濃く、人々を攻撃する邪悪な精霊を誘惑者として描いています。ですが、それは想像の産物で、現実に起こったことを表しているのではありません」

その人独自の幻視は、グリシシクニスの基本症状だ。誘惑というテーマに沿うかのように、女性は魅力的な男性を、男性は性的欲望を喚起する女性の悪魔を見ることが多い。

マッダの説明によれば、「たとえばある女性は、自分に向かって来る剣を携えたハンサムな男性を見たと報告しています。グリシシクニスは、コミュニティの道徳規準と性的な目覚めのあいだの葛藤に結びついています。自己の欲望を悪魔の攻撃と見るのです」

ミスキートのコミュニティでは、少女は男性の強い視線を浴びる。視線を浴びせる男性は年上のことが多い。ある一〇代の少女が数人の男性から関係を迫られることもあった。標的にされた少女にとっても、男性の関心は歓迎すべきものにも、わくわくするものにもなりうる。とはいえそれは、キリスト教会の保守的な分派に大きな影響を受けたコミュニティの道徳規準と真っ向から衝突する。少女たちは注目されることに脅威を感じたり刺激を受けたりするとはいえ、自分のほうから能動的に対処することはできない。

グリシシクニスは、男性が都合よく利用することもある。たとえば、セックスすることに同意しなければグリシシクニスで呪いをかけてやると言って少女を脅した男がいる。そのような事例において少女が幻覚のなかで見る人物は、たいてい魔術を実行した男の姿をとる。もちろん、グリシシクニスは女性だけの疾患ではない。少年が餌食になることもあるが、その場合はたいてい女性に誘惑される。

　マッダはさらに次のように言う。「グリシシクニスにかかることは、自分が魅力的であることを意味します。だからわくわくすることでも、きまりの悪いことでもあり得ます。しかし性《セクシュアリティ》のみならず、一般的な葛藤にも関係します。私が会ったある少女は、赤ちゃんの姿をした精霊が現れたと言っていました。その少女は、不法な中絶を手伝っていました。グリシシクニスにかかることは、中絶について自分が感じていることを実演する機会を与えたのです。つまりそれは、非常に高度なプロセスなのです」

「負の烙印《スティグマ》になるのですか？　グリシシクニスにかかるのは恥ずべきことなのでしょうか？」と私は尋ねてみた。

「恥ずべきこと？　少しはそういう側面があるかもしれません。それは弱さを意味する場合がありますが、悪魔に屈したと見なされるからです。悪魔とセックスしたと思われるかもしれません。でも、それはスティグマなのでしょうか？　違います。悪魔の関与は、人々がスティグマを受けないようにします。精霊の影響を受けているということは、本人が狂っていないことを意味するからです」

　欧米ではその逆だと言えよう。欧米で悪魔を見たと言おうものなら、精神を病んでいると思われるのがオチだ。私がテキサスで会ったミスキートの人々は、グリシシクニスを心理的な障害と結びつけてはいなかった。また、私が本で読んだものとはいく分異なる説明をしていた。

「グリシクニスに対する恐れのありようは人によってかなり異なります。だからその症状も多様な形態で表れるのです」と、マッダは言う。

グリシクニスは伝染しやすく、暗示や期待で形成され、燎原の火のごとく拡大する。とりわけ学校に通う子どもたちがかかりやすい。たいてい最初にひとりの生徒が発病し、ひとりずつ感染していき、やがて全校に拡大する。マッダはそのような集団発生を一度だけ見たことがある。

「パニック発作のようでした。まず心臓の鼓動が非常に速くなり、息が荒くなる。そして倒れる。悪夢に落ちるように感じるようです」

「集団発生が起こると、学校はどう対応するのですか？」

「たいてい責任者が学校を閉鎖し、子どもは拘束されます」

マッダは、そのできごとが起こったときの興奮について話してくれた。けいれんによって引き起こされた動作は性的な色合いを帯びるため、村人がそんな少女たちを見にくることもあるらしい。要するに、グリシクニスが見世物にされるのだ。子どもたちは家族に保護され、たいていシャーマンが呼び出されるが、医師や牧師を呼ぶ学校もある。

患者がいかなる支援を受けられるかは、どんな支援が提供されているのかに依存する。ミスキートが暮らす村の多くは隔絶しており、地元のシャーマンに頼るしかない。マリオに、彼が育った村について尋ねたとき、彼は、子どものころには村に電気が来ていなかったと答えてくれた。電気が来るようになったのは最近にすぎず、それには良い面も悪い面もあった。マリオ自身の簡潔な言葉によれば、「電気の奇跡については語られても、電気代のことは誰も語らなかった」。それと同様に、現代医療の到来にも恩恵と問題がともない、現代医療と伝統的な治療法のあいだで綱引きが起こった。世界的にも、そしてミスキートのコミュニティの内部でも、一般に西洋医学のほうがすぐれていると考えられているため、グリシシクニスの患者には、医師がいればシャーマンより医師に相談しようとする人もいる。しかし病院では、ベンゾジアゼピン〔鎮静剤〕か、場合によっては抗てんかん薬が処方される。ただ、それらの薬は効かない一方、シャーマンの治療はたいてい成功する。

マッダは次のように語る。「病院で注射されると、症状が悪化することがあります。注射は貫通と見なされ、性行為と結びつけられています。村人は悪魔から自分を守るために魔除け《アミュレット》を身につけていますが、注射は魔除けの効果を損ない、それどころか本人を殺してしまうことさえあると信じているのです」

それに対し伝統的な治療法は、グリシシクニスの治療に大きな成功を収めてきた。大半の患者がよくなる。症状が慢性化したり、再発したりする人もいるにはいるが、それはつねにではない。現在でも続く伝統的な治療法への依存は、古い治療と新しい治療をともに活用する手段を地元の病院が見つけなければならないことを意味する。事実、ニカラグアの法律は文化的な病の概念を治療モデルに統合し、ヒーラーと医師のあいだの協調を促進するよう求めている。村人はシャーマンを信頼し、実際にシャーマンの介入には効果がある。マッダが指摘するように、「シャーマンの治療は象徴的《シンボリック》なものです。じつのところそれは心理的な介入であり、ベンゾジアゼピンより効くのです」

グリシシクニスは、それをめぐって語られる話題に影響される。マッダがミスキートのコミュニティに滞在しているあいだ、彼女は物語《ナラティブ》の一部になった。村人にインタビューをしていた初期のころ、彼女は、グリシシクニス体験のことを詳しく語りたがらない村人がいることに気づいた。だから、インタビューの代わりに自分の経験を絵に描いてもらうというアイデアを思いついた。村人は、最初は抵抗した。というのも、デュエンデを描いた絵は魔力を持ち、人を病気にすると信じられているからだ。しかし同意する人もおり、ある日ひとりの母親が、絵には自分の子どもから悪魔を追い出す効果があったと報告した。その発見によってマッダは、人類学者からシャーマンに変わった。ただし彼女は最初、その役割を受け入れがたく感じたそうだ。

「私は医療の訓練を受けてないからそんな責任は負えないって彼らに言ったのです」

しかし絵を描くことで治癒する患者が出てくると、マッダはその手法を続けることにした。彼女は私に何枚かの絵を見せてくれた。ほとんどの絵には、帽子をかぶり顔がない、棒のように細長く奇妙な形象が描かれていた。奇妙に変形した親指のものや、親指のないものもあった。デュエンデは帽子をかぶり、指は四本で、見る者をグリシシクニスにかからせると信じられているため顔を描くことはできない。悪魔と関連づけられているアルマジロを描いた絵が一枚あった。血液で腹部が膨張した精霊を描いた絵もあった。ニカラグアでは腹部の寄生虫はよく見られ、腹部の痛みは、グリシシクニスを引き起こしうる。寄生虫感染を、同様に腹痛をともなうことのあるグリシシクニスと取り違える人もいる。グリシシクニスにかかったと思い込むと、その人は発作が起こることを予期し、それによって無意識的な防衛機制が働いてめまいを起こす。つまり予期を満たしてしまうのだ。したがって内科的疾患がグリシシクニスの諸症状を付随的に引き起こすことがあり、その場合には、心理的な苦痛や葛藤は必ずしも必要とされない。

マッダは、コンピューターの画面を私のほうに向けて他の客には見られないようにしつつ、「ビデオ見てみます？」と尋ねてきた。

最初はビデオに何が映っているのかがよくわからなかった。画像は暗く、画面のなかで大勢の人々が動き回っていたのだ。パリのコーヒー店の喧騒は、コンピューターのスピーカーから流れてくるうなり声や叫び声をかき消すのにちょうどよかった。画面に私の目が慣れてくると、ひとりの少女が群衆に運ばれている様子が見えてきた。彼女を押さえようとしている大勢の村人たちの隙間から、彼女の姿をわずかに確認できただけではあったが。彼女は頭をのけぞらせてもがいていた。周囲の村人たちは、あたかもどこかへ移そうとしているかのように彼女を持ち上げていた。ひとりの女性がまくれた少女のシャツを引き下ろして裾を結んでいた。どうやら脱げないようにしているらしかった。少女の頭は左右に揺れ、彼女を押さえている村人たちは、彼女の手足をコントロールしようと格闘していた。

「こんな光景、見たことあります？」とマッダが訊いてきた。

私はビデオに映っているような光景を何度も見てきた。それは、私が仕事で毎日目にしている解離（心身相関）性の発作に非常によく似ている。私の患者の家族は、発作を写したビデオをよく持ってくる。そこには、マッダが見せてくれたビデオと同様、家族に押さえつけられている患者が映っている。恐怖に駆られた悲鳴や、叫び声、あるいは祈りが聞こえてくることもある。私が日ごろ見るビデオでは、発作は都市を舞台に、車内や居間で起こっている。だが、舞台や設定などのような表面的な相違はあるとはいえ、それらのビデオが映し出す光景は、マッダが見せてくれたビデオの光景と非常に似通っている。私の患者の発作は数分間続き、いったん治まってから再び起こり、それが繰り返される。マッダのビデオの少女も同じだった。次のけいれんが起こるまで、少女は緊張した姿勢で凍りついていた。

　マッダは次のように言う。「このビデオを撮影したとき、村人たちは、そのせいですぐにグリシシクニスになると私に警告してきました。あるアーティストがデュエンデを描いたときには、彼が絵をもっと穏当なものに描き直すまで、村人たちは抗議しました。図像や物語は、グリシシクニスの発病に非常に重要な役割を果たしています。絵は人を病気にする、と彼らは言います。新聞やインターネットサイトには、いまやこの障害に関する記事や画像がたくさん掲載されています。そしてそれは、コミュニティが耐え忍ばなければならない葛藤や謎のもうひとつの源泉と化しているのです」

「あなた自身は、グリシシクニスにかかると思ったのですか？」と私は訊いてみた。

　すると彼女は、「ぜひかかってみたいと思っていました。どう感じるかを試しに知りたかったからです。そこに住んでいたときに寄生虫をもらったのですが、村人は〈ほら、はじまった！〉と叫んだものです」と笑いながら言った。

「でも結局グリシシクニスにはならなかったのでしょう？」

「そう、いつも機会を窺っていたけど、なったことはありません。ただ村人は、わざわざかかろうとしなければかかるはずだと言います」

「それなら、いまからでもその機会があるかもしれませんね」

とはいえグリシシクニスにかかるためには、モスキート・コーストまで出向く必要がある。それは古い伝統に強く結びついた医学的障害であり、ミスキートはモスキート・コーストに縛られていなくても、精霊は縛られている。

社会による脳の発達への影響

スウェーデンのノラとヘランは、純粋に心理的な苦痛の表現によっては可能でないありかたであきらめ症候群になった。心理的な苦痛や葛藤を身体症状として外化し経験することは、ときに効率的で生産的にもなる。しかし、ニカラグアではグリシシクニスに、スウェーデンではあきらめ症候群に、またイギリスでは別の何かになるのはなぜか？　病とは、一般に考えられている以上に、社会的にパターン化された行動だ。身体の変化をどう解釈し、それにいかに反応するかは、社会の傾向、知識、教育、入手可能な情報、病歴に依存する。個人的、社会的な役割のモデルは、神経系にコード化された、健康や疾病に関する予期を生み出す。私たちの脳は、特定の刺激に対して一定のありかたで反応すべく経験を通じて配線されている。そして、それは無意識的に作用する。

　誕生時の脳は、あらゆる可能性に満ちた白紙のキャンバスだ。新生児の脳細胞は、成人の脳細胞より多い。しかし新生児の皮質（灰白質）は、ほとんど何の機能も果たしていない。機能するようになるにはオンライン化が必要だが、それは経験を通じて生じる。誕生後、神経線維を包む絶縁層をなすミエリンが軸索に沿って発達し、それによって脳のさまざまな領域間で行なわれるメッセージの伝達が促進されるようになる。学習はニューロンのネットワーク間の結合が発達し、皮質のさまざまな部位の細胞群が互いに会話をはじめ、新たな情報を蓄積するようになることで生じる。このプロセスは、環境からの刺激に大幅に依存する。体性感覚皮質は、触覚刺激に対する反応によって最初にオンライン化する。ゆりかごの上に吊るされた色とりどりのモビールは、視覚皮質を刺激して活性化するのに役立つ。このようにして、乳児の脳は生まれたその日から、あるいはそれ以前からさえ、身近な社会環境によって形成される。

　言語は、脳の発達がいかに社会的な影響を受けるかを示す恰好の例になる。私たちは皆、いかなる言語をも理解し話す能力を持って生まれてくる。誕生して言葉にさらされるや否や、私たちの脳は、親が使う言語を構成する音の単位を理解するのに必要な神経結合を強化しはじめる。ある言語が学習されると、他の言語を取得する能力は失われる。また、脳が効率的に機能できるよう、さまざまな結合が刈り取られる（「プルーニング」と呼ばれる）。よく使われる結合は強化され、そうでない結合は失われるのだ。このように、耳にすることのない言語を聴いたり発音したりする能力は、時とともに衰退していく。だから私には、一〇代になるまで耳にしたことがなかったフランス語の半母音や、巻き舌で発音されるスペイン語の「r」が聴き取れないのだ。

脳は文化的な組織だと言える。学習するには、外界にさらされる必要がある。学習の一部のみが意識的になされる。日々の生活のなかで人々に会い、会話を交わし、音楽を聴くたびに、私たちの脳は外界からの刺激を処理し、さらにはそれに適応すべく変化する。一回限りのできごとや、十分な情動的反応を引き起こさない経験は、脳に大きな変化をもたらさないのに対し、繰り返されるできごとや、情動に満ちた経験は消しがたい痕跡を残す。

それと同様に、病や健康に関する私たちの考えも脳に織り込まれている。身体の変化に対する態度、症状に対する解釈や反応のしかた、誰に助けを求めるか、疾患の説明、信頼する治療モデル、これらはすべて学習されたものだ。もちろん、このシステムは流動的である。私たちの脳は、新たな影響を受けるたびにそれに適応しようとする。意識的な気づきの埒外で、文化的な規範によって内的な身体感覚が反応へと翻訳されるのだ。私はイギリスに住んでいる。いまは冬だ。いつも以上に疲れを感じる。インフルエンザに違いないと思う。ビタミン剤とパラセタモール〔解熱薬〕を服用してベッドで眠る。イギリスとは文化がまったく異なる国に住む人なら、それと同じ疲れの感覚を、異なる原因に帰し、別の解決方法に訴えるだろう。マッダの言葉を借りれば、「私たちは、病の文化的なモデルを身体化している」のだ。

　心身症においては、この身体化が重要だ。思考のほとんどは頭のなかに存在し、身体はほとんど、あるいはまったく影響を及ぼさないという勘違いもときに見られる。じつのところ、身体は認知に密接に関わっている。たったいま自分の情動に留意せよと言われれば、あなたはただちに、胸や手足や皮膚の身体感覚としてそれを感じるはずだ。感情に訴える記憶を呼び覚ませば、心拍数や筋肉の緊張度や毛包《もうほう》〔毛根を包む組織〕が変化するだろう。身体化された認知という理論によれば、心と身体の相互作用はそれとは逆方向にも働く。つまり身体症状が先に生じ、これから起こるはずの感情の変化について警告するのだ。自律神経系の覚醒によって引き起こされる胃のそわそわした感覚は、日常生活における不安を想起させる。動悸は恐れを、赤面はきまりの悪さを告知する。思考や情動はこのようにして、身体によって感じられ、実演される。とはいえ、私たちは身体の変化をつねに正確に解釈していると言いたいのではない。この胃のそわそわ感は、興奮なのか、それとも恐れなのか？

　私たちは、気分や精神の健康、さらには人格《パーソナリティ》でさえ身体で表現している。自信に満ちた人はまっすぐに立つ。内向的な人と外向的な人では立ち居振る舞いが異なる。同じ人でも、落ち込んでいるときと幸福に感じているときでは、すわりかたもちがうだろう。私たちは、他者の身体言語《ボディランゲージ》を読み取って、その人の意見や態度や気分を予測できる。また、意識的にせよ、無意識的にせよ、身体による動作を用いてコミュニケーションを図る。さらには微笑んで幸福感を表現し、うなずいて同意を示す。ただし注意が必要だ。ボディランゲージは文化の強い影響を受けているからである。

インド人の首振りや頭揺らしは、文化的に決まった動作の一例だ。その動作は人種とは何の関係もなく、成長期をインド亜大陸の特定の文化環境のもとで過ごした人々にのみ見られ、その文化言語を話す人々にのみ意味があり、部外者にはよく理解されていない。どんな社会にも、表情、動作、姿勢を問わず独自の身体的表現がある。若手社員が、あたかも自分がボスであるかのように堂々とオフィスに入っていく国もあれば、すり足で恭《うやうや》しく入っていく国もある。話し言葉と同じく、ボディランゲージは場所によって異なる。

また、私たちは文化的に形成された病の概念を身体化する。言語の学習と同様、病のひな型《テンプレート》を内面化し、脳にコード化するのだ。そして引き金が引かれるとそれを身体で表現する。予期せぬ身体感覚を経験したときにまず私たちがすることは、それを自分の知る図式《スキーマ》にはめ込むことだ。身体症状を説明するプロトタイプは脳に埋め込まれている。喉の痛みはウイルス感染を意味する。頭痛は、偏頭痛の家族歴がある人には偏頭痛だったとしても、腫瘍の病歴のある父親を持つ人には脳腫瘍を意味しうる。病理とは観察者とは独立した事実であるのに対し、症状に対する反応は、本人の知識や経験から引き出される。病理的な兆候を欠いていても、本人が抱く予期だけのせいでたったひとつの身体症状がさらなる一連の症状を引き起こすことがある。グリシシクニスの症例に見られるように、最初の症状は、この病をめぐる馴染みの物語《ナラティブ》に沿って別のさまざまな症状を発現させることがある。

病に関する脳のプロトタイプは、文化的に規定される。イギリスでは、再発性の腹痛は過敏性腸症候群を思い起こさせるかもしれないが、モスキート・コーストでは同じ症状が寄生虫感染、場合によってはグリシシクニスを示すものとして解釈される場合がある。それらはいずれも、身体的変化に関する条件づけられた解釈なのであり、それに続く本人の行動に影響を及ぼしうる。このような病のテンプレートの身体化は、機能的症状〔既知の身体的原因のない医学的症状〕に至る一連の行動を生むことがある。

文化は身体の異常な、あるいは正常な変化に対する私たちの反応を形成するばかりでなく、苦痛を表現し、助けを求める最善の方法をも規定する。表現が困難な苦痛に関しては、支援や慰撫《いぶ》を求める方法として、身体症状を発現するほうが受け入れてもらいやすいかもしれない。身体の病は、支援が必要なことを身近な人々に対して知らしめるための社会的に演出された方法にもなりうる。それをもっとも効率的に達成する症状は、文化的に調節されている。たとえばイギリスでは、インフルエンザのような症状を呈すれば、精神的に参っていると正直に認めるより、容易に近親者の看護を受けたり、会社から休暇をもらったりできる。それは、スウェーデンの難民申請をしている家族の子どもにとっては、あきらめ症候群が、言葉よりはるかに強力な言語として自分が何を必要としているのかを周囲の人々に知らしめるのと同じことだ。グリシシクニスは、はっきりと口に出さずとも、特定のタイプの社会的な葛藤の存在を示してくれる。苦痛を表すシグナルを送り出すプロセスは、必ずしも意識的なものとは限らない。支援を求める必要性は身体化を通じて身体によって感じとられる。そして心理症状による表現より身体症状による表現が好まれるのは、それが文化的にコード化されたメッセージとして認識されているからだ。

身体的な変化を評価する支援をし、苦痛の経験のモデルを生む脳内のテンプレートは、その人が誰に助けを求めようとするかも決める。イギリスでは胃けいれんを起こした人は、自分で何とかしようとするかもしれないし、健康食品販売店に行くか、医師や代替医療の施術者に相談するかもしれない。欧米社会における医薬品に対する過度の依存のせいで、医師に薬の処方を依頼するかもしれない。あるいは侵襲的にもなりうる検査を受けるために、胃腸病専門医を紹介してもらうこともある。現代医療にアクセスしにくいモスキート・コーストの隔絶した地域では、治療手段が少なく医療化が起こりにくい。そこではむしろ、宗教的説明のほうが現実的な影響力を持っている。

西洋医学は、実証に基づく科学的な方法論に従うがゆえに、他の伝統医学に優ると考えられがちだ。したがって、西洋医学の高度な治療をすぐに受けられる人がもっとも幸運なように思われるかもしれない。しかし、そうとも限らない。西洋医学は、あらゆる身体の変化を病理的にとらえようとする。ひとたび腸疾患と診断されると、その情報が病歴として残るだけでなく、本人の無意識に入り込み、その疾患に対する見かたや長期的な健康観に影響を及ぼす場合がある。欧米の医療制度のもとでは、疾患は慢性的になる傾向にある。そして完全には振り払うことのできないレッテルと化す。その一方、グリシシクニスには利点がある。それを称賛するのに悪魔の存在を信じる必要はない。グリシシクニスは、回復に至る決まった道筋がある病だ。重症化しうるので過小評価は禁物だが、多くの場合で伝統治療が有効な点は特筆に値する。要するにグリシシクニスは、はじまりと途中経過と終わりから成る、病のテンプレートなのである。

苦痛の文化的モデルの無意識的な身体化は、葛藤を実演し、正しい種類の支援、すなわち非難やスティグマをともなわない支援を呼び込むための手段を提供してくれる。グリシシクニスに見て取れる、もっとも魅力的で有用な側面は、それがコミュニティの関心を引き寄せるありかたであろう。マッダが強調するように、グリシシクニスは、葛藤に対処するための高度に洗練された効果的なシステムであり、コミュニティの反応を呼び集め、発病者をコミュニティの内部に留めておく。それとはまったく対照的に、英米では、心身症や機能障害のある人は、「見捨てられた」「孤立している」「コミュニティから追放された」と感じやすい。

欧米で暮らしている私たちが、病を説明するために宗教的な概念を用いることがあまりないからといって、私たちの反応と比べてミスキートの反応が非論理的で空想的だと考えるべきではない。病に関する民間伝承や伝統的な治療法は欧米にもいくらでも存在するが、私たちはそれがわれわれの伝統だと考えて取り立てて奇異には思わない。かぜをひいたときのチキンスープは、いわば欧米版の青い粉末でありフロリダ水だ。髪の毛を湿らせて外に出ればかぜをひかないという迷信や、近年における食物不耐性〔非アレルギー性過敏性〕の報告の爆発的な増加は、おもに現代の民間伝承から生じている。本書でグリシシクニスを取り上げたのは、読者の好奇心をくすぐるためではない。人々が症状に与える意味は解決されるべき問題を示すものとして理解すべきであり、そのことはミスキートのコミュニティにも欧米文化にも等しく当てはまるという点を例示したかったからだ。

もちろん私は、「心身症は、その原因を儀式によって洗い流せる〈宗教的な〉要因に帰することで治療できる」と主張したいのではない。私が言いたいのは、「欧米で暮らす私たちでも、病に反応し身体の変化を説明するために非欧米人が構築してきた文化的方法を調査し、それらが有効か否かを問うてみることで利益が得られる」ということだ。身体的な変化の医療化が、疾患の慢性化や医薬品産業への依存を生み出しているのなら、またとりわけ、病を生む認知的なメカニズムに関するすぐれた洞察を得ることでその病の経過を変えられるのなら、その点を知る価値は十分にある。

マッダやポートアーサーの住民と話すことで、私はグリシシクニスについて多くの称賛すべき点を学んだ。それは文化的に合意を得た苦痛を表現する手段として、きわめて効果的なのだ。また、個人的な葛藤や社会的な葛藤を外部化して対処するための、受け入れ可能な手段でもある。さらに言えば、責任の所在を問わない。悪魔の憑依は、焦点を個人から逸らす外部要因を提供し、治療の対象を与えてくれる。欧米の医療体系に依拠して健康障害を説明しようとする人々も、心身症の症状に遭遇するとそれと同じ方法を用いる。つまり、身体症状をウイルスや食物不耐性のせいにすることは、デュエンデのせいにすることと同じ恩恵をもたらしてくれるのだ。ただし西洋の医療体系のもとでは、治療不可能と診断されるリスクがともなう。

私はまた、欧米の多くの医療施設が執着するレッテル貼りや疾病分類システムに比べて、ミスキートがとっているリラックスした態度のほうを称賛せざるを得ない。心身相関性の発作は、ヒステリー、為発作、非てんかん性発作、心因性発作、解離性発作、機能性発作などと、さんざん名称を変えてきた。神経科医のあいだでは、「心身相関性」という用語は凋落《ちょうらく》し、「機能性」に取って代わられた。「機能性神経障害（ＦＮＤ）」という用語は、脳が機能していないという意味で使われており、それゆえ心身症の基盤を頑《かたく》なに脳の生物学に求めようとしている。ある意味で、この用語は心身症がリアルな神経疾患だと懐疑家に思い出させるために作り出されたのかもしれない。その目的を達成するために、心理的側面や社会的側面を思い起こさせる表現はすべて名称から取り除かれ、以前の名称より疎外の程度が小さいレッテルが残されたのだ。しかしながらＦＮＤという用語は、それが純粋に生物学的な病であるかのような印象を与え、間違いなく別種の心身二元論を提起していると私は言いたい。だがじつのところ、生物学的な変化が症状の発現に必須の役割を果たしている一方、行動的な要因や心理的な要因も、障害の発症における基本的な引き金、もしくは駆動力として作用しているのだ。

どの用語が正しいかに関して、私たちには強い思い入れがある。完全なレッテルなど存在しないこともあり、本書では「心身相関性」も「機能性」も使い続ける。現実の人々が語るリアルな話によって、それらの用語の不完全さが克服されることを願うばかりだ。私にとってグリシシクニスは、レッテルがすべてではないということを例証してくれた。軽蔑的にもなりうるレッテル（「狂気の病気」）は、グリシシクニスが個人的なものであるとは見なされず、コミュニティに容認されているという事実によってそのネガティブな側面が無効化されてきた。また、生物・心理・社会的疾患を指す、より受け入れやすい用語を見つけることに多大な労力が費やされてきた。思うに、西洋医学はその点に関してミスキートから学べるはずだ。心身症から真に負の烙印《スティグマ》を取り除くためには、それに対する社会の理解を考慮することが役立つ。名称の変更は、烙印を変える《リブランディング》ことにすぎない。障害それ自体が個人の欠陥と見なされ続ける限り、その障害が受け入れられることはまずないだろう。

内面から浄めていく夢のようなもの

私は、ポートアーサー在住の若い世代のミスキートたちとスターバックスで会った。彼らのほとんどはアメリカ生まれか、幼いころにポートアーサーに移住していた。彼らは皆、家族旅行でニカラグアを訪れたことはあっても、そこに長く住んだことはない。ふたりの男性はビーズのネックレスと耳飾りをし、部族的な雰囲気を醸し出していた。サリアという名の女性はヒジャブを被っていた。彼女とアメリカ生まれのミスキートの夫エラシオは、最近になってイスラム教に改宗したそうだ。

私はまず、自分をアメリカ人、ニカラグア人、ミスキートのいずれと見なしているのかと尋ねてみた。その問いに対し、彼らのなかでももっともたくさんのビーズのネックレスを巻き、タトゥーを入れているアルフレードが次のように答えてくれた。「マダム、それは単なる国境にすぎません。それは重要ではありません。でもどうしてもと言われれば、カリブ海地域出身のアメリカ先住民だと答えるでしょう」

アルフレードはニカラグア生まれで、三歳のときにアメリカに移っていた。

「モスキート・コーストには、何回出掛けたことがありますか？」と、私は集まった若者たちに尋ねてみた。

一度だけから数回という返事がいくつか戻ってきた。

「グリシシクニスについて耳にしたことはありますか？」

「ありますよ、マダム。二〇〇九年に小さな弟がかかりました」とエラシオは言う。

「アメリカにいるときに？」

「違います。ビルウィ〔プエルト・カベサス〕に行ったときにかかりました」

「弟はそこで生まれたのですか？」

「いいえ、僕と同じようにアメリカで生まれました。プエルト・カベサスに行ったのは、そのときが初めてでした。それはタクシーに乗っているときに起こりました。突然弟が叫びはじめたのです。手は内側に曲がり、白目になってピクピクしだしました」

ビルウィはニカラグアの町で、エラシオの家族はそこで一か月の休暇を過ごしたそうだ。私は、弟がグリシシクニスにかかる前に、エラシオや弟がそれについてどれくらい知っていたかを訊いてみた。

「知っていました、マダム」と、当然だと言わんばかりにエラシオは応じた。「親は伝統的な信念について僕たちに教えてくれませんでした。アメリカでは、親は悪魔のことなど僕たちに知ってほしくなかったからでしょう。でも僕は自分の出身地に興味があったので、本で読んで知ったのです」

私は、そこにいた若者たちが、ポートアーサーに住む第二世代のミスキートの典型ではないと悟った。彼らは自宅でミスキート語を話しているが、同世代のミスキートのほとんどは話していなかった。アルフレードとエラシオは、ミスキートの文化に関する本をたくさん読んでいた。それには一九世紀に書かれた本も含まれる。

「弟さんがグリシシクニスにかかったときには驚きましたか？」

「驚きました。自分の目で見るまではグリシシクニスなんてないと思ってましたから。僕は科学を重んじる世界で育ってきたので魔術など信じていませんでしたが、自分の目で見たいまとなっては、グリシシクニスはほんとうにあると思っています」

「弟さんはどうしてグリシシクニスになったと思いますか？」

「ビルウィではよそ者だったからです。森の精霊はよそ者を警戒しているのです」とエラシオは強い調子で答えた。

「知らずに *pueson bikan* を踏んだからです」とアルフレードが口をはさんだ。

彼は私のノートにその言葉を書きつけながら、それが埋められた毒物を意味することを教えてくれた。意図的に埋められたのかもしれないし、誰かが魔術を試していて、意図せずしてエラシオの弟が犠牲になったのかもしれない。（のちにこの件についてマッダに尋ねたところ、ミスキート語の*puisin*は一般に魔術の道具を意味し、毒物に限られるわけではないとのことだった）。次に私は、年長世代のミスキートが語る度によく言及された〈黒い本〉について尋ねてみた。彼らは聞いたことがないらしく、グリシシクニスの原因を*lasa*に求めていた。彼らの話によれば、*lasa*とはニカラグア文化で悪魔、もしくは神を意味するとのことだったが、のちに私が知ったところでは、古代イタリアのエトルリア文化の神でもあるらしかった。エラシオが信じるところによれば、*lasa*は人間の世界とは別の領域に宿るが、人間と同程度にリアルな存在だという。彼はそれを「自然界の見えない生き物」と呼んでいる。彼が言うには、*lasa*は森や水の精霊でも、悪魔でもあり得た。

他の原因も考えられるかと尋ねると、集まった若者たちはとくに促されることなく、年長の男性が少女を追い回すことでも起こると言って、私が以前に聞いた話を繰り返した。惚れ薬を調合する男もいるとのことだった。

「弟さんの病気は長引きましたか？」と私はエラシオに訊いてみた。

「彼をシャーマンのもとに連れて行きました。シャーマンは地元の植物や動物を使って治療したのです。弟はすぐに回復しましたよ。一日で」

「ミスキートの伝統的な信念について、アメリカ人の友だちに話すことはありますか？」

「ほとんどありません。ミスキートの伝統に興味があって他の文化に尊敬の念を持つ人がいれば話すでしょう。チャールズ・ネイピア・ベルが述べるように、アメリカ人の友人たちは本から得た知識は持っていても、自然については何も知りません」

チャールズ・ネイピア・ベルはスコットランド生まれだが、幼少期の大半をモスキート・コーストで過ごした人物だ。彼は一八九九年に、そこでの生活について記した著書『*Tangweera*』を刊行している。エラシオはあきらかにミスキートの文化に関心があり、それについてさまざまな本を読んでいた。だが、彼はイスラム教に改宗している。その事実は、私には奇妙に思えた。

私はエラシオにイスラム教に改宗した理由を訊いてみた。

「マダム、キリスト教徒がミスキートを扱うやりかたが嫌いだったからです。彼らは先住民の文化を破壊しました。言語も破壊しました。彼らは偽善者です。僕たちの信念はばかにしているくせに、燃える茂みが人々に話しかけるなどといった記述が聖書にあっても何ら問題にしないのですから。*lasa*は、キリスト教徒にとっては邪悪な悪魔ですが、キリスト教徒が来るまでは、ポジティブな存在でもあったのです」

そこへアルフレードが割って入ってきた。「年長者たちは植民地主義者のミスキートで、キリスト教を好んでいます。そばに土着のミスキートが立っていれば、その存在を恥じ入るかもしれません。かつての先住民は、卵を使って耳を伸ばしていました。年長者たちはそんなことも知りません。私は土着のミスキートに親近感を覚えます」

アルフレードは、耳たぶに伸張具《ストレッチャー》を入れていた。

私は、それまですわって礼儀正しく話を聞いていたアマラのほうを見た。彼女はモスキート・コースト生まれの三〇代の会計士で、マナグア〔ニカラグア共和国の首都〕からポートアーサーに移住していた。部族のビーズのネックレスをしていたアメリカの友人たちとは対照的に、彼女は服を優雅に着こなし、ロンドンやニューヨークで開かれた会合にもそのまま出席できそうだった。私が会った人々のなかで、現在でもニカラグアに住んでいるのは彼女だけだった。だから私は、彼女の意見が聞きたかったのだ。

「グリシシクニスは、内面から浄めていく夢のようなものです」と彼女は言った。

何と美しい、と私は思った。

「あなたはかかったことがありますか？」

「かかりそうになったことはあります」

アマラがまだ一〇代だったころ、姉といとこがグリシシクニスにかかったそうだ。彼女たちは怪力を発揮し、すぐに逃げ出そうとするので、部屋に閉じ込める必要があった。家族で一緒に暮らしていたが、アマラはどこかに引っ越したほうがよいと、近所の人々から助言されたとのことだった。

しかしアマラによれば、「自分はかからないと思っていたので、助言には従いませんでした」ところが、彼女はすんでのところでその考えの誤りを思い知らされそうになった。グリシシクニスが這い寄ってきているように感じられはじめ、意志を固くして払いのけなければならなくなったのだ。

「またそうなるかもしれないと心配していますか？」

「していません。心配には及ばない年になりましたから」と彼女は笑う。

集まった若者たちは、ひとりずつ自分の信念を語っていった。科学の話とともに精霊や悪魔や魔術の話も出た。エラシオと彼の家族は、脳性麻痺とてんかんのある妹が最善の治療を受けられるよう神経科学を学んでいた。彼は、抗てんかん薬と、幻覚作用のある薬草アヤフアスカをニカラグアに持ち込んで、グリシシクニスに効くかどうかを試してみたかったそうだ。

私が聞いた、グリシシクニスに関する話の別バージョンは、文化の流動性を思い起こさせた。グリシシクニスの話はたわいもなく感じられるが、絶えず変化している。現在でもニカラグアに住んでいる人と話をすれば、違う話を聞かされることは容易に想像がつく。たぶんもっと暗い話になるのだろう。ポートアーサーに住む年長世代のミスキートたちは、ジャングルに囲まれカリブ海に臨む家で暮らすことを熱望する国外移住者のノスタルジーに取り憑かれている。それに対してエラシオと友人たちは、二一世紀の話を語る。彼らはその話によって、アメリカ人としての育ちと、あちこちで注意深く収集してきた祖先の歴史を結びつける。心身相関性の症状には、時代の変遷とともに変わっていく社会生活が関わっている。たとえばグリシシクニスは、自分たちに課された保守的で抑制された役割から抜け出す機会をニカラグアに住む少女たちに与えた。ポートアーサーで暮らす若者たちは、少女たちとはまったく異なる関心を抱いている。病によってではなく、ボディアートや宝石類や宗教的な表現で自己主張するのだ。エラシオやアルフレードや友人たちは、自分たちの文化遺産に強い誇りを抱いているとはいえ、よく観察してみれば、彼らの抵抗は、北米人としての抵抗だとわかる。

人間の行動パターンは、自分に利用可能な経路に沿って展開される。モスキート・コーストの村々の住民は、国外に移民した家族に比べてはるかに恵まれない生活のなかで、物語として伝わった現実を経験している。ミスキートの村々のほとんどは小さく、現代的な医療を受けられたとしても限られた範囲でしかない。しかし教会や牧師やシャーマンには、いつでも相談できる。助けを求める人は、どんな助けが得られるかを心に留めておかなければならない。

3 失楽園

予期——何かが起こる可能性の程度

リューボフに会う数年前、彼女の写真をオンライン記事で見たことがあった。リューボフは中年後期にさしかかったずんぐりとした女性で、髪をあずき色に染め、瞳は薄い青だった。その写真には、明るい図柄の部屋着でベッドに腰かけている彼女の姿があった。背後の壁には、大きな紫の花が描かれた緑のドレスがかかり、ベッドカバーにも花の装飾模様が描かれていた。派手な色をした彼女の周囲の光景とは対照的に、リューボフは厳粛な表情をたたえ、カメラには視線を合わさず、遠くを見つめていた。記事によれば、彼女は謎の病にかかって五年間に八度、入退院を繰り返していた。患者は彼女ひとりではなく、ほかにも近所に住む一三〇人が発病していた。患者はすべて、カザフスタンのふたつの小さな町、クラスノゴルスキーかカラチのいずれかの住民である。

スウェーデンの眠り続ける子どもたちに関する記事を読んでいたとき、リューボフのことが頭をよぎった。このふたつのできごとは数千キロメートルを隔てた場所で起こっており、ライフスタイルも大きく異なるのだが、それらのあいだにはかなり似通った点があるように思えた。リューボフも、ノラやヘランよりは期間がはるかに短いながら、原因不明の眠気を感じるようになった。私は、リューボフに関する記事を書いたジャーナリストにEメールを送った。そしてその一年後、私は機上の人となって、カザフスタンのステップ地帯にある見棄てられた町に向かった。

　クラスノゴルスキーとカラチは、カザフスタンの首都ヌルスルタン〔二〇二二年九月より首都の名称はアスタナに戻った。何度かの改名の経緯は後述される〕の北西およそ五〇〇キロメートルのあたりに位置する。私は二〇一九年六月八日にヌルスルタンに向けて飛んだ。ちょうどそのころ、一九九一年にソビエト連邦から独立して以来初の民主的な選挙がカザフスタンで行なわれようとしていた。変化の渦中にある、ほぼ未知の国に行くのはじつに楽しみだった。独立以来唯一の大統領だったヌルスルタン・ナザルバエフが、二〇一九年三月に辞任した。かつてソビエト連邦によって指名された彼は、カシムジョマルト・トカエフを後継者に指名した。選挙は、自分たちのリーダーを選ぶ機会を初めてカザフの人々に与えた。ナザルバエフによるトカエフの指名を承認するか、否認するかを決める機会が与えられたのだ。

　ヌルスルタンがカザフスタンの首都になったのは、一九九七年になってからにすぎない。それまでの首都は、南部の都市地帯に位置するアルマトイだった。雪をいただく山々を背景に心地よく鎮座し、公園や並木道が散在するこの緑の都市は、快適な居住環境を提供していた。アルマトイから一二〇〇キロメートルほど北方、この内陸国の中央部に位置するアクモラと呼ばれる場所に、ナザルバエフが大統領令によって首都の栄誉を与えたとき、アルマトイは首都ではなくなったのだ。首都になるまでのアクモラ（白い墓を意味する）は、かつてはソビエト帝国の隔絶した開拓地にすぎず、スターリンの強制労働収容所《グラグ》のひとつがあることでよく知られていた。そこは人がほとんど住んでいない何百キロメートルにもわたるステップに囲まれ、冬は凍てつくような寒さになり、数週しか続かない夏には蚊が大量発生する。巨大な国の未開発地域へと資本を引きつける手段として、緑豊かな南部から荒廃した北部への移住が促進された。北部に濃密に分布するロシア人の人口密度を薄めるためにカザフ人を北方に引き寄せようとしていると言ったほうが正しい、と皮肉る人々もいた。

　アクモラは首都になったときにアスタナと改名され（アスタナはカザフ語で首都を意味するのでずいぶんとそっけない改名だったと言える）、それから急速に開発が進んでいく。首都になってから二〇年のあいだに、そこは建築家の実験場のような場所と化し、世界でももっともシュールなスカイラインのある都市のひとつに発展していったのだ。ピラミッド、尖塔、球、天幕の形状をした建物が建設され、その表面は可能な限り金で覆われた。この都市の異世界的外観に合わせて、さまざまな国際会議が開催される球状のパビリオン「ヌル・アレム」（アスタナ万博跡地）には、「死の星《デススター》」というニックネームがつけられていた。

　アスタナからヌルスルタンへの二度目の首都改名の決定は、自分を後継者に選んだ男の栄誉を称えるべくトカエフが二〇一九年三月に下した。その三か月後の六月に私がロンドンから到着したときにはすでに、アスタナという名称は、何事もなかったかのようにすべての建物、標識、公式書類からきれいに消されていた。カザフスタンが民主主義の時代に突入する場面に何とか間に合ったと思った私は、そわそわするとともに興奮した。抗議運動とあからさまな反抗に覆われていた当時のロンドンから来た私は、ヌルスルタンでも同じ光景を見たかったのだ。

選挙の日、私は雰囲気を肌で感じようと中心街に行ってみた。そこは不気味なほど静かだった。投票場は開き、店は閉まっていた。普段の日と何ら変わらないかのように、市民があたりを歩き回っていた。そこでは、アメリカやイギリスでの選挙を特徴づけるプラカードや拡声器は見かけられなかった。そもそも、いかなる盛り上がりもなかった。やがて私は、人々が集まる中央広場を見つけた。そこでも人々は整然としていたが、彼らが何のために集まっているのかを知る手がかりは何もなかった。集まった人々が、ツアーに参加するかのようにひとりずつ一台のバスに誘導されているところを目にしたが、誘導しているのがバスガイドではなく警察官だと気づくまで時間がかかった。

初めて訪れる国で受けた最大のカルチャーショックは、現地の言葉を話せないことから来る息苦しさによるものだ。キリル文字を理解できない私は、通りの名前も読めなければ、新聞などまったく歯が立たなかった。どんな国でも初めて訪れたときには、文化的な文脈を読み取ることがむずかしい。しかしここカザフスタンでは、政治的な熱のこもった今日のこの日を住民がどう感じているのか、表面的にさえわからなかったのだ。インターネットは世界を非常に小さなものにした。だからそれに頼って選挙のニュースを閲覧しようとしたのだが、英語の有名なニュースサイトはすべて、開こうとするとすぐにフリーズした。次にソーシャルメディアをチェックしようとしたが、それにもアクセスできなかった。アクセスしようとしたウェブサイトはすべてブロックされていることに気づくまで数分かかった。そこでようやく私は、インターネットでの初めての検閲に遭ったことに気づいたのだ。そしてコミュニケーションの手段がなければ、人々が集まることなどできないという点に思い当たった。

シャットダウンは二四時間続いただけだった。翌朝になると、ソーシャルメディアもニュースメディアも再開していた。しかしそれは、民主主義の到来を誇示できるはずの選挙の日が過ぎ、ナザルバエフが指名した後継者のトカエフが選挙に勝ったあとでのことだった。

ソビエト連邦が崩壊してからの三〇年は、「白い墓」をヌルスルタンに変えたが、クラスノゴルスキーに対しては正反対の効果をもたらした。カザフスタン政府の政策は、クラスノゴルスキーの凋落に根本的な役割を果たしたのだ。一九六〇年代、クラスノゴルスキーにはおよそ六五〇〇人が住んでいた。ところが、二〇一〇年には人口は三〇〇人近くまで減り、二〇一九年には三〇人しか残っていなかった。この小さな町と、隣のカラチの緩慢で悲劇的な死の様相は、かつてそこに住んでいた人々の個人的な話、言い換えると住民を町から追い出し、クラスノゴルスキーとカラチをゴーストタウンに変えた謎の病の話を知ることで、もっともよく理解できるだろう。

パーティーはまだ半ばのこと

地元のジャーナリストのディナラに会うことにしたのは、私が自分の住む国とはまったく異なる国に来ていることがよくわかっていたからだ。すでに彼女は、クラスノゴルスキーの住民たちと会合を開く手はずを整え、道中のお供をしてくれることに同意していた。カザフスタンに来るまでは、私は一連のＥメールのやり取りを通じてのみ彼女を知っていた。私は、予定していたクラスノゴルスキー訪問の日が来るまでの数日間を観光客として過ごしたのだが、その折に、無効な切符を持っていたせいで列車から降ろされてパニックに陥ったときに彼女と電話で連絡を取った。駅員が私のパスポートを持って立ち去ろうとしたので、緊急用に彼女が教えてくれた番号に慌てて電話したのだ。英語を話せる人が電話に出てくれたときにはほっとした。彼女は、電話で駅員と短い会話をすることで、窮地に立たされていた私とパスポートを救ってくれた。そんなできごとに遭ったあとで駅の待ち合わせ場所に行ったときに、その程度の知り合いだった彼女が約束の場所にきちんと来ているのを目にしたときには、もう一度ほっとした。

カザフスタンに住む人々の大多数と同じように、ディナラは民族的には、チュルク語を話すモンゴル系のカザフ人だ。カザフ人はカザフスタンの人口の六七パーセントを占める。ちなみに二番目に多いのは、二〇パーセントを占めるロシア人である。ディナラは背が高く、満面の笑みを浮かべていた。すぐに打ち解けた私たちは、クラスノゴルスキーとカラチの最寄りの都市エシリに向かう列車のビュッフェで親交を深めた。それまでの一週間をひとりで過ごし、道に迷ったり、自分には読めないメニューを見て食事を注文したりしていた私は、ディナラの保護監督下に置かれてようやくひと安心できた。四時間の道中、私たちは互いの身の上話を交わし合った。

ディナラは眠れる町に住んでいた人々からインタビューを取りつけるために、数週間をかけてアポを取る電話をかけてくれていた。おしゃべりしている私たちの席のそばを通り過ぎていく乗客たちすべてに声をかけているディナラの姿に、私は、病のピーク時に押し駆けてきたジャーナリストたちを煙たがるようになった住民たちが相手でも何件かのインタビューの約束を取りつけられた彼女の、自信に満ちあふれたフレンドリーな姿勢を垣間見た。ディナラは、今回の旅の目的地から数千キロメートル離れた、南部の都市地帯にあるアルマトイに住んでいる。クラスノゴルスキーとカラチは、私にとってとほぼ同じように、彼女にとっても未知の土地だった。カザフスタンは広大な国であり、私たちが向かっている地域は遊びに行くような場所ではない。

面会のほとんどはエシリの町で行なわれる予定だった。列車がエシリ駅に到着すると、旅の出発点になったヌルスルタンとはかけ離れた世界に迷い込んだかのようだった。エシリは薄暗く単調で、魅力のないくたびれた町だった。ディナラと私は列車から降り、彼女がタクシーを拾ってくれた。最初にインタビューする予定だったのはタマラだ。彼女は発病したときにはすでに、クラスノゴルスキーからエシリに引っ越していた。

ディナラが拾ったタクシーは、彼女が教えてくれなければとうていタクシーには見えない、オレンジ色の古ぼけたラーダ〔ロシア製の自動車〕だった。座席は破れ、内側のドアハンドルは垂れ下がっていた。ディナラは前の座席にすわり、運転手に指示を出していた。私は後部座席にすわり、シートベルトがなかったのでビクビクしながらドアハンドルを握っていた。窓越しに外の様子を眺めていると、エシリは機能本位の町という印象を受けた。立ち並ぶコンクリートの建物は、娯楽ではなく何らかの実用的な目的を持って建てられていたからだ。真昼にもかかわらず、街路に人影はほとんど見当たらなかった。

タマラの住むアパートのあるブロックは、町全体と同じく薄暗く魅力がなかった。私たちは狭いコンクリートの階段を二階にのぼり、ドアをノックした。ドアを開けて顔を覗かせたタマラの姿を初めて見たとき、私は思わずのけぞった。彼女が住むエシリの町の地味で薄っぺらな印象とは、まったく違っていたからだ。彼女は七〇歳だが、年老いた映画スターのような華やかさがあった。ウェーブのかかった長い金髪は一方にかき分けられ、そのほとんどが左肩にかかっていた。金縁のメガネをかけ、金色の垂れ玉のイアリングをつけて、縞馬がプリントされた白いドレスを着ていた。強い風が吹く寒い火曜日の午後、鮮やかな赤の口紅を塗り、赤いマニキュアをして入念に化粧していた。

タマラが暮らしている部屋も特別で、非常に狭いながら過去を思い出させるもので満ちていた。壁は写真で覆われていた。その多くは家族の写真で、彼女の若いころの写真も何枚かあった。彼女の娘たちも金髪だったが、男の家族は黒髪だった。カメラの前で微笑む習慣がなかった昔の白黒写真のように、ほぼすべての写真で家族の表情は重々しかった。どの写真でも、タマラの髪はいまと同様、一方の肩に巧みに垂れかけられていた。頑丈な骨格は、七〇歳になっても若いころとほとんど変わっていないことを示していた。

居間の装飾は茶色を基調に統一され、壁にはペイズリー柄のカーペットがかけられていた。また明るめの茶色のビロードのソファと、凝った装飾の食器類が並んだ戸棚が置いてある。ロシアに住む孫娘が会いにきたときのためか、やたらに大きな動物のぬいぐるみがいくつかあった。

「装飾はきわめてロシア的ね」とディナラは私に向かって小声で言った。

そうかもしれない、と私は思った。とはいえ私がダブリンで暮らしていた子どものころ、家にはビロードのソファと、めったに使わない食器棚があり、棚にはクリスタルグラスと陶器製の皿が飾られていたのを思い出した。

私は、ピンク色の大きなゾウのぬいぐるみが置いてあるソファに腰を下ろした。タマラは向かい側にすわり、背筋を伸ばしてディナラに自分が見舞われたできごとを語り、ディナラがそれを私に伝えてくれた。そのできごとは、タマラが眠り込んだあと四八時間目が覚めなかった、二〇一五年一〇月一日にはじまったらしい。

タマラの話によれば、何かがおかしいことを示す最初の兆候は、クラスノゴルスキーの文化センターで行なわれたパーティーで生じたという。彼女は五〇年近くクラスノゴルスキーで暮らしており、この地で人生でもっとも幸福な時期を謳歌していた。彼女が子どもたちを育てたのもクラスノゴルスキーの自宅だったが、いまや彼女は〔エシリに住む〕避難者のひとりになっていた。そのパーティーは地域の催し物で、住民の大半が参加していた。彼女が自分でも驚いたことに奇妙な感覚を覚えはじめたのは、パーティーが半ばに差し掛かったころのことだった。まだ夜が浅かったにもかかわらず頭がフラフラし、異常に眠くなってきたのだ。早めに帰ったほうがよさそうだと考えたが、そのときはまだたいしたことではないと思っていた。帰宅してから鏡を覗き込むと、そこにはひどく疲れた顔が映っていた。翌朝になったらよくなっているだろうとベッドにもぐり込んだのだが、事態は悪化した。朝になって仕事に出掛けようとした夫が彼女を起こそうとしても、彼女は目を覚まさなかった。とくに具合が悪そうには見えず、ただ眠り続けていた。それが単なる寝坊ではないことに夫が気づき、医師に電話をするまでには数分かかった。医師を待つあいだ、タマラは一瞬目覚めたが、長くは起きていられなかった。彼女はベッドに戻り、医師が診察しに来たときにはまったく目を覚まさなくなっていた。原因がわからなかった医師は、救急車を呼んで地元の病院にタマラを連れて行くことにした。救急車が到着すると、彼女は奇妙な行動に走った。目覚めたらしくベッドから起き上がって鏡のある場所まで行き、髪を整え化粧をしてから再びベッドに戻ったのだ。はるかのちになってようやく回復したとき、彼女はその件について家族から笑われる破目になる。

「病気になっても、外に出るときには化粧を欠かさなかったのよ！」それまでは暗い表情で話していた彼女が、そう言うなり笑い出した。

「そのことを覚えていないのですか？」

「それがまったく覚えてないの。病院で目を覚ましたのだけど、夫が言うには、私はまるで自動人形のようだったらしいわ」

タマラは二日間入院していたが、そのときのことについてはほとんど何も覚えていない。家族の証言では、彼女はほとんどの時間を眠ったまま過ごしていたとのことだ。その状態でさまざまな検査を受けたものの、問題は何も見つからなかった。ようやく目覚めたとき、彼女はめまいを覚え、しゃっくりが止まらなかったらしい。立つと体がグラグラし、きちんと歩けるようになるまでもう一日かかった。

「病院で意識がなかったとき、どんな状態でしたか？　食事やトイレは？　ただベッドに横たわっていただけですか？」

「どうしたのかよくわからないの。病院にいたときの記憶はほとんどなくて。でも副市長がお見舞いにきてくれたときのことだけは覚えてるわ」

タマラは、この副市長訪問について私に語るあいだ、とっても嬉しそうな顔をしていた。彼女はクラスノゴルスキーで責任のある職についていた。数十年のあいだ文化センターに勤めており、友人には副市長もいた。彼女が入院したことを聞きつけた副市長は急いでお見舞いに駆けつけて、最善の治療が受けられるよう取り計らってくれたのだ。副市長が見舞いに来ているとき、タマラはわずかのあいだ目を覚ましたらしい。

ひとたび目を覚ますと、タマラの最悪の症状はすぐに消えていった。それから五日以内に、完全に回復したわけではないものの仕事に戻れるほど彼女は元気になった。ただ結局、発病前と同じくらいまで健康に感じられるようには二度とならなかった。

「この手を見て。ひび割れがひどいでしょう。昔はもっときれいだったのに」とタマラは言った。

彼女の表情には、喪失感がにじんでいた。彼女は、若いころを思い出すよすがになるものや家族の記念品に囲まれて暮らしながら、孤独感を払拭できなかった。それが眠り病に何か関係しているのだろうか。しかし沈鬱な気分が睡眠への欲求に転換されたのだとしたら――フロイトならそう主張するに違いない――、なぜそれが人から人へと伝染するのか？

「発病前、この病気にかかった人を見たことはありますか？」

私は、タマラが最初の発病者ではないということを知っていた。

彼女の話によれば、例のパーティーの数週間前に、ひとりの少女が倒れるところを見たことがあるという。また、さほど気には留めていなかったものの町で病気が流行っているという話を聞いたことがあるらしい。

通訳を介して病歴を解釈することは、医師にとって非常にもどかしい。症状に関する機微が失われてしまうため、私はタマラに何が起こったのかを正確に理解しようと苦心した。心身相関性の病に関して言えば、細部が重要になる。眠り病はあきらめ症候群と同様、地理的に限定され、クラスノゴルスキーとカラチという隣り合うふたつの町でしか見られない。文化に結びついた症状は、特定のコミュニティではっきり表現できないものごとの隠喩《メタファー》であることが多い。たとえばグリシクニスは、相反する複数の価値観を押しつけようとする社会で、自己を表現する機会を少女たちに与えてくれた。あきらめ症候群は、声を失った人に声を与えた。眠り病が心身相関性のものなら、ふたつの小さな町のいかなる問題がその原因となっているのだろうか？　私はタマラの経験を的確に評価しようとしたが、ディナラの声だけが頼りだったのだ。タマラは早口で長々とまくし立てることがあり、ディナラはすばやくノートをとって、数分経ってからそれを要約して私に伝える。もどかしくなった私は、眠り病がどう感じられるかについてタマラが説明するのに使った言葉を正確に伝えるよう頼んだ。するとディナラは、それについてもう一度説明するようタマラに求めた。

「彼女の正確な言い回しによれば、まるで自分自身の訓練された鏡像になるかのように感じられたと。身体は目覚めていても、脳は目覚めていない。だから周囲の世界に関する理解が麻痺していたのです」

タマラは病院に連れて行かれる直前に、髪を整え化粧をしている。そのときの彼女は、自分自身のこだま《エコー》だったのだ。

「そのとき医師は、診断を下したり、何らかの説明をしたりしましたか？」

タマラは戸棚のところまで行って、病院でもらったと思しき封筒から書類の束を取り出した。

「これは彼女の医療記録よ。こんな封筒をみんな家に持ち帰るの」とディナラが教えてくれた。

「あなたも持ってるの？」

するとディナラは、「まさか！　帳簿の管理は大の苦手」と笑った。

私は何枚かの書類にざっと目を通してみた。そのほとんどはロシア語で書かれていたが、医学関係の用語はラテン語で記されており、それなら私にも理解できた。診断は「脳症」とあった。脳症は、あらゆる種類の心の混乱を包含する、かなりどんぶり勘定的な用語だ。正式な診断というより、彼女が呈していた臨床的な状態の記述と言うべきものなのかもしれない。残りの部分はディナラが翻訳してくれた。そこには、「皮膚と舌＝乾燥、腹部＝正常、心臓と肺＝正常、リンパ節＝正常、血液検査＝正常、脳のＣＴスキャン＝正常、薬物検査＝正常、原因＝不明」とあった。

「パーティーでは、お酒がたくさん振る舞われましたか？」

いかにも医師らしい質問だが、それでも私は訊かずにはいられなかった。

その問いに対しタマラは、笑いながら次のように答えてくれた。「いいえ。そのパーティーは高齢者向けだったの。私よりはるかに年長の高齢者が参加していましたし、ホームパーティーやピクニックのようなものかしら。みんなが飲んでいたのはお茶。サラダやケーキを持ち寄ってシェアしたの」。それからしばらく考え込んだあと、「でもその夜に病気になったのだとしても、何の不思議もなかったわ」と言った。

「どうしてですか？」

「眠り病は、いつも大勢の人が集まっている場所で起こるからよ」

眠り病は二〇一〇年に初めて発生した。私が新聞の記事で写真を見たリューボフが最初の患者で、ナデジュダという名の看護師がふたり目の患者だったようだ。ふたりが発病したあと集団発生が波のように広がっていき、どの症例もタマラの場合と同様、原因が謎に包まれていた。

「医師は、私の髪の毛と爪のサンプルをとって検査に回したのですが、何も見つからなかったの」とタマラは言う。

二〇一〇年から二〇一五年にかけて、人口わずか三〇〇人程度の町に住む、およそ一三〇人が、タマラのものと同じような症状を呈して発病した。彼女は最後にかかった患者のうちのひとりだ。彼女が回復してからしばらくして、謎の病は発生したときと同じように突如として消滅した。私が新聞でこの障害について読んだころには、それはたいてい「眠り病」と呼ばれていたが、タマラの話を聞いていると、その症状はその名が示すところよりはるかに複雑だとわかった。もっともありふれた症状が眠気なのは確かだ。とりわけ高齢者には、それが当てはまる。しかし、ほかにもさまざまな症状がある。たとえば子どもの症状は、高齢者のものとは著しく異なる。眠るのではなく、奇怪な行動に走るのだ。笑いが止まらなくなる子も多い。また、集団で発症する傾向があり、ひとつのクラスの九人の子どもたちが同じ日に発病したこともある。発病した子はじっとしていられず、狂ったように走り回り、幻覚を起こし、けいれんしながら地面に倒れ込む。幻覚の内容についてタマラに尋ねてみたが、幻覚は見なかったらしい。

どうやらこの障害は、さまざまな様態で現れるようだ。歩く能力や話す能力を失い、眠らなくなる人もいた。自動人形のような動作もよく見られた。眠っているように見えた次の瞬間に突然目を覚まし、質問に対してまともな返事をしたあとで再び眠り込む人もいた。男性も女性も子どもも発病した。病は一日で回復する場合もあれば、数週間続く場合もあった。運が悪いと再発した。

発病者は全員、地元の病院で検査された。地元の医師たちは、原因がつきとめられないと、重症であれば患者を（当時はまだアスタナと呼ばれていた）ヌルスルタンに送って、もっと高度な検査を受けさせた。しかしそこでの検査の結果も正常だった。何人かの患者はロシアに送られたが、そこでも検査の結果は同じで原因はわからなかった。しかし幸いにも、発病者全員がやがて自然に目を覚ましている。さまざまな診断が下されたが、中毒性脳症がもっとも多い。ただし実際に中毒が関与していたとしても、何の中毒なのかは誰にもわからなかった。

ひとたび地元の医師が警報を発すると、カザフスタン政府が介入してきた。クラスノゴルスキーはかつて、鉱山町だった。だから専門家がやって来て、土壌や水質の汚染を検査した。鉱山は何年も前に閉鎖されていたが、それでも彼らは鉱山内の空気をチェックした。しかし問題は何もなかった。放射線研究所の一団がクラスノゴルスキーに数週間滞在して調査したものの、やはり何の問題も見つからなかった。

病気は町中に整然と拡大し続け、国中の話題になった。ナザルバエフ大統領はテレビ番組に出演し、クラスノゴルスキーに来て謎を解明するよう海外の研究者に呼びかけた。その呼びかけに応じた研究者がどれだけいたのかはわからないが、外国人ジャーナリストが来たことは確かだ。町はジャーナリストであふれ、住民は根掘り葉掘り尋ねられた。国際的に名の知られた新聞やウェブサイトには、荒廃した建物の前でもの憂げに遠くを見つめている住民を撮影した写真が掲載された。この時期にクラスノゴルスキーの住民は発病し続けたが、外部からの訪問者で発病した人はひとりもいなかった。町に長期間滞在していた政府の調査担当者でさえ症状を発現しなかったのだ。あきらめ症候群と同様、発病者は非常に限定されていた。

「動物は発病したのですか？」と私は尋ねてみた。

「いいえ」

「病気の原因は何だと思いますか？」

「毒だと思うの」とタマラははっきりと言った。

「鉱山から漏れ出た毒物という意味ですか？」

「そうではなくて、政府が撒《ま》いたのよ」

その答えに驚いた私は、「わざと毒物を撒いたのですか？」と尋ねた。

「政府は私たちを町から追い出したかったから毒物を使ったのでしょう」

私はそれに対してどう反応すればよいかがわからなかった。陰謀より事故や手際の悪さのほうが原因として可能性が高いと考えていた私は、「どうして鉱山のせいではないと思うのですか？」と尋ねてみた。

「鉱山はずっと昔からあったけど、最近まで住民が病気になることなんてなかったから」

「では、なぜ政府は住民の立ち退きを望んでいたのでしょうか？」

「よくわからないわ」

「政府が毒物を撒いたという説が正しいのなら、それは大気、水、食物のどれによるものだと考えられますか？」

タマラはしばらく考え込んでから、「水ではないわね。住民はみんな水を飲んでるけど、病気になっていない人もいますから」と言い、もう一度しばらく考えたのち「その意味では、大気でもあり得ないでしょうね」と答えてくれた。

タマラは、何の毒かには心当たりがないようだったが、毒物汚染が原因だと確信していた。この点になると、彼女の悲しみは苦々しさに変わっていくようだった。不正への怒りだ。

私の心のなかでは、「なぜ」の問いが繰り返し戻ってきた。カザフスタンの政治に私がまったく疎いことに間違いはない。だから政府の行動に対するタマラの恐れを無視することはできないし、無視するつもりもない。しかしクラスノゴルスキーは小さな町であり、最寄りの大都市から何百キロメートルも隔たっている。そんな町で陰謀が実行されたとはとても思えなかった。

「クラスノゴルスキーとは、どんな場所なのですか？」

私にはクラスノゴルスキーは未知の町で、これから行く予定だった。その質問をすると、タマラは楽な姿勢をとって一呼吸置き、微笑みながら「天国だったわ」と答えた。

私は少しばかりショックを受けた。エシリでさえ少なくとも表面的には殺風景に見えたが、私がいくつかのニュース記事の写真で見たクラスノゴルスキーは、それよりさらに陰惨なイメージだったからだ。

私が「タマラはほんとうに〈天国〉という言葉を使ったの？」とディナラに訊くと、彼女はうなずいた。

それからタマラは、「私たち、クラスノゴルスキーではとても幸せな日々を送っていたわ。特別な場所だったの。でもここは……」と言い淀み、エシリの暗く人気《ひとけ》のない街路を窓越しに指さして首を横に振り、しかめ面をした。

タマラはシベリアで生まれている。天国とは相対的なものなのだろう。クラスノゴルスキーは鉱山町だった。彼女の夫が鉱山技師だったのでそこに送られたのだ。彼女と夫が生後七か月の息子を連れてロシアからカザフスタンに移住したのは彼女が二〇代前半のころだった。彼女はダンサーとしての訓練を受け、振り付けの研究施設に所属していた。だから自分の意思でクラスノゴルスキーに来たわけではなかったとはいえ、クラスノゴルスキーの文化センターでダンスを教える職に就くことができて安心したという。やがて彼女は、文化的なイベントの監督官になっている。

タマラはノートパソコンを持ってきて私の前に置いた。彼女の顔が生き生きとしてきた。そして「私の生徒たちなの」と言いながら、何人かのティーンエイジャーがダンスをしているところが映った動画を見せてくれた。少女たちは最初にバレエを、次にハイヒールを履いてベリーダンスのようなものを踊っていた。タマラは動画に映っている少女たちの指導者だった。私に動画を見せたことで彼女の表情がもう一度変化し、そこには誇りと幸福感がにじんでいた。

「ここに映っているうちの何人かは私の生徒よ。あのころはよかった」

ソ連時代、クラスノゴルスキーには数千人が住んでいたが、眠り病が襲ってきたときには人口は三〇〇人くらいにまで減っていた。クラスノゴルスキーに天国のような時期があったとしても、二〇一五年にタマラが発病したときにも依然として天国だったとはとても思えない。建物は荒廃し、住民はほとんどおらず、空っぽの印象だったに違いない。タマラにそう指摘したところ挑発してしまったらしく、彼女は、かつてのクラスノゴルスキーは緑の多い完璧な場所で、そこを退去させられたことが、自分の身に起こった最悪のできごとだと繰り返すばかりだった。

「ここの水質はよくないの。変な味がする」とタマラはエシリの町を指して言う。

タマラの記憶では、クラスノゴルスキーの水はそれとは違ってまったく問題がなかった。そのことは樹木、庭、川、住民、住居にも当てはまった。

私は新聞の記事で、クラスノゴルスキーの経済を支えていた鉱山が一九九〇年代に閉鎖されたことを知っていた。一夜にして、ほぼすべての住民が無職になった。人々は職を求めて町を出た。クラスノゴルスキーには仕事がほとんどなかったからだ。当時のカザフスタンはソ連から独立したばかりで、とうの昔に自国民の面倒をどう見ればよいのかを忘れてしまっていた。鉱山が閉鎖されるとほぼ同時に、クラスノゴルスキーでの暮らしは悪化しはじめた。タマラの輝かしい説明とは裏腹に、町のほとんどの世帯では何年も水道すら使えなかったという事実を私は知っていた。冬には気温が零下五〇度まで下がるこの町で、暖房設備のない家も多かった。

しかしタマラがはっきりと述べるように、彼女はそれらの苦難をものともせず、決して町を去ろうとはしなかった。ところが眠り病のせいで彼女の意思に反して立ち退かされてしまったのだ。眠り病が蔓延すると、カザフスタン政府は、苦闘していたクラスノゴルスキーの住民に移転を勧めた。エシリにアパートを用意するので、そこに引っ越すよう勧告したのだ。タマラも他の住民たちもその勧告を無視した。だが彼女が再び眠り病にかかり、それに続き夫と息子もかかったときに初めて、寝室が三つあるクラスノゴルスキーのアパートを出て、寝室がひとつしかなく、はるかに狭いエシリのアパートに引っ越すことにしたのだ。

タマラがお茶を入れに部屋を出たとき、ディナラは私に「彼女、怒っているわ」と言った。

私はディナラに、「正直なところ、彼女がなんでそれほどクラスノゴルスキーに愛着を持っているのかがわからないの。何もない、恐ろしく陰気な場所っぽいし。水道さえない。私だったら喜んで町を出たわ」と言った。

するとディナラは、「この家は、クラスノゴルスキーの家の半分の広さしかないの。誰も都落ちはしたくないでしょ」と反論した。

「でも、この家には暖房装置《ラジエーター》があるし、水洗トイレもある」

「彼女は、住民を一掃しようとする陰謀が画策されていたと本気で信じてるみたい」とディナラは私に教えてくれた。

「でも、誰がそんなことを？」

タマラが陶磁器のカップに紅茶を注いで戻ってくると、ディナラはもう一度陰謀について質問したのだが、タマラはよくわからないと答えるだけだった。理由は彼女自身にも謎だったが、それでも陰謀があったと確信していたのだ。彼女は戸棚の引き出しから一通の手紙を取り出し、私に見せてくれた。いかにも公式文書という体《てい》の見出しのついた書類に、眠り病を発病した合計一三三人の名前が一覧にされていた。ただし彼女は、一覧に記載されていない発病者がもっといるはずだと考えていた。彼らは政府を訴えるつもりだったのだ。

それはもしかすると、もっと立派な家を手にするためのひとつの策だったのかもしれない。だが私の心には、依然として〈天国〉という言葉が去来していた。そこで私は、鉱山が閉鎖される前のクラスノゴルスキーの様子がわかる写真を見たいと言った。最近の写真なら新聞で何枚か見たものの、町が繁栄していたころの写真は一枚も見たことがなかった。私たちはタマラの写真アルバムをめくっていったが、人の写真はあっても、場所の写真はなかった。

会話も終わりに近づいてきたので、私はタマラに「写真を撮ってもいいですか？　本に掲載するためではなく、あなたをよく覚えていたいからです」と尋ねてみた。

しかしタマラは私の願いを聞き入れてくれなかった。その代わり、自分の若いころの写真を一枚持って行かないかと訊き返してきた。

「誰にも、もっとも輝かしく見えた時代があるでしょ。いまの私は年をとりすぎたから」

私は部屋のなかを歩き回りながら、写真の写真を何枚も撮った。

最後に私は、できる限り言い回しに気をつけながら、心理的な要因があった可能性が考えられるかどうか訊いてみた。たとえば、朽ち果てていく町で暮らすのは耐えられなかったのではないか、と。

「ニェット、ニェット、ニェット」がタマラの答えだ。

ディナラの通訳もいらなかった。

あきらめることを知らない私は、「生活はとてもつらかったのではないのですか？」と畳みかけた。

「つらくはなかった。住みたくもないほこりだらけのこの町で暮らすほうがよっぽどつらい」

ディナラと私は、タマラの発言をじっくりと考えてみた。症状がきわめて多様で、検査で何も見つからなかったことを考えてみれば、毒物汚染の可能性は非常に薄かった。毒物自体の検知は不可能だったとしても、その影響は、血液検査や脳スキャンの異常となって表れるはずだ。無意識状態に置かれている人は、たとえ原因が不明でも脳画像では無意識状態にあることが確認されるだろう。言い換えれば、患者が毒物に汚染されているのなら、それによる最終結果は検知可能なはずで、諸症状に相関する何らかの異常が検査で発見されなければならない。だが検査では何も見つかっていない。長期にわたり実施された、クラスノゴルスキーの住民の調査では、いかに重篤な症状を呈していようが、疾患の経過を示す客観的な証拠は何も見つかっていない。発病した動物はいない。町に来たジャーナリストも、科学者も、政府の調査官も、誰ひとりとして発病していない。

町に残った少数者を含め、どんな患者も回復は自然だった。

眠り病は、病理という観点からも道理に反する。原因は特定できなくとも、疾患は疾患だとすぐにわかる。ところが眠り病の集団発生は、科学的な道理に合わない。病はたいてい、人々が集う場所ではじまる。しかし町の特定の場所で生じるわけでも、つねに屋内で起こるわけでも、つねに屋外で起こるわけでもない。あらゆる状況下で起こり、食物が関与する場合もあれば、しない場合もある。いずれにせよ、発病するのは一握りの人だけだ。そのことは、誰もが同じものを食べ、同じものを飲み、同じ空気を吸っていたとしても当てはまる。

五年間は症状をめぐる話ばかりが進行した。そのような経緯は、心身症にはよくあることだ。心身症は、その話が新たな発病者によって繰り返されるうちに進行していく。私はグリシクニスの話の進行を追い、各世代によって新たな要素や解釈がつけ加えられていくことを知った。クラスノゴルスキーの眠り病では、人によって経験の様態が大きく異なり、子どもの症状とおとなの症状は、まったく別の病気にかかったかのようだった。医師や科学者の調査は徹底的だったにもかかわらず、毒物やウイルスの存在や病理を示す客観的な証拠は何も見つかっていない。もちろんタマラなら、調査自体も信用ならない政府が行なったと言うだろう。彼女の政府に対する疑惑がある程度正当化されうることを、私は、ヌルスルタンでの短い滞在期間中にすでに学んでいた。政府は住民が去ったあと、クラスノゴルスキーを何かに利用したわけではなかったらしい。だから政府を訴えても、人々は何も得られなかっただろう。私には、眠り病が心身相関性の障害だったことは確かなように思える。住民が呈していた症状や障害は、解剖学的観点からも、生理学的観点からも説明不可能だった。つまり眠り病は、疾患には相当しない。私は、タマラが言及した生徒たちのけいれんや幻覚について考えてみた。もし生徒たちがニカラグアに住んでいたのなら、グリシシクニスだと言われたのだろう。それに対し、かつてはソ連に属していたカザフスタンには、精霊による説明はなかったが、鉱山から漏洩《ろうえい》した毒物や、悪辣な政府の話ならあった。

カザフスタンに旅立つ前に眠り病の集団発生について読んだとき、私は過酷な生活が原因に違いないと感じた。住民は職を失い、極端な貧困にあえいでいた。眠り病の蔓延がピークを迎えたときにはジャーナリストが怒濤のごとく押し寄せてきた。それによって町は再び活気づいたのではないだろうか。日常生活におけるストレスが眠り病を引き起こし、メディアの襲来がそれを恒久化したのだ。タマラの話も、生活苦が原因ではないとする彼女の断言も、私の考えを変えることはなかった。

ある医師の見解

別れ際にアパートの玄関でタマラに手を振っているとき、ディナラの携帯が鳴った。

話し終えたディナラは、「ある医師がインタビューに同意してくれたわ。彼は眠り病の住民を何人か治療した人よ」と言った。

私は嬉しかった。より客観的な意見を知りたかったからだ。とはいえ、それまでこの医師はインタビューを受けたがらなかったということにも気づいた。同意を取りつけるために、ディナラは彼女の類稀《たぐいまれ》なる説得力を駆使したらしい。それでも、本名を出さないという条件付きだった。

その病院は、エシリのあらゆるコンクリートの建造物と同様、徹底的に無個性だったので、人に教えられなければ病院だとは思わなかっただろう。少しでも病院を思い起こさせるものがあるとすれば、外に停められていた、ひどく古びたソ連時代の灰色の救急車だけだった。救急車というよりキャンピングカーのようにも見えた。四〇代の小柄の男性医師が、建物の裏手にある非常階段の前で私たちを待っていた。何やらこそこそしているようにも思えたが、自分の診療室がすぐそばにあるのだろう。私たちは握手を交わした。表情から判断すると、彼は無口そうだった。それから彼は、私たちを診療室に招き入れた。

私たちが席に着くなり、彼は「どんな本を書かれているのですか？」と訊いてきた。

私が説明しても、彼はまだ疑っているようだった。眠り病が流行していたころ、大勢のジャーナリストがこの地に押し寄せてきたが、住民は、自分たちの声や優先事項が代弁されたためしなど一度もないと感じていた。なぜ政府が自分たちを町から追い出そうとしているのかを知りたかったし、失った家に対して適切な補償が得られることを望んでいたのだ。

「今日はとても忙しいのであまり時間がありません。何を知りたいのですか？」と医師が切り出した。

私は眠り病の典型的な症状について知りたかったので、まずその点を尋ねてみた。彼は、数人の眠り病患者の治療を担当したとのことだった。症状に関する彼の話を聞いて、典型的な症状などというものはないと再び感じた。患者は、人によってきわめて多様なありかたで発病していた。「眠り病」という言いかたでさえ、正確とは言えない。眠る人もいれば、眠らない人も大勢いるからだ。「子どもはたいてい、異常に活発になります」と彼は言った。これは、タマラの話を裏づける。金切り声をあげることもあれば、あたかも他の誰にも見えないものをつかもうとしているかのように、虚空につかみかかることもあった。または、吐いたり幻覚を見たりする人も多かった。

私は、グリシシクニスを念頭に置きつつ「どんな幻覚を見るのですか？」と尋ねた。

「ヘビを見た少年もいれば、おなかに虫がいると思っていた少女もいます。甘いもののにおいがしたという人は多いですね」

眠くなる人は、午後の二時から四時のあいだに眠ることが多いという。眠気の度合いは人によってまちまちで、すぐに目覚める人もいれば、深い眠りに落ちていびきをかき、起こそうとしてもまったく起きない人もいる。気絶することもよくある。ただし彼の話では、それは「通常の」気絶ではなく、ある程度のコントロールを保ちながら床にくずおれるといったものらしい。おとなが、子どもとは違ったありかたで奇妙な行動に走ることもある。窓から外に出ようとする人や、下着のまま歩き回る人もいる。身体部位同士の調整《コーディネイション》がきかず、姿勢が不安定になる人も多い。この眠り病は、クラスノゴルスキーに波状攻撃を仕掛けてきた。数時間のうちに五、六人の患者を入院させた日もあるらしい。彼は、なんらかの集会の参加者がとりわけ発病しやすいという見解に同意した。

新学期初日に発病する患者は多い。この医師が治療した、ある少女の症例は次のようなものだ。彼女の親は、発病した娘を連れ帰るよう学校から連絡を受けた。娘は、車で家に帰る途中不自然な眠りに落ち、何時間も眠ったままになった。他の患者と同じように、ときどき目を開けることはあったが、長くは開けていなかった。結局、彼女は病院でようやく目覚めた。しかし、それでもすぐには正常な状態に戻らず、しばらくは混乱状態にあり、奇妙な行動をとりはじめた。すわっていた母親を、頼まれもしていないのに立たせようとし続けたのだ。少女は翌日には完全に回復したが、起こったことをまったく思い出せなかった。検査の結果はすべて正常だったので、病因はまったくわかっていない。

「ほかの患者の検査の結果はどうでした？」と私は尋ねた。

最初の患者が連れて来られたとき、この医師は脳卒中が原因ではないかと考えて脳画像を撮ったが、結果は正常だった。ふたりの患者は高血圧で、もうふたりはアミラーゼのレベルが高かった。この消化酵素のレベルの高まりは膵臓《すいぞう》の疾患の可能性は示しても、眠り病の説明にはならない。患者のあいだで共通する異常など何もなかった。血液検査も、髪の毛の検査も、爪の検査もたいてい正常だった。重金属による中毒を起こしたことを示す痕跡も見つからなかった。一酸化炭素検査ではひとりが陽性を示したが、たったひとりにすぎなかった。彼は、アスタナで撮影した何枚かの脳画像に脳腫脹《しゅちょう》が見つかったと聞いたらしいが、その結果を自分の目で見たわけではなかった。入院患者には、目が覚めるまで静脈内輸液が注入された。治療法はそれしかなかったのだ。発病者は皆、次第に回復していったが、回復の速度は人によって異なっていた。再発する患者もいた。タマラのように、完全に回復したとは感じていない患者も多い。

「原因は何だと思いますか？」と私は尋ねてみた。

すると彼は、「毒物です」と断固たる調子で答えた。

「でも、それほど症状にむらがあるのはなぜですか？　どこかで毒物が見つかったのですか？」

その問いに対して彼は次のように答えた。「いくつかのパターンがあります。たとえば、カラチのある街区では、大勢の人々がかかっています。また、風がカラチからクラスノゴルスキーに向かって吹いているときに、集団発生は起こりやすいという傾向があります。鉱山から何かが漏れているのでしょう」

カラチとクラスノゴルスキーは隣り合っている。カラチは農業の町であって鉱山町ではないが、鉱山のうちのひとつはカラチにある。

「でも、科学者たちが来て、毒物汚染の調査をしたのではないのですか？」

鉱山に対する懸念は故なきものではない。閉鎖されてから何年も経っているとはいえ、ウラニウム鉱山だったからだ。だから私には、タマラが鉱山のせいにしなかったことが意外に思えた。政府も非常に懸念して、クラスノゴルスキーとカラチに調査団を派遣していた。稼働していない鉱山が危険なはずはないが、それでも放射線研究所のメンバーが派遣されている。調査員たちは町で一年を過ごし、空気、土壌、水質を検査した。調査員はひとりも発病せず、彼らが滞在していた年には、新たに眠り病を発症した住民はひとりもいなかった。この医師はタマラと同様、政府が住民を立ち退かせるために毒物を撒いたのではないかという懸念を表明した。

「でも、なぜ？」と、私はもう一度尋ねてみた。

「クラスノゴルスキーとカラチの住民が移転に同意すると、病人は出なくなったからです」

「とはいえ、まだ三〇人がそこで暮らしています。町を無人にするという目的を果たしていない段階で、なぜ政府は毒物を撒くのを止めたのでしょうか？」と私は指摘した。

彼はその問いに答えられず、途方に暮れていた。私は、彼が自分に都合の悪い真実を故意に無視しようとしているように感じた。

二〇一〇年時点でクラスノゴルスキーに住んでいた住民の大半は、エシリに移転することにやがて同意している。何人かは、もっとよい条件を手にしようと踏みとどまっていた。列車でエシリに来る途中、私は広大な無人地帯が広がる光景を目にした。カザフスタンは空間には事欠かない。政府が密かに土地開発計画を進めていたとしても、ほかに土地はいくらでもある。ウラニウム鉱山を再稼働しようとしていたのなら、かつてそこで働いていた人々を追い出すのではなく再雇用したことだろう。それに加え、住民が町を去り、眠り病が終息したあとでも、政府の秘密の計画が進展していることを示す兆候などまるでなかった。

私は、「心理的な要因があると考えられる症例はないのでしょうか？」と、まずい受け取られかたをしそうだとわかっていたのでおずおずと尋ねてみた。「ドミノ効果ということは考えられないでしょうか？　つまり最初はある人が毒物汚染などの何らかの理由で発病してから、それが不安を生み出し、なだれのように広がった可能性はないのでしょうか？」

「ニェット」と彼は答えた。

タマラと医師は、ほとんどの質問に喜んで答えてくれた。ところがこの質問に対してだけは、彼らの返事は短く、断固としていた。私は、当初この医師が私に会いたがらなかったこと、そしてこの質問にすでにはっきりと答えていることを承知していながら、それでももう一押ししたかった。そのようなわけで、眠り病を心身相関性の病と考えたい理由を説明した。その理由には、客観的な証拠を残さずに毒物を撒くことは一般に不可能なこと、意識を失った人々の検査結果が正常だったこと、発病者のタイプが至ってランダムな一方、町の住民しか発病していないことなどがあげられる。毒物汚染にしては気まぐれすぎるのだ。

彼は「私の父は、生涯を通じてずっと健康だったにもかかわらず、八四歳で突然死にました。突然死ぬとはとても考えられなかったのです」と言ったあとで、「それでも私は鉱山のせいだと思っています」とつけ加えた。

クラスノゴルスキーの住民がウラニウム鉱山のすぐ近くで暮らすことを憂慮していたのには、十分な理由がある。私でも心配しただろう。世界保健機関（WHO）の報告には、ウラニウム鉱山がある地域ではラドンのレベルが高い傾向にあると書かれている。ラドンには遺伝毒性があり、それに曝露《ばくろ》すると、がんやＤＮＡの変異が起こりうる。鉱山が稼働しているあいだ、そこで働く人々には間違いなく放射線被曝のリスクがあった。しかし住民たちは苦情を訴えることなく、五〇年間ウラニウム鉱山の恩恵に浴していたのだ。二〇一〇年の時点では、鉱山が閉鎖されてからすでに一〇年以上経っていた。なぜそのときになって、人々は眠り病にかかりはじめたのか？　また、病気の性質も、放射線被曝にそぐわない。放射線被曝は肺がんや先天性異常は引き起こしても、再発性、多発性の散発的な症状や睡眠発作を引き起こしたりはしない。クラスノゴルスキーとカラチを訪問した科学者のなかには、何人かのＷＨＯのメンバーが含まれていた。彼らも、町には異常がなかったと報告している。

　ラドン被曝の代替説としては、一酸化炭素中毒説があった。たしかに一酸化炭素中毒は、眠気、めまい、不安定さをもたらし、中毒を起こした人は昏睡状態に陥る場合がある。また、低レベルの慢性的な中毒は発見しづらい。しかしひとたび病院に収容されて、一酸化炭素の漏洩元から離れ、酸素による治療を受ければ、大きな脳損傷を負っていない限り——眠り病患者の脳が損傷していなかったことは、通常のスキャンやＥＥＧによって確認されている——、患者はすぐに目覚めるはずだ。だが患者のなかには、入院後も数日あるいは数週間眠ったままの人もいた。さらに言えば、一酸化炭素は換気の悪い空間に滞留する。だから鉱山の狭い内部空間で働いている鉱山労働者が中毒を起こすことはあっても、外気にさらされている人がその影響を受けることはない。しかも眠り病の大きな特徴のひとつは集団でかかることだが、集団でいるほうが一酸化炭素中毒を起こしやすくなると考えるべき理由はどこにもない。また眠り病の持ついくつかの奇妙な特徴――自動人形のように動く、わめき散らす、手足をバタバタさせるなど――を、一酸化炭素中毒によって説明することはできない。そもそも二〇一〇年に眠り病が集団発生しはじめたとき、どこから一酸化炭素が漏れてきたのか？　そして二〇一五年に眠り病が見られなくなったとき、一酸化炭素はいったいどこへ消えたのか？　ウラニウム鉱山に対する恐れは至極まっとうなものとはいえ、その線の調査はすでに済んでおり、可能性が完全に排除されている。また、政府がソーシャルメディアをコントロールして、自分たちの目的を果たそうとしているのではないかとする疑いはまったくあり得ないわけではない。しかしそれでも、そのような陰謀論は辻褄が合わない。

「最初に眠り病を発症したのは誰ですか？」

私はそれがリューボフだということを知っていたが、非常に重要な点なので確かめたかったのだ。心身相関性の症状の集団発生においては、最初の発病者は、後続の発病者と特徴がはっきりと異なる場合が多い。最初の発病者は個人的な理由で病気になることが多く、その理由は医学的な観点からして後続の発病者とは完全に異なる場合もある。身体疾患にせよ、心身症にせよ、最初の発病者は、その後に起こるできごとの、意図せざる媒介者の役割を果たすのだ。だから最初の発病者の話が解明の鍵を握る。

「リューボフです」と、この医師は請け合ってくれた。「最初は脳卒中だと思ったのですが、典型的な症状ではなかったのです」

「クラスノゴルスキーでの暮らしはいかがでしたか？」と私は尋ねてみた。話をしているあいだ中、彼が居心地悪そうにしていることに私は気づいた。多忙なのだろうとは思ったが、ほかにも理由がありそうだった。家を失ったことを怒っているのだろうか？　それについて尋ねたところ、彼の顔は一瞬明るくなった。

「クラスノゴルスキーでの暮らしに満足していました。すばらしい場所でしたよ。病院には医薬品が揃っていましたし、各科ごとの専門医がいました。生活の質も上々でした」

私は、タマラが使った〈天国〉という言葉を思い出した。

建物の裏手の非常階段のところで別れのあいさつをしていたとき、彼は最後に次のようなコメントを口にした。「私が望んでいるのは、補償と、発病した住民のフォローアップ治療だけです」

病院から外に出たディナラと私は、互いの顔を見合った。

「理解できなかったのだけど、あなたは？」と私はディナラに尋ねた。

「私も」

「じつを言うと、彼の話の大半が理解できなかったの。たとえば住人六〇〇〇人規模の町に、なんで彼が言っていたような立派な病院があったの？」

「鉱山があったからかな」

たしかにそれはあり得た。ただしカザフスタンの非常に貧しい隔絶した地域である点を考えれば、あり得ないようにも思えた。

タクシーを待つあいだ、私はディナラに「クラスノゴルスキーという天国、この目で見てみたいものね」と言った。

「私も行きたい。でも友人にその話をしたら彼らは地図で場所を確かめて、〈なんでそんな場所に行くの？〉なんて言ってきたけどね。楽しみよ」

今回も恐ろしく老朽化したラーダがやって来て、私たちはそれに乗り込んだ。ディナラは何やらスマホで検索画面を開き、地元の新聞記事を見て眠り病に関する新たな手がかりを見つけようとしていた。

彼女は私にスマホの画面を見せながら「見て、これ」と言った。そこには猫が眠り病にかかったという記事が表示されていた。

「猫一匹病気になったくらいじゃ、ウラニウム鉱山事件にはならないわね」

「皮肉屋さんね！」とディナラは言った。

タクシーは速度を上げ、私は古いシートベルトらしき残存物にしがみついた。私たちはすぐに、クラスノゴルスキーという毒の天国で自らの命を危険にさらす次第になるはずだったが、その前に最初の発病者リューボフに会う予定になっていた。

リューボフの見た天国

アパートの小さな部屋に住むリューボフは、医療記録が入った茶封筒を引き出しから取り出して私に見せてくれた。写真の彼女とほとんど変わらないように見えたが、面と向かうと、それより幸福そうにも見えた。赤煉瓦の機能的なアパートの正面玄関で初めて会ったとき、彼女の顔は輝いて見えたのだ。部屋の窓からは、ひどく古臭く荒廃した街並みと、簡素なジャングルジムとブランコ以外ほとんど何もない遊び場が見えた。おそらくリューボフは、彼女の住む比較的新しいアパートと、それに沿って並ぶ花壇を誇らしく思っているのだろう。

リューボフは八度にわたり眠り病にかかっているが、私が会ったときには回復していた。彼女がディナラに語ったところでは、最初に発病したのは二〇一〇年四月で、最後は二〇一四年。エシリに住むようになってからは発病しておらず、まったく健康だという。

最初に発病したとき、リューボフはクラスノゴルスキーのスーパーで働いていた。ある日、いつもと変わらない朝、スーパーの従業員がいすにすわって眠り込んでいる彼女を発見して起こそうとしたが、彼女は起きなかったのだ。病院にかつぎ込まれた彼女は、そこで四日間、深い眠りに落ちていた。最初の発病者だったこともあり、彼女が中毒を起こしたとは誰も思わなかった。医師による推測は脳卒中だった。脳スキャンの結果は正常で、症状は脳卒中のものと異なったが、それ以外の説明は思いつかなかったのだ。奇妙にも数週間後、リューボフを看護していたナデジュダがいつになく激しい眠気を覚えはじめ、症状がひどくなり、ふたり目の発病者となった。

当時、ふたりの病気を結びつけた人は誰もいなかった。そのような関連づけが疑われはじめたのは、春のお祭りのあと、ある集団の人々が原因不明の病気になってからにすぎない。お祭りに参加した人々もふたりと同様、眠気を訴え、言葉が不明瞭になり、まともに立っていられなくなったのだ。安物のウオッカのせいとする見かたもあったが、リューボフとナデジュダの件を思い出した人がいた。リューボフの記憶では、環境毒説が俎上にのぼったのはそのときが初めてだったらしい。その時点をもって、定期的に繰り返す集団発生がはじまった。

ディナラと私は、リューボフの医療記録にざっと目を通した。最初の症状として「質問にいやいやながら答える、声が小さい、指示に従おうとしない、環境に無頓着である、めまいが見られる」とある。そこに記述されている彼女は、たったいま私の眼前にいる、ディナラがついていけなくなるほど多弁で感情豊かな彼女とは、あきらかにかけ離れていた。

八度の発病を経るうちに、リューボフは考えられるありとあらゆる検査を、しかもたいていは数回受けている。それには、脳脊髄液を検査するために受けた六回の腰椎穿刺《ようついせんし》が含まれる。また、血液検査を何度も受けている。髪の毛や爪も検査した。さらにはCATスキャンを六回受けている。それはあたかも、放射線の被曝量が足りないので、病院がその数値をでっち上げようとしているかのようでもあった。以上の検査は恐ろしく無駄な二重チェックにも思えるが、医学的な謎に対する西洋医学の典型的なやりかたでもある。脳萎縮が見られたと言う医師もいたが、それはリューボフが呈していた症状の説明にならない。それでも彼女は脳萎縮を心配するあまり、モスクワまで行って神経科医の診察を受けている。だが神経科医は何も問題を見つけられず、脳スキャンの結果を些細で偶発的なものとして却下した。

私は、「眠り病から回復してから次に眠り病を発症するまで、どう感じていましたか？」と尋ねてみた。

するとリューボフは、微笑みながら「泣いてばかりでした」と答えた。

リューボフの言葉に耳を傾け、彼女の医療記録を読むあいだ、私は心のなかでつねに、先に会ったタマラや医師と彼女を比べていた。もっとも気になったのは、リューボフが眠り病について語るときには、過去に起こったできごととして表現しているのに対し、他のふたりに関しては現在でも続く苦痛の源泉のように語っている点だった。リューボフは幸福そうだが、他のふたりはいまでも苦しんでいるように映った。もちろん話の筋には共通点もある。リューボフも、政府が故意にやったとは必ずしも考えていなかったが、毒物汚染のせいだと考えていた。彼女の考えでは、毒物はカラチのウラニウム鉱山のすぐ近くに住むある女性から買ったパイに混入していたのだ。

「最初の発病についてはそれで説明できるのかもしれませんが、以後の発病についてはどうなのですか？」と、私は尋ねてみた。

その答えは、彼女にはわからなかったらしい。困惑した表情を浮かべただけだったからだ。

私たちは、リューボフが住む家の狭い居間兼寝室で話をしていた。ベッドは壁の隙間に収納されており、半分ほどカーテンが引かれていたため、その一部しか見えなかった。再びディナラとリューボフは多弁になり、置き去りにされた私はひとりで部屋を見回していた。ベッドの足元の壁の隅に絵が一枚かかっているのがちらりと見えたので、よく見えるよう少し体を傾けた。私の視線を追っていたリューボフは、もっと近くで見るよう私に勧めた。絵の全体を見るために、私はベッドのそばに立って覗き込まなければならなかった。その絵は肖像画《アイコン》で、とても古そうに見えた。またそれは、彼女が所有する唯一の家宝で、それを誇っているようだった。というより、ほかには価値がありそうなものは何もなかった。私は、彼女にとっては非常に大切な絵が、訪問客の目に留まらない場所にかけられている事実に興味を覚えた。絵は、起床時と就寝時にリューボフ自身が確実に目にする場所にかけられていた。つまり自分のためだけのものであって、見世物ではなかった。

絵を見終えたころ、リューボフは「料理を作ってあるの」と得意げに言ってきたので、私たちは狭い居間兼寝室からさらに狭い台所へと移動した。

私は医師であって、ジャーナリストではない。だから病に関する話を聞いていると、病歴を聴取するときのやりかたにどうしても立ち戻ってしまう。人の話を傾聴する最善の方法ではないとわかっていても、自然にそうなってしまうのだ。居間兼寝室では、私は事実に関して質問した。しかしひとたび台所に腰を落ち着け、リューボフがテーブルの上に料理を並べると、会話はもっとカジュアルなものになった。

リューボフは乳白色のスープをよそいながら、「クラスノゴルスキーに来たときのこと、覚えてますよ」と切り出した。ちなみにあとで知ったことだが、そのスープはマヨネーズを炭酸水で薄めたものだったようだ。「私たちは、クラスノゴルスキーに移ることをすごく心配してたわ。でも実際に町の様子を見て、とても安心したの」

夫が鉱山労働者だったこともあり、リューボフはかつて、ロシアのウラル山脈の山中に位置する村に住んでいた。仕事は応募するものではなく与えられるものだったソ連時代に、彼女の夫はクラスノゴルスキーにあるウラニウム鉱山での労働を割り当てられた。そのようなわけで、リューボフは一九七五年に、見知らぬ乗客で満員のバスに揺られてカザフ国境を越え、一度も聞いたことのなかった町へと移住したのだ。彼女自身は、そんな旅などしたくはなかった。

「何が待っているのかわからないから、怖かったわ。バスが小さな村に停車したので、ああクラスノゴルスキーに着いたのだ、と思ったの。とうてい暮らしていけそうな村には見えなかったのでみんな動揺してたわよ。バスが再び動き出したので、ほっとしたわ」

バスが目的地に到着して新天地に乗客を降ろしたとき、彼らは自分たちの幸運を信じられなかった。真新しい家屋が建ち並ぶ町がとても魅力的だったのだ。手入れの行き届いた庭、絵のような並木、そばを流れる川――まさに天国だった。

リューボフが自分の意思に反してクラスノゴルスキーに移ったのは二五歳のころ。クラスノゴルスキーは、需要の多いウラニウムが重視されていた時代に、その鉱山を稼働させるという目的のためだけに建設された植民地《コロニー》だった。また、彼女の話によれば、町の存在は隠密にされていたらしい。鉱山労働者はロシアから連れて来られた。生産性向上のために、そして労働者を町に留《とど》めて匿名性を保つために、あらゆる便宜が図られていた。だから六五〇〇人の住民は、消防署、学校、医薬品の揃った病院、文化センター、託児所、音楽学校、消防署、映画館を利用できたのだ。

リューボフの回想によれば、「店には、見たこともない食べ物が並んでいました。タンジェリン〔ミカンの一種〕、リンゴ、スイーツ、クッキー、みんながほしがるものは何でもありました」

一九七〇年代には、カザフスタンのみならずソ連全土の人々が苦しい生活を送っていた。品切れになる食品や生活必需品も多かった。医療は無料で受けられたが、提供されている医療の質にはばらつきがあった。誰もが職を手にしていたとはいえ、賃金は低く、必ずしも自分の希望する職に就けるわけではなかった。誰もが住まいを持っていたが、理想的とはとても言えなかった。クラスノゴルスキーに関するリューボフの説明は、タマラの話を理解するのに役立った。タマラが言うクラスノゴルスキーの輝かしさは誇張に違いないと私は思っていた。かくも隔絶した場所が、彼女が言うほどすばらしいとはとても思えなかったからだ。若いころの写真や、過去の生活について語るときの口調は、彼女が当時を理想化しているのではないかという印象を与えた。どうやらその見立ては間違っていたらしい。かつてのクラスノゴルスキーは、タマラが語ったとおりだったのである。

「私たちはモスクワの特別な保護を受けていたの」とリューボフは言う。

住民には特権が与えられていた。たとえば、クラスノゴルスキーの医師たちの手に負えない患者はモスクワで治療を受けるべく飛行機で移送されたという。

「私がクラスノゴルスキーに移ったとき、町の誰もが若かったわ」

町が設立された当初、住民のほとんどは二〇代だった。彼らは同時期に家族生活を開始し、子どもたちは、比較的裕福な暮らしのなかで肩を並べて育っていった。他の地域から隔絶しているという事実は問題にならなかった。ほしいものは何でも揃っていたからだ。

「川で釣りができたし、湖岸にピクニックにも行けたし」

しかしソ連が崩壊したとき、特権はすべて失われてしまう。鉱山はしばらく稼働していたが、やがて一九九〇年代半ばに、カザフスタン政府によって閉鎖された。この決定はクラスノゴルスキーにとっては壊滅的な痛手になった。多くの住民が町を去り、町を離れることに耐えられない人だけが残った。贅沢品がまず消え去り、続いてすぐに一般の生活用品すら店頭から消えた。多くの家では温水や水道水の供給が停止された〔旧ソ連の地域では、家庭内で沸かす方式ではなく温水が供給される方式がとられていた〕。眠り病の集団発生がはじまったころには、残っていた住民の大半は、ポンプで水を汲みバケツで家に持ち帰っていた。

「なんで全員が町を去らなかったんだと思う？　水道さえ使えなかったのに」と私はディナラに問いかけてみた。

「当時のカザフスタンは独立したばかりだったことを考慮する必要があるかと。政府は国民をどう統治すればよいのかわかってなかったのよ。住民は、黙っていても与えられる職やヘルスケアに慣れ切ってたし。当時は彼らだけでなく、カザフスタンの誰も彼もが苦闘してたんじゃないかな」

「ほかにもっとマシな場所はなかったの？」

「なかったでしょうね」

「でも眠り病が発生したあと、彼らは新居提供の申し出を受けた。そのときに移れなかったの？」

「そのころまでには、残った住民は困難な生活に慣れていたんじゃないかな」

原因不明の病気にかかるとすれば、ソ連崩壊後一〇年が経過したころほど危うい時期はなかっただろう。ところが眠り病は、それよりはるかにあとになってから発生している。

やがてクラスノゴルスキーが失うことになる、ありとあらゆるものに関して話すあいだ、リューボフは動揺の色を見せなかった。不平ひとつこぼさず運命の凋落を乗り越え、しかもクラスノゴルスキーに対する彼女の愛情はまったく色褪せていなかったのだ。私は、困難は一時的なものだと彼女が思っているのではないかと訝《いぶか》った。もしかすると町に残った人々は、鉱山が再開し、水道が再び利用できるようになり、店には商品が並び、すべてが元通りになる日が来るのを期待して待っているのかもしれない。建物は現在でも立っており、元に戻せないものなど何もない。

私は、眠り病にかかっていないときには泣き続けていたとリューボフが語ったことについて考えてみた。

不平ひとつこぼすことのない忍耐力のある住民の心のバランスを崩す何かが二〇一〇年に起こったのではないかと思った私は、「眠り病が発生したときに泣き続けたのはなぜだと思いますか？」

と尋ねてみた。

「よくわからないわ。病院で最初に目覚めたとき、私は泣いていた。そのときも看護師に理由を訊かれたけど、答えられなかった。その後はいつも泣いていたの」

「気持ちが沈んでうつになっていたとは考えられませんか？」

「鉱山から漏れてきたガスが目に入ったのだと思う」

私は、解離（心身相関）性の発作を起こした患者のひとりが、「発作から目覚めたとき、目が泣いていました」と言うのを聞いたことがある。それは、私がかつて聞いた、涙と悲しみの分離に関する話のなかでももっとも奇異なもののひとつだ。その話は、あたかもすべての感情が失われたかのような、心と身体の完全な分離を意味しているように思える。リューボフの話は、私にその件を思い出させた。

「人はたいてい、悲しいから泣くものです」と私はかまをかけた。

リューボフは思慮深くうなずき、「この家に移ってきてから、ずいぶん泣いたわ」と言った。

二〇一〇年から二〇一四年にかけて、政府は何度もリューボフを新居に移そうとしている。だが彼女は、クラスノゴルスキーを離れようとはしなかった。政府がエシリに用意した新居は、彼女の家族が暮らしていた家の数分の一の大きさしかなかった。のみならず、彼女は家族と暮らしたクラスノゴルスキーに強い愛着を抱いていた。しかし、そこでの陰惨な生活に耐えられなくなった彼女は病気がちになり、しかもちょうどそのころ、夫が肺がんと診断された。彼女がエシリに移ったのは夫の死後だ。新たな住まいに入居したその日、彼女はベッドにすわって泣き崩れた。

リューボフは次のように語る。「エシリに来たとき、ひどく薄暗い町だと思ったの。でもいまでは庭いじりをしているわ。木々もクラスノゴルスキーと同様、よく育ってます。私は近所の人たちに、望みさえすれば、エシリをクラスノゴルスキーと同じような緑のあふれる町にできない理由などないと語るようにしているの」。それからしばらく考えたのちに、「ここに初めて来たときに泣いてばかりだったというのはほんとうよ。それからこんなことはもう終わりにしようと思って泣くのを止めたの。それからは一度も泣いてませんよ」と言った。

泣くのをやめると、眠り病のすべての症状は消えた。

脳の予測エラー

病が発症し進行するプロセスを理解する最善の方法は、それをめぐって築かれている物語《ナラティブ》をまず調査することだ。西洋医学は、それを効率的に行なえるようには築かれておらず、ものごとを過剰に単純化する傾向を持つ。医師が最初にしようとすることは、症状を額面通りにとらえることだ。腹痛を訴える人がいれば、まず腸疾患を想定するよう医師は訓練されている。しかし、たとえばミスキートは必ずしもそのようにはとらえない。隠喩《メタファー》としての病は、症状によって疾患を分類するために用意された一覧を手にした高度に専門化した医師によって、言語として、また苦痛や葛藤を伝達する手段として、容易に誤解されうる。

　心身相関性の原因が疑われるときでさえ、ストレスのせいにするというたったひとつの説明に固執する医師も多い。しかし心身症をそのようにとらえることは、とりわけ唯一の引き金として、あるいは確実に定義されたトラウマとしてストレスが解釈される場合には、問題を引き起こす。ストレス要因は誰にでもある。よく探しさえすれば、症状の説明に都合よく使えるような、日常生活におけるできごとや葛藤のひとつやふたつはたいてい見つかる。だから、ストレスによる説明は安易なのだ。多くの医師がこの罠にかかっている。私もタマラに関してその罠にかかってしまった。クラスノゴルスキーでの苦しい生活のせいで発病したのではないとタマラが何度言おうが、私は自分の理論に固執し続けたのだから。

　心身症や機能性障害のある患者の多くが陥りうる最悪の結果は、日常生活における特定のできごとが症状を引き起こしていると医師が主張し、患者がそれを否定するときに生じる。医師と患者が対立し、治療が進まなくなるからだ。転換性障害（機能性神経障害）の進行と性的虐待の関係をめぐるフロイトの見解は、とりわけ患者にとって問題を孕む。この考えは現在の多くの医師にも影響を及ぼしており、患者は、起こったことなどないと自分にはわかっている虐待を否定していると医師に非難されているかのような印象を受けることがある。解離（心身相関）性の発作のような機能性神経障害のある患者のなかには虐待を受けた経験がある人もいるにはいるが、その割合は低い。また、ただちにわかる明白なストレス要因が存在しないにもかかわらず、医師と患者が、実際には存在しないか、あまりにも雑然としているために単純な因果関係には容易に還元できないような原因を無益に探しはじめると、それと同程度に悪い結果が生じる。多くの患者にとって症状の進行は、トラウマを引き起こす特定のできごとではなく、身体化された予期、信念、ストーリーに依拠するものなのだ。

クラスノゴルスキーの眠り病に関する記事を読んだとき、私はすぐに、症状の発現を隔絶した滅びゆく町で暮らすこととの困難に結びつけた。しかし真のストーリーは、それよりはるかに豊かで複雑なものだった。医師が患者を診察するときには、細部が非常に重要になる。クラスノゴルスキーの住民が剝奪によって身体的苦痛を受けていたと主張するのは簡単だが、それだけではまったく彼らの経験の真相をとらえきれていない。

私のようにクラスノゴルスキーの眠り病を心身相関性の現象としてとらえるのであれば、それを引き起こすことに寄与した、個人的影響と社会的影響のさまざまな組み合わせが存在すると考えられる。苦難は無関係ではない。しかし住民の誰もが主張しているように、彼らは一〇年以上にわたってそれを難なく乗り越えてきた。だから苦難は、眠り病の集団発生の主たる要因ではない。それよりはるかに重要なのは、彼らが暮らす町の特異性と、そのような町に対する住民の深い――そしておそらく意外な――愛着だ。また、最初はソ連に、次に独立後のカザフスタンに所属してきたクラスノゴルスキーの地政学的位置、カザフスタンの政治情勢、眠り病の集団発生に対するメディアの反応も重要な役割を果たした。クラスノゴルスキーのストーリーは、剝奪によって不幸になった人々に関する話ではなく、愛着を抱く故郷をやがて見捨てなければならないという困難な認識によって引き裂かれた集団に関する話なのだ。眠り病は、困難な一歩を踏み出せるよう住民を導いてくれたのである。

カザフの文化には、眠り病を説明するテンプレート〔後述される脳の予測符号化に関する用語のひとつ〕は存在しない。眠り病は、緊密に組織化された小規模のコミュニティに限定された医学的障害である。グリシシクニスなどのいわゆる文化依存症候群〔文化結合症候群とも。ある地域や文化圏に固有の精神疾患〕においては、テンプレートは地域集団の内部にもとより存在するが、クラスノゴルスキーでは新たに作り出された。背景はリューボフの発病によって設定された。集団発生における最初の発病者は、後続の患者と同じ症状を呈しても、異なる最終的な診断を受ける場合がある。私はリューボフの話から判断して彼女の症状のすべてが最初から心身相関性のものだったと考えてはいるものの、他の住民たちが示唆しているように一酸化炭素中毒が原因の可能性も否定できない。春のお祭りで眠くなったりフラフラになったりした人々は何らかの中毒を起こしたのかもしれないし、人によっては安物のウオッカのせいかもしれない。だが問題は、リューボフの発病を春のお祭りでのできごとに結びつけてとらえたときに生じ、その時点で眠り病をめぐって、豊かな物語《ナラティブ》が形成されはじめた。プレッシャーにさらされたコミュニティに不安が植えつけられることで、無意識裏に身体の変化に気づいた人々は、リューボフの経験を見て、その変化を引き起こしていると思しき症状を知った。要するに彼らは、そのような予期を身体化したのだ。

私の疑念は別にして、機能性神経障害が生物・心理・社会的障害の妥当なレッテルになる理由のひとつは、眠り病——や、あきらめ症候群や、グリシクニス——を生むのに必要なプロセスのすべてが、私たちが制御できない脳内の生理的なプロセスに基づいていることを思い出させてくれるからだ。解離はその種の生物学的なプロセスのひとつであり、これから説明する予測符号化もそのひとつである。

予測符号化は、脳のネットワークにプログラムされている予測をもとにリアルな身体症状を生み出す。このプロセスは、私たちが正常な日常生活を送ることに必須の役割を担っている生理的・心理的プロセスだが、ひとたび機能不全を起こすと、必ずしも脳疾患を生じなくとも障害を引き起こす可能性がある。人間の脳は、コンピューターのようにただ単に新たな入力情報を受け入れているのではない。新たな経験は、過去の学習や経験によって脳がいかに水路づけられているかに応じて解釈される。世界は膨大な量の情報や感覚刺激に満ちあふれており、毎回それらのすべてを取り込んで新たな解釈を形成する余裕などない。その代わりに脳は、外部情報の多くを無意識的なメカニズムを介してふるい落とし（たとえば肌にあたる衣服の感覚など）、残された情報のみを経験に基づいて評価するのだ（あの車にはねられる前に道路を渡り切れるとする判断など）。

視覚処理は、予測符号化の機能に脳のトップダウン処理システムがいかに関与しているのかを知るための恰好の事例を提供してくれる。脳に入ってきた感覚情報は、既存の知識から引き出された予測［expectation はここまで「予期」と訳してきたが、脳の予測符号化のプロセスに直接言及している箇所のみは「予測」と訳す〕と比較され、それらの予測に合致するよう操作される。あなたが周囲を見渡すにつれ、視覚処理中枢はさまざまな要素を加えたり引いたりする。あなたが注目している物体に焦点を絞り、当面は重要でない情報をふるい落とすよう導いてくれるのだ。また、たったいま見ている物体を馴染みの物体と比較する。速度や色や奥行きの判定も行なう。このようにして視覚情報が感覚器官から入ってくるたびに、脳は高次の処理によってそれを解釈しようとする。脳はイメージを操作する。だから私たちが見ているものは、写真のように実際の光景に忠実なのではなく、その解釈なのだ。私たちがどんな筆跡で書かれている文章であろうと読めるのもそれゆえである。脳はさまざまな曲線や形状を文章という文脈のもとに置き、それらを既知のアルファベットと比較しつつ最善の推測を行なう。このトップダウン処理は、次のようなナンセンスな文を読むことすら可能にしている。

YoUR M1nd 15 R34D1NG 7H15 4U70M471C4LLY W17HoU7 3V3N 7H1NK1NG 4BoU7 17.

〔Your mind is reading this automatically without even thinking about it.（あなたの心は、この文章をそれについて考えることさえなく自動的に読んでいる）〕

予測符号化は、あきらめ症候群を説明するためのモデルとして用いられてきた。それによれば、ノラやヘランや他の子どもたちは、特定の状況が起こったときに身体がどう反応すべきかを告げる事前予測を脳にコード化して持っている。人々は意識しているかどうかにかかわらず、強制送還に直面している子どもたちが無気力になり、やがて昏睡状態に陥りうることを知っていた。難民申請の手続きが「闘争か逃走か」反応をともなう情動反応を引き起こし、それに続いてさまざまな身体感覚が生じることは必然だった。子どもたちの脳は、そのような状況のせいで生じた最初の身体的影響を感じるや否やシャットダウンすべく、前もって配線されていたのだ。あきらめ症候群を研究している医師のカール・サリンは、「圧倒的にネガティブな予期が行動システムの下向き調節《ダウンレギュレーション》〔過度な刺激のせいで、神経伝達物質やホルモンなどに対する反応が低下すること〕を引き起こした」と述べている。

神経科学者は、脳にコード化された予測をテンプレートや事前分布《プライア》と呼ぶことが多い。プライアは、外界とより円滑に相互作用できるよう私たちの行動を効率化してくれる重要な機能である。しかしつねに正確だとは限らないので、そこに問題が生じうる。要するにそれは、経験に基づく推測なのだ。推測が間違っていて、入力シグナルがプライアに合致しない場合、予測誤差《エラー》が生じる。予測エラーにはふたつの解決方法があり、そこにジレンマが生じる。脳はプライアを変更して新たな入力シグナルを取り込み新たな経験から学ぶこともできれば、入力シグナルのほうをプライアに合わせることもできる。

一例をあげよう。あなたは街で隣人に出会う。彼はあなたに何かを言う。彼は普段、あなたに無礼な態度をとっているにもかかわらず、そのときに限って愛想のよい言葉を並べる。だからあなたは隣人に対するいつもの見かたを変えて、彼には状況に応じて愛想がよくなることもあると考えるようになる。この場合、プライアは変更され、新たな経験が受け入れられる。しかしシナリオは別様にも展開しうる。隣人がいつになく愛想よくしているのを見て、脳はそれを予測エラーとは見なさず、予測に合致させるべく入力シグナルに対する解釈のほうを変更するかもしれない。だからあなたは彼の言葉を侮辱としてとらえる。彼ならその程度の小細工くらいいくらでもするだろうと思い込んでいるからだ。このように、脳は同じ経験をまったく異なるふたつのありかたで処理できる。そしてそのことは、あらゆるタイプの感覚入力に対して当てはまる。たとえば同じ身体的接触が、文脈や何を連想させるか――あなたがそのときどう感じているか、あるいは誰に何の理由で触られたのかなど――によって別様に感じられるのだ。脳は通常、本人の気づかぬうちに、感覚刺激に由来する経験を変えている。本人の当面の一般的な健康状態は、間違いなく脳がどの経路を採用するかにある程度の影響を及ぼす。たとえば精神的に参っているときには、ネガティブな結果を招きやすい。先の例で言えば、隣人に関して何らかの噂が立っていれば、その噂は入力情報に対するあなたの解釈を変えるだろう。

不正確な予測は、機能障害の発症に大きく影響しているかもしれない。プライアは、身体の変化に対する解釈や反応を左右する。ウイルス感染によって重度の喉頭炎にかかり、そのせいでしばらく話せなくなった経験がある人について考えてみよう。その人が再び喉の痛みを感じると、脳はそれをプライアと比較することでその経験を処理しようとするだろう。そして事前に形成された病のテンプレートとのあいだで生じる誤差は、かぜをひくたびに、話せなくなるだろうと告知するようになる。このようなトップダウンで処理されるプライアが感覚刺激を支配し、話す能力を一時的に失わせるよう誘導するのである。なお、このプロセスは無意識裏に作用する。

予測エラーのような生理的プロセスが心身症や機能障害を生んでいることが事実だったにせよ、そのことは、その種の障害が単に生物学的な疾患であって、個人的葛藤や社会的影響には何ら関係ないと考えるべき理由にはならない。個人的葛藤や社会的影響は発症の引き金になることが多い。私たちは葛藤を引き起こす状況や不幸に直面すると、身体の変化に気づき、支援を求めるための手段として、病のテンプレートに基づきつつそれを実演し問題の解決を図ろうとする。だから私たちは、状況が好転すると病から回復しやすくなるのだ。

すでに述べたように、健康や不健康をめぐる私たちの予測は、文化・社会的な環境によって病のテンプレートという形態で脳にコード化されている。それゆえ眠り病の発症は、社会的な物語《ナラティブ》の身体化と、予測エラーの無意識的な実演によって説明できる。リューボフがかかった病と、春のお祭りにおける眠り病の集団発生は個別のできごとではあるが、町が毒物に汚染されているという噂がひとたび広がりはじめると、住民は自分自身の身体に症状を探すようになった。自分自身の身体に症状を探すようになれば、その症状はやがて見つかるはずだ。たとえばあなたは、あるレストランで食事をしたあと、そのレストランが衛生面の管理の不行き届きを理由にその日に閉鎖されたという噂を聞いたとしよう。その場合、あなたは自分の身体に食中毒の兆候を探しはじめ、その可能性を考えただけで吐き気を催してきたとしてもさして不思議ではない。それと同様に、毒物汚染を心配していたクラスノゴルスキーの住民は、自分自身の身体にその兆候を探しはじめ、それによって予測されるストーリーを実演したのだ。しかしストーリーは人によって異なっていたため、集団発生に巻き込まれた誰もが独自の新たな要素を持ち込み、症状の種類が増えたのである。身体症状は人によって大きく異なることはないとしても、生物・心理・社会的な病は成長していく。また、予測符号化は、グリシシクニスでも強く作用していると考えられる。ただしグリシシクニスは、文化的に埋め込まれた障害として数十年前まで遡る安定したテンプレートを持っている。だから、症状に個人間での大きな差異が認められなかったのだ。とはいえ、世代ごとに異なる説明が提起されたことを考えれば、完全に安定していたとは言えない。

心身症は、内面化されたストーリーによって構築される場合がある。物語《ナラティブ》が足場のごとく組まれ、最初は不安定な状態にある。だが、段階を追って新たな要素がつけ加えられ、やがてこの構築物は一連の症状を一貫して保てるほど強固なものになっていく。足場は医学的疾患をめぐる誤った信念を強化し、発病者に揺るぎないものとして感じさせる。これは複雑かつ高度なプロセスで、通常は重大な結果を招く。医師が症状の原因をもっぱらストレスに帰して病の複雑さや機微を無視すると、患者はその医師が自分の拠って立つ足場をハンマーで叩き壊しているかのように感じるかもしれない。すると患者は、足場を補強するか瓦解するにまかせるかのどちらかを強いられるのだ。

世界の終わり

リューボフとの面会のあと、ディナラと私はエシリのホテルに一晩泊まった。ヌルスルタンに戻る、翌日の午後の列車の座席を確保してあったが、その前にクラスノゴルスキーを訪ねる予定だった。ところが、あやうくクラスノゴルスキーに行けなくなるところだった。というのも、地域の歴史をわかっているディナラがスマホの設定をカザフスタン時間にしっかりと合わせていたのに対し、私のスマホの時計は、エシリがタイムゾーンの中間領域に位置しているせいで夜中にロシア時間にリセットされていたからだ。そのおかげで寝坊し、ディナラが言うところの「これまで食べたなかで最高に美味しかった」パンケーキを食べそこねた。予約してあったタクシーはすでに待っていて、運転手はすぐにも車を出したいという表情を浮かべていた。

クラスノゴルスキーまで乗せて行ってくれたタクシーは、カザフスタンでこれまでに乗ったタクシーのなかで一番頑丈だった。クラスノゴルスキーはエシリからそれほど遠くはなかったものの、道はひどく荒れていて穴だらけだった。場所によってはあまりにも荒れていて、運転手は車を道路の外に出して野原を走り、埃っぽい赤土の地面にできた通行不可能なくぼみを迂回する必要があった。こうして私たちが乗ったタクシーは、ステップ地帯――カザフスタン北部からロシアへと延びる、緑色と麦わら色の広大な草原――を突き進んでいったのだ。

「この道路もかつては立派でしたよ」という運転手の言葉を、ディナラは通訳して伝えてくれた。

それを聞いた私は、カザフスタンで最高の道路だったのだろうと思った。するとディナラが、「彼が言うには、カザフスタンで最高の道路だったって」と私の心を見透かしたかのように言いながら笑った。そして次のように続けた。「車を持っている人は、買い物をするためだけにわざわざ何時間もかけてクラスノゴルスキーまで来たそうよ。あらゆる物があったから、カザフスタンの他のどこでも売ってないものをここで買っていた。でも鉱山の閉鎖で店も潰れ、道は荒れ放題に」

沿道には、丘のある草原以外見るべきものがほとんど何もなかった。数分ごとに、ジリス〔穴を掘って住む大きめのリス〕が穴から顔を出し、通り過ぎる私たちの車を見ていることに気づいた。ディナラも私も野生のジリスを見るのは初めてだったが、ここでは数百匹のジリスが数秒ごとに現れては消えていった。

ウラニウム鉱山のことがまだ引っ掛かっていた私は、「あれはジリスじゃなくて、じつは放射線を浴びたネズミだったりして」と言ったのだが、賢明なディナラは運転手に通訳しなかった。

そして、神話が現実に姿を現した。漂白されたかのように色褪せたステップの彼方に、クラスノゴルスキーの街並みが見えてきたのだ。それは残念な光景ではなく、遠くからは木々に囲まれた現代的なアパート群が屹立しているように見えた。木々の緑は草原の緑より濃く、それと好対照をなしていた。その光景は、映画の一シーンにある世界の終わりのようだった。いまでこそジャングルに覆われているが、一群の建築物がかつて誇っていた壮大な景観をそこに垣間見ることができた。

カラチはクラスノゴルスキーのすぐそばに位置し、ふたつの町は一本の道路で隔てられているにすぎなかった。私はそれまで、カラチとクラスノゴルスキーが、設立年代と建築物が異なるだけで基本的にひとつの町だとは思っていなかった。カラチは農業の町で、クラスノゴルスキーの高層ビルと比べると建物の高さが低い。また、クラスノゴルスキーの設立よりはるか以前から存在していた。突然目と鼻の先に天国が出現して、少なくとも数十年は運に恵まれることになったのだ。

町が近づくと、景色が一変した。クラスノゴルスキー側のアパート群は、骨組みが残っているだけだったのだ。窓には枠もガラスもはめられておらず、まるで目玉をくりぬかれた巨大な眼窩のようだった。ドアはなくなり、屋根は剝ぎとられていた。崩壊して瓦礫《がれき》と化している建物もあった。リューボフが語っていた庭園は、荒れるにまかされていた。私たちは建物のあいだを車で走った。町の奥に入れば入るほど、道路の状態は悪くなっていった。

「五年前には人が住んでいたというのに、なんでここまで荒れたのですか？」

運転手の話では、荒らしが横行して、誰もいなくなったアパートから少しでも価値がありそうなものをごっそりと持ち去ったらしい。タマラやリューボフがかつて住んでいたアパートもいまや瓦礫と化していた。

「いまでも美しいわ」とディナラは言った。

私もそう思った。木々の緑の背景に青空が広がっていたからかもしれないが、いまでも荒廃した町の背後に美を見出すことができたのだ。私たちは車から降りて写真を撮り、とりあえず建物のひとつに入ってみた。床は剥がされ、捨てられたゴミの山がそこら中にあった。タマラが勤めていた文化センターも当然ながら荒れ果てていた。私たちは、かつては活気があった病院に招かれた。この病院は他の建物と比べて無傷でよく保存されているだけでなく、なんと現在でも開いていたのだ。全盛期に勤めていた数百人のスタッフのうち、たったひとりの看護師が残っているだけではあったが。この女性看護師はたったひとりで、クラスノゴルスキーとカラチを合わせたおよそ三〇〇〇人の住民全員の面倒を見ている。ディナラは前もって電話して、インタビューの約束を取りつけていた。女性看護師はエシリの医師と同様、最初は躊躇していたが、ディナラが何度か電話しているうちにインタビューに応じることに同意してくれた。それでも私たちを温かく出迎え、誇らしく病院内を案内してくれた。病院の建物は大きかったが、現在では一部しか使われていなかった。水門がある建物の水槽は、この町では水道水に依存できない時期があったことを示していた。入院患者はひとりもおらず、空きベッドが並ぶ洞窟のような病室が私たち訪問客を待ち受けていた。重病人はエシリに送られるのだろう。

　女性看護師は私たちを診療室に招き入れた。そこには、各患者の病歴が記載された文書が入った、茶色くなりかけた黄色の封筒が三〇〇〇通ほど置かれていた。彼女は患者全員の名前を覚えていた。この病院のたったひとりのスタッフであり、しかも定年が近づきつつあった彼女が病院を去れば、代わりは見つからないだろう。そうなれば、クラスノゴルスキーとカラチは死刑を宣告されたのも同然だ。

女性看護師は町への愛着について語ってくれた。彼女はかつて、外傷治療チームで外科手術を補佐する看護師だった。しかしスタッフがひとりまたひとりと去っていくうち、あらゆる仕事をこなすようになったそうだ。だから住民が眠り病にかかりだしたとき、最初に訪れる場所は彼女の診療室だった。

「患者はまるで麻酔から目覚めたかのような様子をしていました。目覚めかたは人それぞれで、そして毎回違っていましたが」。彼女の話は他の住民が語った話の繰り返しだった。また、検査結果が正常だった場合、静脈内輸液を患者に注入して体内を洗浄したとのことだった。

心理的要因の可能性を考えたことがあるかと尋ねると、彼女は笑いながら、「でも、どうして子どもが心理的な問題の影響を受けるのでしょうか？」と言った。

クラスノゴルスキーから離れるつもりはあるのかと訊くと、ノーの答えが戻ってきた。クラスノゴルスキーは彼女の故郷なのだ。リューボフの話を聞き、自分の目でクラスノゴルスキーを見たいまとなっては、彼女の返答に込められた気持ちが理解できるようになっていた。

女性看護師に別れを告げたあと、ディナラと私はしばらく街路をぶらぶらと歩いてみた。少数の家族が、まだ移転を拒否してここで暮らしていた。私たちは、五〇代後半の夫婦と妻の高齢の母親が住む家を訪問する手はずを整えていた。彼らは、住宅地の一戸建てバンガローに住んでいた。その家はいわば町の一等地に建ち、川に臨み、花壇や菜園に囲まれていた。妻の話では、寝室が三つある庭つきの住宅と、エシリにあるアパートの上階の狭い部屋を交換したくはないとのことだった。彼女はもっとよい条件が提示されるのを待っていたが、夫はクラスノゴルスキーで暮らし続けたかった。移転の必要などないと考えていたのだ。彼は健康で、町の静けさと魚釣りができることが気に入っているようだった。

妻の話では、ディナラと私が来訪する直前に政府から電話がかかってきたという。「彼らはあなたがたを監視しています」と彼女は言った。私はその信憑性を疑っている。この旅行はメディアの認定を受けているが、旅行の正確な日取りまで教えるようには言われなかった。列車もホテルも事前に予約していたわけではない。だから私がクラスノゴルスキーにいることは誰も知らないし、気にも留めていないはずだ。電話は補償に関する話だったが、彼女は、私たちと会うからこそ、その日に電話がかかってきたのだと思い込んでいた。私は彼女の発言を妄想として片づけたかったが、ソーシャルメディアやニュースサイトへのアクセスが遮断されるような国に住んだ経験はなかったので確信はなかった。たしかに私は、エシリで外国人として目立っていたのだから。

私たちは午前の残った時間を、町の雰囲気を吸収することに費やした。建物は荒廃していたが、植物は無傷で、際限なく生長していた。場所によっては、倒木や育ち過ぎた草木類が道路を塞いでいた。私たちは倒壊したビルのあいだを、瓦礫や低木につまずきながらさまよい歩いた。ときおり、荒れ果てた建物に侵入しては残った金目のものを見つけて生計を立てている人々に出くわした。眠り病にかかったことがあるという人もいた。彼は汚れた作業着を着て、手にした鋤《すき》の柄にあごをもたせかけながら訪問の理由を訊いてきた。逆に私が眠り病の経験について尋ねたところ、彼はそれに関する質問には一切答えなかった。そして私がカメラを取り出そうとすると、急いで歩み去っていった。彼以外の誰かが私の訪問に興味を抱き監視していたのなら、その誰かはじつに巧妙に身を隠していたと言えよう。

午後になると、もはや見るべきものは何も残っていなかったので、再び穴だらけの道路をタクシーでエシリに戻った。往路で私たちを熱心に見つめていたジリスたちは、一匹も見かけなかった。ディナラとの最後の数時間は、ヌルスルタンに向かう列車のなかで過ごした。カザフスタンの人々の国内旅行は基本的に長距離なので、ほぼすべての列車に寝台車が連結されている。私たちは四つの寝台があるコンパートメントをふたりのカザフ人女性と共有した。私たちはふたつある寝台のそれぞれの上段を占め、あいだの通路を隔てて話をし、下段のふたりも同じことをしていた。寝台から窓外を眺めることはできなかったが、何が外に広がっているかはわかっていた。平坦な草原と、送電線の鉄塔と、ときおり出現する薄暗い町だ。

「あの町のこと、どう思う？」とディナラが訊いてきた。

「勘違いだったわ。新聞で眠り病について読んだときには、町があまりにも陰惨なので住民が眠り病にかかるようになり、その病気のおかげで町が活気づいたのだと思い込んでいたの」

「ほかに何もすることがないから？」

「だいたいそんなところ。でもいまの私の見かたは違う。彼らは頑強な人々で、私たちが会った人は誰ひとりとしてクラスノゴルスキーでの苦しい生活について不平をこぼさなかった。ただの一度も、よ。彼らが生活の苦しさを認めるまでずいぶんと時間がかかったのはなぜ？　しかも彼らが不平を言ったのは強制退去に関してだけだった。彼らは自分たちの生活に満足していなかったから発病したのではなくて、問題は町への愛着と、並外れた生活を長きにわたって満喫してきたことにこそあったのかな」

「彼らは家族とそこで暮らしていた」

「まさにそこよ。彼らにはクラスノゴルスキーに深い愛着を寄せるにふさわしい理由がたくさんあった。独立後、状況が悪化しはじめると、贅沢ができなくなったことは確かでしょう。でも、町への愛着は決して失わなかった」

「彼らがなんで長らく町にしがみついていたかもわかるわ」

「心のどこかでは、いずれ町を去らなければならないとわかっていたのでしょう。でも去りたくはなかった。そんな彼らにとって、眠り病はその困難な決断を下す手助けをしてくれた。つまり、町を捨てることに対する言い訳を与えてくれた」

私たちは、寝台に横たわりながらそのことについてしばらく考えていた。私は口にこそ出さなかったものの、医師による過度の検査が状況を悪化させたのだろうとも考えていた。ジャーナリスト、さらには政府の対応や政治的な風潮も、問題を悪化させることに一役買ったのだろう。リューボフの病は、引き金となるできごと、つまりテンプレートになったのだが、クラスノゴルスキーにおける住民の特異な生活も、本質的な面で関与していたはずだ。執拗な医学的検査は毒物汚染をめぐる妄想を拡大した。クラスノゴルスキーでは、臨床心理士のサービスは受けられなかったが、脳スキャンや腰椎穿刺は普通に行なわれていた。また、科学者たちが町にやって来て環境を調査した。身体的な兆候に対する住民の反応は繊細なもので、それによって眠り病の物語《ナラティブ》が強化され、まだ発病していない住民が自己の身体に症状を探すよう促された。押し寄せて来るジャーナリストたちに繰り返しストーリーを語ることで、住民の恐怖が増幅され、病の証拠探しが激化した。ジャーナリストたちは、毒物汚染に対する懸念と、ストレスによって病を説明しようとする傾向を強化する結果を、必然的にもたらした。ビルの瓦礫のはざまに立って絶望した表情を浮かべている住民の写真が、「クラスノゴルスキーとカラチの住民が疲弊しているとするなら、それにはあまたの理由がある」というキャプションとともに報じられた。住民の生活と彼らが愛着を抱いていた町に関するこの極端に単純化された言説は、眠り病の原因を身体疾患に求めようとする立場へと彼らを追いやったのだ。

　ディナラと私は、クラスノゴルスキーに対してそれとは正反対の印象を持った。

　ディナラは沈黙を破って、「驚くほどリラックスしたわ」と言った。

「私も。ラドンの放射線を大量に浴びたら眠り病になるのかもしれないけど、朝の空気とともに少量を浴びたくらいなら冷静になれるのかも」

　ヌルスルタンからエシリに行く際には、道中を通じて放射線漏洩のことを念頭に置いてクラスノゴルスキーに行くことの意義について考えていた。

「リューボフはとても前向きな人だったわ。彼女はけっこう狭いアパートで暮らしていたけど、とても満足そうだった」とディナラは言った。

「そうね」

「リューボフって、ロシア語でどういう意味か知ってる？」

「知らない。何？」

「愛よ」

4 身体を支配する心

生理作用——生物や身体部位が機能するありかた

ノラとヘランの家を出た直後、オルセン医師はフローラとケジアに会うために同じブロックにあるアパートの二階の部屋に私を連れて行ってくれた。オルセン医師の夫サムと愛犬がここにも一緒についてきた。階段を上る途中、私はオルセン医師にふたつの家族が友人関係にあるのか尋ねてみた。彼女の話では、両家族の娘たちが病気になるまでは、彼らは互いを知らなかったらしい。フローラとケジアの家族は、最近になってから当局によってこのブロックに移されたとのことで、少女たちは、両家族の親が、日光を浴び新鮮な空気を吸えるよう彼女らを車椅子に乗せて戸外に連れ出していたときに顔を合わせるようになったそうだ。

オルセン医師は、「フローラとケジアはアルバニア出身のロマ〔ジプシーとも呼ばれてきた少数民族〕で、ノラとヘランとは何の共通点もないわ。話す言葉もちがいます」と言った。

彼女の発言は厳密には正しくないだろう、と私は思った。それぞれ別の国から来たのは確かだとしても、いまでは多くの共通点を分かち合っているからだ。

フローラとケジアを目にした途端、私はふたりに見覚えがあることに気づいた。私がスウェーデンを訪問するきっかけになった新聞記事のひとつに掲載されていた写真で、一五歳と一六歳のふたりを見たことがあったのだ。ふたりがあきらめ症候群になってからすでに五年が経っていた。のちにその写真が掲載されていた新聞記事を読み直してみたときに、ふたりの国籍がコソボになっていることに気づいた。また、ふたりの年齢についても私が耳にしたところとはやや異なっていた。しかしそれらの矛盾は、ロマが送っている遊牧民的生活と、ふたりが生まれた地域の激動の歴史や地理的な紛争の両方と関係があるのかもしれない。あるいはもしかすると、それもまた、自らの意思に反してある国を脱出し別の国で難民申請をせざるを得なくなった人々の生活に浸透している、アイデンティティの希薄化を示す事例のひとつなのかもしれない。彼女たちやその家族は、故国にすべてを残してきていた。

ふたりのベッドはＬ字型に配置され、ふたつの壁面に沿っていた。私には、一年前の新聞に掲載された写真と類似している点が不気味に感じられた。その当時からまったく動いたり動かされたりしていないように思えたからだ。ふたりは花模様のベッドカバーに包まれて横たわっていた。下の階に住む少女たちと同様ふたりとも黒髪で、それが枕の上に光輪のように広がっていた。

オルセン医師にせっつかれて、私は検査を開始した。とりあえず指でフローラの瞼を押し上げてみるとそれは簡単に開き、ガラスのような眼球が覗いて天井を見つめた。ノラの場合は周囲の様子に気づいていたように思えたが――おそらくノラは私に会いたくなくて視線をそらしているのだろうと思った――、ふたりは、私の存在に気づいていることを示す兆候を何も見せなかった。フローラの肌には思春期特有のニキビができていた。彼女が眠りに落ちたときはまだ子どもだったのだが、ベッドに横たわっているあいだに身体が成熟してきたのだ。暖かい日だったにもかかわらず、ふたりの足は恐ろしく冷たく、指とつま先の皮膚はやや紫がかっていた。ふたりとも十分な介護を受けているらしく、関節はしんなりと動き、皮膚には動かないことで生じる潰瘍がまったく見られなかった。ただし、皮膚の変色は血液循環の悪さを示していた。血液を循環させるには体を動かす必要がある。ふたりは青白く不健康に見え、安らかというより病的な印象を与えた。私は、ノラやヘランも必要な支援が得られなければ、将来フローラとケジアのようになるのではないかと恐れた。

フローラとケジアの家族は、数年前に難民申請を却下されていた。両親たちは、故国に家族を連れ戻さなければならない事態を恐れていた。ロマは迫害を受けてきた少数民族であり、一九世紀には奴隷として売られたり、第二次世界大戦中にはナチスの手で強制収容所やガス室に送られたりした。死の天使と呼ばれたヨーゼフ・メンゲレは、非人道的な実験のためにロマの子どもたちを使いたがったと言われている。一九八〇年代、チェコ当局はロマの数を制限するために、彼らを対象に断種を強制した。一九九〇年代に入りユーゴスラビア紛争が生じると、ロマはふたつの陣営のあいだで引き裂かれた。結局セルビア人と連携していると見なされるようになるが、メディアの報告によれば、両陣営から虐待され、拷問を受けていたらしい。戦争が終結すると、コソボのアルバニア人はロマが住む区域を破壊し彼らを追い出した。「私たちに戻る国などありません」と、フローラとケジアの母親は言う。

筋緊張や関節の状態を調べるために手足を動かしても、ふたりは私の存在にまったく気づかなかった。戸口から弟が私のほうを見ていた。彼は両頬にスウェーデンの国旗をペイントし、首の周りにスウェーデン製のスカーフを巻いていた。サッカーの試合がはじまるのを待っており、スタンドで観戦しているかのように自分を飾り立てていたのだ。オルセン医師は、この少年に体調を尋ねた。それに対して彼はスウェーデン語で答え、オルセン医師が通訳してくれた。それによると彼は、頭痛やめまいを感じているとのことだった。彼女がもう一度彼に話しかけると、彼は、よく眠れず、悪夢にうなされることもあると言った。私はオルセン医師に、症状について尋ねるのを止めてほしいと言いたかった。というのも、彼は慢性的な病気にかかったふたりの少女と一緒に狭い空間で生活しており、病は近接性や予期や身体化によって伝播するので、彼のことが心配になったからだ。

ベッドカバーを元に戻したあと、私は居間に通された。大型のテレビには、ワールドカップ準々決勝のスウェーデン対イングランド戦の試合前のコメントが流れていた。テーブルの上には食べ物が並び、モモ、チェリー、リンゴ、ミカンが一杯に入った鉢が置かれていた。マッシュポテトを勧められたので、ホスト家族を真似て塩とパプリカをまぶして食べた。あきらめ症候群については話さず、サッカーの試合を見ていた。少年は床に寝そべってテレビを見ていた。そして母親が、バタークリームがふんだんにかけられた層状のチョコレートケーキを切りはじめたときになってようやく私たちのほうを向いた。前半三〇分が経過してイングランドが得点すると、部屋の雰囲気は闘争的な空気になった。イングランドを応援しているのはあきらかに私だけだ。私は、アイルランドから移住してから国際競技でイングランドを応援するようになるまで一〇年かかった。ところがスウェーデンの旗で居間を飾り立てているこの家族は、私よりはるかに早くその域に達したらしい。どうやら移住の理由と故国に何を残してきたかが大きくものを言うようだ。

試合がハーフタイムに入ると、私はオルセン医師とサムと別れのあいさつをした。玄関に出る途中、フローラとケジアが一時間前とまったく同じ姿で寝ている様子が一瞬目に入った。それを見た私は突然強い罪悪感に襲われた。ケーキを食べサッカーの試合を見ている最中、私はふたりのことをまったく忘れていたからだ。ふたりが眠っているあいだ、他の人々の生活は続いていた。彼女たちは子どものころから寝たきりの状態のままでいるが、再び目覚めることがあれば、子どものころとは異なる体つきをしたおとなとして目覚めるだろう。フローラとケジアが最後に目にしたときにはまだ小学校に上がったばかりだった弟は、ふたりが目覚めたときにはティーンエイジャーであろう。私は、ふたりがスウェーデンで目覚めることを願うばかりだった。

あきらめ症候群の子どもたちは希望を失ったために発病したと、多くの人々が考えている。何年もアパシーを経験してきたフローラとケジアの将来を見通すことは困難だ。目覚めることは二度とないのだろうか？　私にはそうは思えない。私は心身症で生活が破綻した患者を何人も見てきたが、命を失う事態に遭遇したことは一度もない。とはいえ、絶望によって命を失った先例はないわけではない。それは非常に稀ではあれ、稀であるということは、一度も起こらないことを意味するのではない。

プリーモ・レーヴィは、アウシュビッツ強制収容所での体験を語った『これが人間か』で、それについて書いている。この本によれば、ナチスのアウシュビッツ強制収容所では、囚人は救済される者と溺れる者に分かれていた。彼は、それほど明確ではなかったとしても同様な分離が日常生活でも起こりうると信じていた。収容所での絶望が、そのような分離を際立たせたのだ。溺れる者はこの世の訪問客にすぎず、すぐに灰と化すと彼は書く。座して死を待つ人々は「ムーゼルマン」と呼ばれ、与えられたわずかな食べ物を口にし、命令に従った。しかも彼らは、死に至るはるか以前から生気のない表情でそうしていた。レーヴィはムーゼルマンについて、「彼らを生きていると呼ぶことも、彼らの死を死と呼ぶことも躊躇された」と述べている。

ムーゼルマンとは、極端な絶望や、死に急ぐ欲求に取り憑かれ、生きる意欲を失った人をいう。もちろん強制収容所の囚人のように、栄養失調になり、拷問され、人間性や希望を完全に剥奪された人が死さえ辞さないほどあきらめの境地に至ることは容易に想像しうる。だが、それほど極端ではない状況下で、身体的な問題があるわけでもない人が、死を望み死に至る場面を想像するのはむずかしい。しかしそれと似たような状況が、一九七〇年代から八〇年代にかけて、アメリカで暮らすラオス難民のモン族に起こっている。

モン族と死

モン族は元来中国で暮らしていた少数民族で、一九世紀後半に迫害を逃れて東南アジアに移住した。ベトナム戦争中、アメリカはモン族を召集してソ連に支援されていたラオスの軍隊と戦わせた。アメリカがその地域を放棄したとき、モン族の多くは難民としてアメリカに渡った。そしてその一年以内に、何の兆候もなく、いかなる病にもかかっていなかったにもかかわらず、数十人のモン族が原因不明の眠りに落ちて死んだ。彼らは、表向きは至極健康に見えていたにもかかわらず、ある夜眠ったまま二度と目覚めることがなかったのだ。

原因不明の突然死は、いかなる文化に属するどんな民族にも起こりうる。しかし少なくとも一時期、モン族におけるその発生率はきわめて高かった。当時、米国疾病予防管理センター（CDC）は不整脈が原因だと見なしていたが、なぜ不整脈が起こったかについてはわからなかった。遺伝的な原因があると見なせるのは確かだろう。遺伝性の心臓病があったのかもしれない。しかしそうであれば、他の国々で暮らしていたモン族にも似たような状況が起こっているはずだが、実際には起こっていない。戦争で使われた化学物質が原因だと主張する人もいた。しかし、戦争に参加し化学物質にさらされたのはモン族だけではなかった。一〇年が経過しても、それを説明する妥当な医学的理論は存在しなかった。

妥当な説明が見つからないため、モン族の死には北米文化に同化しようとして受けたストレスが関与しているのではないかと、多くの人々が考えはじめる。当時のモン族の移民は、文字が読めず英語を話せなかった。かつては山岳地帯で暮らしており、一夫多妻制の親族構造をとっていた。アメリカでは拡大家族が限られた空間に押し込められ、また、現代の設備の使いかたを知らず、職を手にする望みもほとんどなかった。移民にならざるを得なかった人々の生活は、苦悩の連続だった。「単に彼らはあきらめたのだ」「死ぬことを選んだのだ」という声も広く流布していた。

しかしモン族は、自分たちの死の原因に関して独自の考えを持っていた。彼らは、死が悪霊によって引き起こされるという信念を持つコミュニティで暮らしていた。そして魂は、ショックを受けると文字通り身体から離脱すると信じられていた。ある男性は、睡眠中か入眠時に死んでいた。目撃されたケースでは、犠牲者は死の直前にうめき声をあげたり、叫んだりした。モン族の考えでは、犠牲者は悪夢の恐怖で死んだという以外に説得力のある理由はなかった。この件は、いまでも紛れもない謎として残されている。

死が、誰かの意思によるもの、あるいは魔術的な原因でもたらされるもの、と信じている文化はほかにもある。アボリジニ〔オーストラリア大陸の先住民〕の伝統的な風習に「ボーン・ポインティング」がある。ボーン・ポインティングとは、魔法をかけた骨や槍や棒を向けて特定の人を死に至らしめることをいう。これで指し示された者は、他のいかなる原因も見つからずに一か月以内に死ぬと言われている。ハイチの文化やニュージーランドのマオリ族のあいだでは、類似の信念「ヴードゥー死」が信じられている。それらの死は、予期によって引き起こされるという。

この種の宗教的概念を信じていないたいていの欧米人には、誰かの意思や呪いや悪夢による死という考えは奇妙で信じがたい。しかし欧米には、ただ単に死にたかったがために死んだ人の話がたくさんある。ほぼ誰もが、それまでは元気だった高齢者が、愛する配偶者が死んでから数時間、あるいは数日が経っただけであとを追ったなどという話のひとつやふたつは聞いたことがあるはずだ。末期患者が「生きるのをあきらめた」などと言われることも多い。彼らは自己の運命をコントロールし、死に屈する瞬間を決めているのだとされている。この手の話はエピソードにすぎない。ほとんどの人々にとっては、いかに死にたくても意思だけで死ぬことは不可能だ。だが、悪夢が死を引き起こすというモン族の信念は絶対にあり得ないものなのか？　ショックはたしかに観察可能な身体の変化、場合によっては突然死に至ることもある変化を引き起こしうる。失意で人が死ぬことは間違いなくありうる。頻繁には起こらないとしても、起こることはある。二〇一八年、カリフォルニア州パサディナに住む、健康そのものだった五〇代後半の女性カリンは、そのことを思い知らされた。死にこそしなかったものの、彼女に起こったできごとは、少なくともいっとき、誰もがいつでも死にうることを恐ろしく身近に感じさせたのである。

カリンは、至って健康な人物だった。地域社会で活発に活動し、事業家としても慈善活動家としてもつねに忙しく働いていた。さらには、低収入家庭の小児看護《チャイルドケア》を支援する非営利慈善団体の事務局長を務め、余暇には乗馬を趣味にしていた。私は彼女の話を電話で本人から聞いたのだが、彼女の声は実際よりはるかに若々しく聞こえたことを覚えている。私が自己紹介するよう求めると、彼女は身長一六〇センチメートルのお転婆娘だと答えた。

「屋内にいるより、屋外での活動のほうが好きなんです」とカリンは言う。

カリンは臨死体験をするその日まで、一度も重病にかかったことがない人がよく感じているように、自分を無敵だと思っていた。もちろん軽い病気には何度かかかったことがあったが、命が危険にさらされるようなことは一度もなかった。だから彼女の医療記録のほとんどは、網膜の損傷で数回手術を受けたことを除くと、乗馬中の些細なできごとで生じたこぶや傷に関するものだった。危機に見舞われたのは、このいつもの網膜の手術を受けたときのことだった。

その日カリンは、入院すら不要な手術に対して何の心配もしていなかった。かつて同じ状況下での同じ手術を経験済みだったので、ひとりで病院に向かった。彼女はこれから起こることも把握していたし、リラックスしていた。鎮静剤こそ与えられたものの、麻酔はしなかった。だから手術中には眠っておらず、そのため周囲で起こっていたことをおぼろげながら覚えていた。麻酔専門医と外科医が話をしているのが聞こえたが、カリンはそれを無視し、白昼夢に浸っていた。

しかし今回の手術は、以前のように無事には済まなかった。数分が経過すると、カリンは麻酔専門医の声の調子の鋭い変化を聞き取って白昼夢から突如として覚める。そのような事態は以前の手術ではまったく起こったことがなかった。

彼女の話によれば、「麻酔専門医の声が上ずり、それから彼は突然外科医に向かって叫びだしたのです。それとほぼ同時に、自分の頭のてっぺんが爆発するように感じました」

麻酔専門医が誰かに向かってエピネフリン（アドレナリン）を持って来るよう叫ぶのを聞いたところで、カリンは意識を失う。その後しばらくのあいだ、彼女は意識を取り戻したり失ったりを繰り返す。完全に目覚めたときにはかなりの時間が経過しており、自分が手術室にいないことを知って驚く。さらには蘇生する必要が生じ、集中治療室に急いで運び込まれたと聞いて震え上がった。彼女があとで知ったところでは、血圧が危険なほど低下し、医師たちがその対応に大わらわだったという。心臓に何か問題があるらしかった。

「心臓のトラブルは一度もありませんでした。それが起こったときにも心臓の痛みは感じなかったのです」と、カリンはいまでも驚いているといった様子で語った。

手術中にはっきりとした予兆もなしに、カリンの血圧は急激に低下した。救急薬を投与されたが、危険な状態を脱したのは、集中治療室に運び込まれてから一時間以上経過してからだった。それから血圧が安定するとすぐに、冠動脈造影を緊急に受けるために放射線科に移された。そのあいだ彼女は目覚めており、アテローム斑《はん》が見つからないことに心臓専門医が驚きの声をあげたことを覚えている。この心臓専門医は、血栓や既存の心臓病の兆候が見つかると予測していたのだが、彼女の問題は動脈が詰まることによる血液供給の不足ではなかったのだ。彼女に心臓発作の経験はない。その代わり医師たちは、何かとんでもないものを発見したらしかった。カリンは、放射線科のモニターに映った何かを見て医師たちの声の調子が異様に変化したことに気づいた。

「医師たちの話が耳に入ってきました。彼らはモニターを覗き込んで、何かに驚嘆していたのです。別のスタッフたちがその何かを一日見ようとぞろぞろ入ってきました。最終的には部屋に二五人くらいいたと思います。〈こんな心臓、見たことないな〉と言う声が聞こえてきました」

　カリンはその後の六日間を集中治療室で過ごしている。そこでは血圧が下がるたびに警報が鳴った。最初の夜、彼女はもう死ぬのだろうと思った。だが死ななかった。手厚い看護のおかげで、やがて回復したのだ。

「危うく死にかけたんです」

「でも死なずに済んだ」

「そうなんです。その経験のおかげで、これからは自分の体調に気をつけないと、と意識するようになりました。あとは馬を売らないと、くらいでしょうか」

「それくらいで済みましたか？」

「スケジュールは幼児向けのものに変えました。昼寝をするようになり、仕事の時間も短くしましたね」。彼女の笑い声は、非常に若々しく響いた。私は、彼女が健康上の問題のおかげで、日常生活でいくつかの前向きな変化を経験したのではないかという印象を受けた。自分の好きなことを中心にして、体の負担になるようなことを控えるよい機会になったのだろう。

　冠動脈造影と心臓超音波検査は、カリンの心臓が風船のように肥大していることを示していた。彼女は心臓病になったこともなければ、家族の既往歴もなかった。過去に何度か手術前検査の一環として心拍数の記録をとったことがあるが、結果はいつも正常だった。家庭医による健康チェックでもつねに問題なし。過去に同じ手術を受け、同じ鎮静剤を投与されたことがあったが、何ら問題はなかった。つまり彼女の心臓に何らかの問題があることを示す兆候は何もなかったのだ。その日手術室で起こったことは、彼女にとっては晴天の霹靂《へきれき》だった。

カリンは結局、ブロークンハート症候群と診断されている。医師によれば、ストレスから急性の心臓疾患が引き起こされたとのことだった。医師のあいだでは、ブロークンハート症候群はたこつぼ型心筋症という名で知られ、それにかかると心筋が突然脆弱化し、左心室壁が膨張して異常な収縮をはじめ、心室全体が形を変える。それによって心臓は効果的に血液を送り出せなくなり、血圧が急激に低下する。迅速に治療しなければ突然死しかねない。カリンの場合、病院で起こったので命拾いしたのかもしれない。

たこつぼ型心筋症は、あまりよく理解されていない。それはたいてい、唐突な精神的変化や身体的変化があったとき、あるいは重い慢性ストレスを受けているときに起こる。死別、重病、大事故、激論、激しい恐怖や金銭的損失などが発症の引き金になることが多い。人前で話をすることへの不安や、サプライズパーティーによってさえ引き起こされるという報告もある。科学者の推測によれば、ストレスホルモン、とりわけアドレナリンの大量分泌で心臓が衝撃を受け、効果的に収縮しなくなって引き起こされると言われる。たこつぼ型心筋症には、なぜ女性に顕著に見られるのかなど、未解明の問題が少なからず残されている。ほぼ確実に更年期を過ぎてから生じることから、中年女性の心臓においては、エストロゲンレベルの低下による脆弱化を原因とする説も提起されている。

「それが起こるまでの二年間、私は強いストレスを受けていました」とカリンは語る。

彼女が自分の仕事について語ってくれたとき、私は、その話によって多くが説明できると思った。彼女は、数十年前に自分が立ち上げた慈善団体で働いていた。慈善団体を立ち上げるという考えは、日曜日に教会に出掛けたあとで友人たちと気軽に交わした会話から着想を得ている。そのとき彼女たちは、チャイルドケアを受けにくい低収入家庭の窮状に共感を示したのだ。するとあっという間に、その問題を解決するためのサービスを立ち上げた。カリンは、つねに他者のために問題を解決し、ものごとを実行しようとするタイプの女性だった。しかし年齢を重ね、ストレスを蓄積していったカリンには、悪戦苦闘の日々が訪れる。金銭的な問題はなかったものの、仕事はますますきつくなっていった。それに加え、自宅のパサディナから数百キロメートルほど離れた場所で暮らす両親が病気になってしまう。父親は認知症、母親はパーキンソン病だ。カリンは両親の面倒を見たかったが、距離のせいでそれはかなわなかった。今後両親が自力で生活していくことは無理だと考えた彼女は、パサディナの近くにある介護施設を探しはじめた。見つかれば、両親はそれまでどおりふたりで一緒に暮らせるし、カリンも定期的に見舞いに行けるはずだった。

「体は健康ながら認知症がある非常に頑固な愛煙家の父親と、精神は正常ながら身体疾患がある母親のふたりを一緒に受け容れてくれる施設を探すことがどれだけ困難かわかります？」私は、そのカリンの言葉にフラストレーションを感じ取ったが、不可能な試みを実行に移したことを話すときの彼女の声の調子からは、ユーモアや愛情の念も十分に聞き分けられた。

条件に合った施設を見つけ、そこに入所することに両親を同意させるまで二年かかった。しかも自分自身の家族の面倒を見ながら、同時に事業を運営しようとしたのである。ところが入所予定日の一週間前になって、両親は気が変わったと言いだして入所を断ってきた。カリンの努力は水泡に帰したのだ。

「叫びたくなることもあったのですが、我慢しましたよ。仕事がますます大変になったころに、加えて両親のことが頭を離れなくなったんです。ずっと胃がそわそわしてました。いまとなっては、それがエピネフリン（アドレナリン）のせいだとわかるのですが」

カリンが倒れる少し前、両親がともに他界した。まず父親が、その二か月後に母親が亡くなったのだ。その一方、仕事は過酷だった。何とか服を着てやっとのことで仕事に出掛けられる日々もあった。

「玄関に立ち尽くして、ドアを開けられないこともありましたね」

そしてついに、いつもの手術で心臓が風船のごとく膨張し、破裂しそうになったのだ。

「たこつぼ型心筋症などという病気は自分がかかるまで知りませんでした。〈タコツボ〉は有名な学者さんの名前だと思っていましたから。世界のどこかにタコツボ教授がいるのだろうと思っていたのに、じつはタコを捕まえるための壺だと知ったときには笑うしかなかったですよ！」とカリンは記憶を蘇らせながら笑った。

たこつぼ型心筋症は、一九九〇年に最初に日本で報告されている。事実、この病名はタコを捕獲する壺を意味する日本語からとられていることがわかった。心臓が膨張するとタコツボのような形になるのでそう命名されたらしい。

心臓に問題が発生してから一年経っているので、私は「最近の具合はどうですか？」と尋ねてみた。

「いまでも問題はあります。ハイキングに出掛けて上り坂になると息切れがしますね。それ以上の問題は、自分の言葉に慎重になる必要があるということです。たとえばストレスによる心筋症だと言ってしまうと、そう言われた人はすぐに私の苦難にあまり関心を示さなくなってしまいます。あたかもストレスによる病気には何ら同情の余地がないと考えているかのように。保険会社も、ストレスが原因だと知ると、理学療法に保険金を出したがらなくなります。そもそも私には、疾患の証拠になる身体的な損傷などひとつもありませんし」

心臓が停止して実際に死にかけても、現実に体験したことの真実味を損なうことを恐れて会話で「ストレス」という言葉を使えないというのは、ひどい話だ。また、永続する損傷や目に見える身体的障害がない限り、たいてい人々は何が患者に起こったのかを忘れやすくなる。

「状況は昔と同じではないものの、それでも何とかなると自分に言い聞かせています」というカリンの言葉は、現実主義的だった。何か悪いことが彼女に起こったのは確かだが、気を引き締めて新たな状況に対処する覚悟を決めたことを意味しているのだから。

「何とかなりますよ」と私はカリンを勇気づけた。
カリンは「じつを言えば、私は辛抱できずにキレちゃいましたが」と言い、再び笑いだした。

心から身体へ、身体から心へ

ウィキペディアで「organic brain disease（器質性脳疾患）」という項目を参照すれば、「原因が純然たる心の問題ではなく器質的（生理的）なものとして知られている、心の機能の病理的な症状もしくは障害」と定義されていることがわかる。私がここでウィキペディアの記事を取り上げたのは、ウィキペディアで事実を調査することを推奨するためではなく、二一世紀の現在においてすら、心身二元論が流布している証拠をいとも簡単に見つけられることを強調したかったからだ。この定義に従えば、心は生理作用とは何の関係もないことになるが、その考えはいかにもばかげている。ところが、医学的障害を「器質性」と「心因性」に、あたかも両者が完全に別物かのように分けている事例はウィキペディアだけではない。人が思考を抱いたり、情動を覚えたりするときには、それらを生み出すために何らかの器質的（生理的）な作用が生じるのは確かだ。

医学の世界では一般に、「器質性」という用語は特定の器官における病理的な変化に、また「非器質性」という用語は心理的な要因を持つ障害に言及して用いられる。私は、それらの定義が指針として用いられるだけなら、それに強く反対するつもりはない。しかし、医師にせよ一般人にせよ、大勢の人々が「器質性」と「非器質性」の区別を、その症状が「リアル」か「リアルでない」かを意味するものと見なしはじめるようになると大問題だ。たとえば脳卒中に見舞われた人は器質的な脳疾患があって、「実際に」麻痺していると認識される一方、心身症や機能障害がある人には、心因性の問題があるのであって、「実際に」麻痺しているわけではないと認識されることが多い。心身（機能）障害をそのように解釈するのなら、人々がその診断を拒否しても何の不思議もないだろう。

　機能性、心身相関性、生物・心理・社会性、転換性、非器質性など、いかなる呼びかたをしようが、それらの障害はすべて、生理的なメカニズムが機能不全に陥って純粋に身体症状や身体障害が生み出された結果として生じる。ストレスと身体症状のあいだの単純な因果モデルによって説明される場合が多いが、じつのところその発症には複数のメカニズムが関与している。つまりそれらは、「心」を生む、身体と高次の認知プロセスや社会プロセスの相互作用の表れなのだ。そこに組織の病理的変化という意味での疾患は見られなくても、予測符号化、解離、ストレスホルモン、自律神経系などの、脳や身体の機能によって生み出された生理的な異常は存在する。

　カリンの病は心身症ではない。というのも心臓に決定的な構造的変化をきたしていたからであり、現在の定義では、彼女の障害は器質性に分類される。とはいえ彼女の病は、身体と、心を構成する認知プロセスと、社会的プレッシャーという三者のあいだの非常に複雑な相互作用を反映している。カリンの症例では、強いストレスがホルモンの大量分泌を促し、それによって命にかかわる心血管系の反応が生じている。心理的苦痛が生理的変化を生んだことに疑いはない。つまり心理的苦痛は自律神経系を刺激して、脳の早期警戒システムとも言える扁桃体を活性化し、コルチゾールやアドレナリンの分泌を促したのだ。これは急性のストレスに対する正常な反応であり、差し迫る危険に直面して「闘争か逃走か」反応を準備するよう導いてくれる。しかしコルチゾールやアドレナリンのレベルの高まりは、高血圧や心臓病などの長期的な問題を引き起こす可能性がある。だからその作用は、視床下部・下垂体系を基盤とするフィードバックループの調節を受けているのだ。このフィードバックループの目的は、慢性化したストレスに対する反応を弱めることにある。カリンに関して言えば、このフィードバックループがうまく機能していなかったのはあきらかだ。

しかし心と身体の相互作用は、心理的苦痛によってはじまるとは限らない。それは両側通行なのだ。機能性神経障害や心身症は、心から身体と、身体から心の両方向に作用して引き起こされ、両者のあいだのフィードバックループによって悪化する。カリンの場合、心理的な要因が先で身体的な変化があとになった。彼女に起こったことは、心理的要因が身体の健康に影響を及ぼすとする従来的なモデルに合致する。しかし心と身体の相互作用が生じるありかたは、ほかにもたくさんある。病の心理的要因は、最初は無視できるほど小さい場合もある。私の患者タラは、まさにそれに該当する。彼女の話は五年前にはじまる。そのとき彼女は、かつて経験したことのないような激しい痛みを感じ、それ以来痛みがときおり再発して平穏な生活を乱すようになったのだ。

外来患者として来たタラは、「それに比べれば、出産は苦痛ではありませんでした」と言う。

タラは一度だけ倒れたあとで私のところに紹介されて来たので、車椅子に乗っている彼女の姿を見て私は驚いた。紹介状には一度だけ意識を失ったことがあるとあったが、彼女の話にはそれ以上の何かがあるのではないかという印象を受けた。事実、彼女は倒れたことについて気にも留めていなかった。それを気絶と見なし、てんかん専門医に診てもらう必要はないと考えていた。突然背中に鋭い痛みを感じて倒れたと聞いて、私は彼女の自己診断に同意した。そして自分に起こったことにそれほど無関心なら、なぜ私のクリニックに来たのかと訊いてみた。

「あなたに会いに行かないと車椅子を取り上げると医師が言ったからです」

あきらかに、私には知らされていないことがありそうだ。私は彼女に頼んで、ことのはじまりから説明してもらうことにした。

タラは小学校の教師だった。カリンと同様に倒れるまでは健康で、仕事はつねに多忙をきわめていた。

タラの日常は立ち仕事がメインで、身体への負荷が大きかった。消耗品の箱を運んだり、地面にすわって子どもたちと遊んだりし、高い場所での作業も度々あった。

「小学校の先生になろうと決心したとき、それがここまで肉体的に過酷な仕事だとは思ってもいませんでした」。タラは背中に軽い痛みを頻繁に感じたが、仕事で生じた筋緊張のせいにしていた。彼女の話によれば、「ある日、子どもたちに話しかけようと前かがみになったときに、腰から左足にかけて稲妻のような痛みが走ったのです」。痛みがあまりにも激しかったため、倒れるのではないかと思った彼女は、アシスタントが助けに来るまで床にかがみ込んでいたという。
タラは学校専属の看護師に助けられながら保健室まで歩き、鎮痛剤を服用して床に横たわっていた。痛みはやや和らいだものの、教室には戻れず、数日は授業ができなかった。すわっていると耐えられないほどのひどい痛みを感じ、歩いているといつでも痛みが戻ってくるかのように感じた。その結果、彼女は仕事を休み、膝の下に枕を置いて一日中横たわっていた。

地元の医師は坐骨《ざこつ》神経痛の診断を下し、最初の治療として理学療法士を紹介してくれた。しかしタラは勧められた運動が苦痛だった。そして左足に燃えるような感覚を覚えたとき、整形外科医の検査を受けてはどうかと理学療法士から勧められた。スキャンを受けた結果、結局軽い腰の椎間板《ついかんばん》ヘルニアだと判明する。神経がわずかに圧迫されていたものの、手術の必要はないと整形外科医は判断し、理学療法を続けるよう彼女に言い渡した。タラはすでに理学療法を試みて失敗していたので、その提案は不満だった。そこで別の医師に意見を聞いてみたが、結局同じことを言われる。

「体を動かすたびに椎間板が動くように感じられ、状態が悪化していることがわかりました。でも、医師たちは私の感覚を無視しているように思えたのです。私は、ずれた椎間板が脊髄に切れ込んでいるところを思い浮かべていたのに。私はある医師に、〈医師の治療を受けるためには、実際にそのようなことが起こっていないとだめなのでしょうか？〉と尋ねてみました」

そのころには、痛みは慢性化していた。燃えるような感覚は上方に移動し、左足全体から腰まで達していた。より強力な鎮痛剤を服用しても効かなくなったため、ある外科医は鎮痛剤の注射を打った。それには効果があったが、効き目が短かったため繰り返し注射を受けなければならなかった。そして数か月が経過したころには、出勤できる日は数えるほどになり、足を引き摺って歩き、寝る前には鎮静剤が必要になっていた。

それからさらに数か月後、タラは新たな症状の発現に気づく。しびれが左足を這い上がってきたのだ。

「体の内部は燃えるように感じているのに、皮膚はしびれて無感覚になっていました。フォークを刺しても何も感じません」

やがて痛みとしびれは右足にも移る。タラは歩くのに苦労するようになり、両足ともぎこちなく、そしてか弱くなっていった。椎間板がずれたと確信していた彼女は、もう一度スキャンするよう要求した。だがスキャンでは変化が認められなかったので、理学療法を続けるよう言われた。

タラは次のように語る。「椎間板を除去するよう言ったのですが、医師たちはそうしようとしませんでした。私が麻痺しているところを目のあたりにしていながら何もしないという態度は、私にはとうてい理解できません。私はかつて定期的に一〇キロメートルほど走っていましたが、それから一か月も経たないうちに杖一本、やがて杖二本で歩くようになり、最後には車椅子を使うことになってしまったのです。しかも、医師たちが車椅子を用意してくれたのではありません。私の父が最初の車椅子を買ってくれたのです」

タラには慢性の鈍痛があり、ときおり波状で襲ってくる激しい痛みの発作に見舞われることがあった。そしてあるとき、一連の発作が訪れたときに倒れたのだ。痛みが背中から両足に下りてくると、家具を支えにしながら家のなかを歩かなければならなかった。また、突然意識を失うことがあり、目覚めたときには左腕が部分的にしびれていた。

私がタラに会ったのは、それらのできごとが起こってからしばらく経ったあとのことだった。そのとき彼女は、電動の車椅子に乗り、左腕は膝の上に垂れ下がりまったく動かなかった。そして手足のうちで唯一機能していた右手で車椅子をコントロールしていた。意識を失ったと医師に報告したときに、彼は車椅子を取り上げたいと言ったのだ。

タラはそれについて、次のように説明してくれた。「彼が言うには、意識を失うことがある人には車椅子は危険なのだそうです。コントロールパネルに手が置かれたままになって、道路に飛び出してしまう危険があるからです。でも、気絶したのは一回だけです。しかも車椅子がなければ、私は家から外に出られません」

私がタラの検査をしたところ、脆弱性や感覚の喪失は機能性神経障害の症状と完全に合致することがわかった。神経、筋肉、脊椎、脳などの損傷は、神経系の非常に複雑な構造的配置によって特定のパターンの神経の機能不全を引き起こしうる。たとえば脊椎のある部位の損傷は関節に接続する神経経路に影響を及ぼし、よって身体のバランスのみを損なうのに対し、それとは別の部位の損傷はバランスにはあまり影響を及ぼさずにしびれを引き起こす。あるいは脳の片側の損傷は、それとは反対側に諸症状を引き起こす。タラの感覚喪失と筋力低下の分布は、身体の構造的な配置と一致しない。さらに言えば、反射のような無意識的なコントロールの機能不全による臨床兆候と、意思の力のような意識的なコントロールによるそれのあいだには大きな相違がある。タラの反射作用は、自分の意思では動かせない手足に対してさえ、まったく正常だった。機能性神経障害の診断は、あくまでも典型的な病理の存在に依拠して下される。スキャンして発見されたタラの椎間板ヘルニアは、脊髄とはかけ離れた腰背部で生じたものなので、両足や、まして腕に麻痺を引き起こすことはあり得ない。おそらく彼女の担当医師も同じことを考えて慎重になり、理学療法を受けるよう繰り返し助言したのだろう。

タラは私に自分の話を語ったとき、他の医師たちが言ったことが原因で、ほぼ完全な麻痺が引き起こされたことについては何も言わなかった。若い女性が両足を動かせなくなったのなら、それは医学的な緊急事態であり、だから徹底的に検査を行なって何らかの診断を下した医師もいるはずだ。そこで私は、それについて尋ねてみた。

するとタラは「椎間板ヘルニアと診断されました」と、あたかも私が彼女の話を聞いていなかったかのように繰り返した。

「機能性神経障害の可能性があると誰かに言われたことはありませんか？」と、私は尋ね直した。

彼女は、機能性神経障害など病名すら一度も聞いたことがないと答えた。

「心身相関性ではないかと言った人はいますか？」

「心理的な問題だと言った人はいます。ですが、それは何が悪いのかが彼らにもわかっていないことを意味するにすぎません！　どうしてストレスのせいでこうなるのでしょうか？」と、タラはこの私に向かってなぜそんなことが言えるのかとでも言わんばかりの驚きの表情を浮かべながら答えた。

彼女の困惑はよくわかる。筋骨格系の背痛《はいつう》と椎間板ヘルニアではじまった障害が心因性と断定されたのだから、彼女でなくとも困惑するだろう。要するに彼女は、「心身相関性」や「心因性」などといった用語が使われる際の混乱や、身体の病気と心理的な病気の人為的な区別によって、誰もが彼女の麻痺した足にフロイト流の隠された意味を見出そうとする、不穏な領域に無理やり押し込まれたと感じていたのだ。

カリンとは異なり、タラの機能障害はストレスに起因するわけではなく、肉離れや椎間板ヘルニアという純粋に身体的な病理に端を発している。それによって身体症状が悪化したのに加え、心理的な影響も表れたのである。

感覚刺激のフィルタリング

私たちは、身体が健康なときにはその状態を自明のものと見なす。何も考えなくても、きわめて効率的に生きていける。一日を通じて身体はさまざまな変化を被るが、脳はそれを正常なものと評価し当然のごとく無視する。階段を上るときに生じる動悸、慣れない椅子にすわることで引き起こされる腰の軽い痛み、食事様式を変えたことで生じる排便習慣の変化、突然立ち上がったことによるめまい、以上の現象は、日常生活においてさまざまな程度で生じている些細な身体感覚をいくつかあげたにすぎない。それらはいつのときにも、意識にのぼらない身体の雑音という背景を生んでいるが、何かが起こらない限り私たちがそれに注意を向けることはほとんどない。

つねに健康で、病気になるなどとは思ってもいない人は、自分自身の行動や環境に対する身体の反応にほとんど気づいていないはずだ。しかし、身体の変化に対するそのような態度は、それに気づかされた場合、いつもとは変わるかもしれない。たとえば、最近になって近親者が重い心臓病と診断された人は、それまではまったく気にしていなかった自分の心臓の動悸がいまや無視できなくなるかもしれない。あるいは、がんから回復しつつある人は、疲労が何か致命的なことが起こる前触れのように思えるかもしれない。

身体は、いつでも生じうる諸症状の源泉《プール》をなす。人が身体に過度の注意を向け、身体の雑音のなかから個々の感覚に焦点を絞りつつ、何らかの病的兆候を探しはじめる理由はあまたある。また、ひとたび特定の身体の変化が異常と認定されると、その変化は症状と化す。背痛や椎間板ヘルニアに苦しむ人には、そうでない人より両足に大きな注意を向けるべき理由がある。ずれた椎間板が神経に切れ込んでいると信じている人は、神経の損傷を示す兆候になる感覚を両足に探そうとするだろう。そして探しはじめれば、このような兆候は見つかるものだ。

すでに述べたように、感覚刺激の処理は無意識のさまざまなコントロールを受ける。本書でまだ取り上げていない概念のひとつにフィルタリングがある。いかなる瞬間にも、潜在的な感覚経験の一部のみが意識の領域に上ってくるにすぎない。これを書いているいま、外では子どもたちが遊んでいる。しかし私の脳が子どもたちのはしゃぎ声を遮断しているので、気が散ることはない。椅子が背中を圧迫しているが、とくに注意を向けない限りそれに気づきはしない。軽い傷のせいで左腕が少し痛むが、いまのいままでそのことを忘れていた。机にかぶさるようにしてすわっている自分の姿勢がいかに悪いかにさっきまで気づいていなかったのに、それに気づいたいまや、背筋をまっすぐに伸ばしてすわり直そうとしている。身体の変化や感覚経験は無数に生じているため、つねにその一つひとつに注意を向けなければならなかったら、とても集中などしていられない。だから脳は、過剰な刺激をふるい落としているのだ。どこに注意の焦点を絞るべきかの選択以外、このプロセスのほとんどは無意識裏に行なわれる。私たちは、想像以上にわずかしか自分の感覚をコントロールできない。

　フィルタリングや、姿勢や動作のコントロールは、それに向けられた注意の程度によって変化する。私たちは通常、両足の感覚、動き、位置についてよく考えていない。椎間板ヘルニアになったという知識は、左足を心配すべき理由をタラに与えた。だから彼女は、それに注意を向けるようになったのだ。そしてひとたびそうしはじめると、通常は脳がふるい落としている、あらゆるうずきや痛みに気づくようになった。だから彼女は心配になり、その心配のせいで彼女の注意はさらに強く左足に向けられるようになったのだ。彼女は脊椎の構造についてあまりよく知らなかった。だが、椎間板がさらにずれるのではないかと心配になり、その証拠を他の身体部位に探すようになって、両足に奇妙な感覚を覚えはじめたのである。

次に動作が影響を受けるようになった。私たちは歩行のような筋肉の複雑な動きをごく自然のものとしてとらえ、それについて意識していない。数千年にわたる進化の過程を通じて、健康な乳児はごく自然に立ったり歩いたりすることを学び、成人するとそれがいかに高度なプロセスかを忘れることが人間にとって自然になった。人間の二足歩行を模倣する機械を製作するより、チェスのグランドマスターを破るコンピュータープログラムを開発するほうがたやすい。歩行における自動的な性質、つまり無意識的なコントロールを失えば、この高度なプロセスの効率はガタ落ちになる。一例をあげよう。私は、低い壁の上なら歩くことができる。だがもっと高い壁の上を歩かされると、落下への恐怖からバランスや動作に過度の注意を向けるようになって落ちる危険が高まるだろう。自分の動作について考えることは、その質を低下させる。椎間板が両足に影響しているのではないかとするタラの懸念は、自分の動作にもっと注意を払うよう仕向ける。そのため、やがて彼女は自分の動作がきわめて不自然であるように思いはじめた。要するに、過度の警戒心が歩行の質を低下させたということだ。自転車の運転などの複雑な動作は、思考の媒介なしで実行できるよう手続き記憶（筋肉の記憶）に蓄積されている。しかしそのような記憶は脱学習される場合がある。

タラと話をすればするほど、それだけ私は彼女の内部で悪循環が生じていることがよく理解できるようになった。彼女の障害には複数の要因がある。痛みは歩きかたを変えたが、それよりも悪いことに、自分の身体について考えるありかたまで変えてしまったのだ。痛みは彼女を不活発にし、その結果筋力が衰えた。病気になることに不慣れな彼女は、恐れを感じはじめた。椎間板ヘルニアになったと知ることは、彼女にとって大打撃になり、また、どんどん年をとっているように感じられた。彼女の母親は関節炎を患い、数十年間その痛みにつねに苦しんでいた。タラは、それと同様な衰退が自分の身にも起こっているのではないかと恐れた。椎間板ヘルニアが「不安定」なものとして言及されるのを聞いたとき、彼女の心のなかで鮮烈な視覚的ストーリーが生まれた。動こうとするたびに、椎間板がずれ、脊髄が圧迫されて縮むところを想像するようになった。圧迫された神経のエピソードではじまり、家族の既往歴や、身体の構造に関する自分の思い込みによって強化された自作のストーリーは、グリシクニスにまつわる話や、ウラニウム鉱山による毒物汚染に対する恐れと同程度に説得力がある。まず彼女自身が、椎間板が徐々に脊髄に向かって動くところを視覚化し、生理的なトリックと脳の誤作動がストーリーを完結させたのだ。

　私は、痛みのせいで自分の感覚や動作に鋭敏になったため脳が抑制され、効率的に運動をコントロールできないよう文字通り再訓練されてしまったのだと語りながら、私が下した診断を説明した。また、その状況が逆転可能だということも説明した。スポーツを習得するときと同様、再び普通に歩けるよう学習できると告げたのだ。彼女は疑い深そうな顔つきをしていた。それには集中的な理学療法を受ける必要があるという点については口に出さなかった。治療に失敗したと彼女が考えている医師に自分を結びつけられたくなかったからだ。

タラは、以上の私の説明に対して「椎間板のせいです。そうに違いありません」と反論した。もちろん彼女は正しい。椎間板が障害の発症の決定的な要因となっていることは確かだ。ただし椎間板が脊髄を圧迫したからではない。椎間板のずれによって一連の知覚や反応が引き起こされたからであり、そうでなければそれ以後の状況は起こり得なかった。非常に大まかな言いかたをすれば、彼女の障害は心理的な要因に帰される。言い換えれば、心に属する認知プロセス――とりわけ注意と知覚――が、障害の発症に不可欠だったのだ。また、不安も非常に大きな要素である。というのも、それによって彼女は両足に注意を払うようになったからだ。しかし、還元主義的に誤って解釈された軽蔑的な意味で心理的なのではない。「心理的」という言葉は、社会的なストレス、心の脆弱さ、精神疾患を意味するものとしてとらえられやすい。だがその説明は、タラの経験と一致しない。だから彼女は、当初診断を否定したのだ。彼女が自分の病気を理解するにあたってもっとも重要視していたのは、脳の生理的機能の変化のせいで歩けなくなってしまったのであり、ウィキペディアが示唆するように実体のない心のせいなどではない、ということだった。

カリンの変形した心臓を器質性の障害と、タラの動かなくなった足を非器質性の障害と呼ぶことは誤解を招く。そのような障害の概念化には問題がつきまとう。グリシシクニス、あきらめ症候群、クラスノゴルスキーの眠り病を文化的なテンプレートに従う不安の身体化、あるいは苦痛の言語と見なすことで、誤解を招く恐れがあるのを私は承知している。そのような見かたをとれば、非身体的な心というデカルトの概念から生じた、偽りの病から成る漠然としたカテゴリーへと障害を分類できるように思えるからだ。じつのところ私はそれとは正反対の主張をしているのであって、それらの障害は他のどんな医学的障害とも変わらないリアルなものであり、認知プロセスの機能不全から生じ、対応する生理的変化を引き起こすのである。

器質性の障害がリアルであるのに対し非器質性の障害はリアルではないとする考えから導き出される、同様に憂慮すべき結論は、「それゆえ非器質性の障害は重篤ではなく、日常生活に重大な支障をきたすことがない」というものだ。「心因性」であるには症状があまりにも重く感じられるという主張が、心身症の診断を受け入れがたいと考える人々のあいだでよく聞かれる。しかし、障害の重度や慢性度と疾患のプロセスのタイプのあいだにはいかなる相関関係も存在しない。多発性硬化症のある人が最小限の症状しか示さないこともあれば、機能性神経障害を患う人が寝たきりになることもある。解離性の発作は、てんかん性発作と比べてより頻繁に起こり、長引き、入院を要する場合が多い。「心身相関性」や「機能性」という用語は、症状が軽いことを意味するわけでも、日常生活にそれほど支障をきたさないことを意味するわけでもなく、実態はそれにはほど遠い。

麻痺の原因について話し合っているとき、タラは「なんでそんなことが自分自身に対してできるのですか？　それが心因性なら、いまごろは回復しているはずではないのでしょうか？」と訊いてきた。もちろん、彼女自身が自分に障害をもたらしたわけではない。彼女は、「心身症の大半は自己限定的で長引くことがない」という、もうひとつのよくある誤解を抱いていた。じつのところ、心身症は多くの患者にとって自己永続的な現象なのであり、よく慢性化する。タラは、脳にはシャットダウンが長引いた場合にスイッチが入るフェイル・セーフ・システム〔システムの一部に不具合があっても全体が止まらないような設計〕が備わっていると信じていた。息をしばらく止めていると二酸化炭素レベルが上昇し、やがて脳幹が緊急事態を検知して、呼吸を強制するのと同じようなものと考えていた。しかし心身症はそのようなありかたでは作用しない。快方に向かう人もいれば、病気になることで症状が激化する人もいる。社会と医療の関係は患者が病気について考えるありかたを織り上げ、事態を悪化させることもある。それらも、個人のコントロールが及ばない生理的なプロセスなのだ。

　精神科医のローレンス・キルマイヤーはルーピングという概念を導入して、病の複雑な実態がいかに生じ、時間の経過につれて増幅されていくかについて考察している。キルマイヤーの言葉を借りれば、「自分の経験を語るありかたは、社会における他者との接しかたに影響を及ぼし、ひいてはそれが経験を形成し直す」のだ。

　機能性の症状を悪化させるフィードバックループは複数のレベルで作用する。純粋に生理的なレベルもあり、自律神経系や視床下部・下垂体系（ＨＰＡ）は、経験や情動に反応する。ＨＰＡには、長期的な反応を抑制するためのフィードバックループが組み込まれている。注意バイアスのようなプロセスは自己増幅的な場合が多い。つまり何かに気づけば気づくほど、それだけその何かに注意を払うようになるのだ。これは、生物学的なレベルに属する内的なフィードバックループを構成している。

機能障害を悪化させる他のルーピングの要因に、環境がある。それには家族や医師とのやり取り、医学的検査、提供された治療、患者自身の持つ医療の知識、社会的態度、あるいは保険や障害手当などの現実的な問題が含まれる。これらの外的要因は生理的なプロセスにフィードバックされ、病の推移に影響を及ぼす。タラが検査を受ければ受けるほど、また、医師の説明が不可解に思えれば思えるほど、それだけ彼女は混乱し不安を募らせた。結局その状況は、余計に熱心に症状を探すよう彼女を仕向けただけだった。そして医師は、意図せずしてその悪循環を焚きつけたのだ。

幸いにも、カリンもタラも悪循環から抜け出すことができた。それを可能にした支援は、対応する医学的問題を生んだ一連のできごとの経緯に応じてふたりのあいだで異なる。カリンはそもそも、生きるために集中的な薬理的、ならびに身体的な治療を必要とした。最終的に彼女の心筋は回復し、正常な形状に戻った。そののち彼女は、外的なストレスを緩和するために社会生活を変えた。心理的な支援、運動、生活様式の変更は、生命のもろさを実感したことによる恐怖感を完全に消し去ることはできなかったものの、改善した状態を保つのに役立った。臨死経験は、事態が耐えられないものになったときには、自己の身体に聞き耳を立てて注意を払うよう、彼女に教えてくれたのだ。

タラは、過度に身体に聞き耳を立てることで危害を被ることを避けるべきという、カリンの場合とはほぼ正反対の教訓を学ぶ必要があった。彼女は別の理学療法士にかかり、再び歩けるよう教えられた。そのためには、学習された悪い習慣を捨て去る必要があった。気晴らしはときによい手段になる。彼女は歩きながら音楽を聴くようになった。音楽は歩く動作から注意をそらし、より楽に感じられるリズムを歩きかたに与えてくれるからだ。背痛が完全に消えることはなかったものの、それを感じた際には適切なありかたで反応するよう臨床心理士が支援してくれた。また、認知行動療法は、身体症状に対する過度の警戒という悪循環を断ち切るのに役立った。

　機能性神経障害や心身症は、知覚系で生じたエラーに対する非適応的な反応の表れであることが多い。脳は身体を通じてのみ自己を表現することができる。また、身体と環境の相互作用を介してのみ学習できる。私たちは何かを試し、それに反応し、その結果を見極め、そこから得られた知識に基づいて同じ行為を繰り返すことで、成長していく。脳は非常に賢明なので、私たちは脳がしようとしていることに気づきさえしない。私たちに降り注いでくる信号はとても複雑で扱いにくいものなので、解読が非常にむずかしい。私は、人間がものごとを間違ってとらえる場合があることより、正しくとらえて学び続けていく場合のほうが多いことに驚きの念を禁じ得ない。

　あきらめ症候群は、ルーピングの効果がいかに強力かを示す極端な事例をなす。これを書いているいま、フローラとケジアは発病から六年経つが、回復の兆しを見せていない。親や医師やソーシャルワーカーたちに可能な支援より、はるかに大きな何かが必要なのかもしれない。ローレンス・キルマイヤーはあきらめ症候群について、その問題を解決するには家族とコミュニティとヘルスケアシステムのあいだに存在するあらゆる相互作用に関する、細部にわたる生態社会《エコソーシャル》的な分析が必要とされると指摘している。

私はフローラとケジアの今後を心配している。というのも、これほど時間が経過したあとでは、ふたりの身体に生じた生理的変化を逆転するのは不可能のように思えるからだ。あきらめ症候群の子どもたちはたしかに目覚める。やがて彼らの運動機能は完全に回復する。ただし、同様に心理面でも完全に回復しうることを示す研究は存在しない。私は、身体活動が普通に行なえるよう身体を鍛錬できるであろうという点にはたしかに同意するが、脳についてはどうか？ 脳は経験によって形成され、完全に成熟するのは二〇代になってからだ。脳がもっとも可塑的なのは幼少期で、その時期には脳に外界が刻印される機会が多い。子どもがする遊び、取るリスク、そして社会的なやり取りは、やがて成人生活で必須になる知識や成熟した情動を保つ、神経ネットワークの結合を生み出す。フローラとケジアには、成長期の経験によってもたらされるはずの恩恵を受けずに成人するという大きなリスクがともなっている。疾患を器質性と心因性に人為的に分けることは、社会と医療システムが、責任の所在を問うばかりで積極的な治療を行なわずに患者を放置することを、驚くほど容易にしてしまう。情報の受け手である患者がもっとも望むものは、誰かから聞く新たな話《ストーリー》をもとに、その物語《ナラティブ》を身体化することによって、悪循環から抜け出すことではないだろうか。

5 縞馬ではなく馬だと思え

権威――受け入れられた情報や助言の源

CBSニュースがその事件を報じたのは二〇一七年八月九日のこと。キューバに駐在していた米国国務省のスタッフの一団が、原因不明の重度の疾患を発症したという。ただ、その報道の内容はあいまいで、どこか不気味だった。何かが起こったのは確かだが、何が起こったのかが正確にはわからなかったのだ。八月一〇日、CNNはハバナ在住の米外交官を狙った攻撃があったとやや具体的に報道し、NBCは「謎の〈攻撃〉を受け、米国政府はキューバから大使館員を引き上げる」と報じた。

このできごとは、キューバ駐在の米外交官の一団が、頭痛、耳の痛み、聴覚障害、めまい、耳鳴り、バランス感覚の喪失、視覚障害、記憶障害、集中力の欠如、疲労などの症状を呈して発病した二〇一六年一二月にすでにはじまっており、六か月間で数件の症例が報告されていた。大使館の医療スタッフには原因がわからず、患者の多くはアメリカ本国に戻された。そしてそこで、ふたつの医療チームが――一方のチームは耳鼻咽喉科の専門医で爆風損傷の専門家でもあるマイケル・ホッファーが、もう一方のチームは神経外科医で脳震盪《のうしんとう》の専門家でもあるダグラス・H・スミスが率いていた――一連の検査を行なった。両チームはそれぞれ別の機関に所属していたが、独自のさまざまな症状から成る未知の新たな症候群だとする類似の結論に達した。この症候群は、脳の外傷の履歴がないにもかかわらず、「外傷性脳損傷」に合致する「複雑な脳のネットワークの障害」と呼ばれた。

原因は何だったのか？　一連の症例のあいだには何らかの関連性があるはずだ。被害者全員がキューバ駐在のアメリカもしくはカナダの国務省のスタッフだったという明白な事実以外に、もうひとつの共通点があった。それはほぼ全員が、症状が出現する直前に奇妙な音を聞いたと報告していることである。報告された音は、軋《きし》む音、ベルのようなうるさい音、セミが鳴くような甲高い音などさまざまだった。音が自分に向けられているように感じ、家の周辺まで追いかけてきたという人もいた。また、一か所にいると音の壁のように聞こえ、そこから移動することで逃れられたと言う証言もあった。あるいは、騒々しいベルのような音を耳にして真夜中に目覚めた人もいた。被害者の生々しい証言以外には何も証拠がなかったので、ある種の音のエネルギー、もしくは音響攻撃《ソニックアタック》にさらされたのではないかという憶測が飛び交いはじめた。調査に関与した諜報機関や医療専門家は、このような攻撃には先例がほとんどないが、可能性がないわけではないと異口同音に述べた。

ここから、証拠探しがはじまる。メディアの報道によれば、ＦＢＩとＣＩＡは、外交官の住居やホテルの部屋を捜索して武器が使用された形跡を探そうとしたが、その証拠はまったく見つからなかった。医療専門家はもっと高度な調査テクニックを駆使して、ソニックアタックの余波を検知しようとした。しかし新たな被害者が最初はキューバで、次に中国で出現しはじめたとき、状況はさらに緊迫した空気に包まれていった。

攻撃された疑いがあるというニュースが報じられたあと、事件は世界中の報道機関に注目され、しばらく世間をにぎわすようになる。二〇一七年九月、ＢＢＣは「アメリカはキューバ駐在の外交官に対する最近の〈ソニックアタック〉の詳細を公表した」と題するニュースを流し、翌年の一月になると、ＡＢＣニュースは「政府高官は、キューバで発生した〈謎の病〉にまだ困惑しており、〈ウイルス〉あるいは〈超音波〉による攻撃だった可能性がある」と報じている。やがてこの現象は「ハバナ症候群」と名付けられた。

その一方で米国政府の高官たちは、この驚くべきできごとについて公式声明を発表した。マルコ・ルビオ上院議員は公聴会を開き、攻撃が「既成事実」であり、キューバ人の犯行であるか、誰が犯人かをキューバ人が知っているかのいずれかだと主張した。それについてジャーナリストの一団から尋ねられたトランプ大統領は、「とても悪いことがキューバで起こった」と生煮えのコメントをして、このメロドラマに油を注いだ。それに対してキューバの高官たちは、米外交官がかかった病に関して何の知識も持っていないし、関与もしていないと述べた。

医師、物理学者、兵器研究家、エンジニアなどの専門家は、マスメディアに独自の分析を発表しはじめた。彼らのあいだに一致した見解はなかったが、決定的な見かたが提示された。それは次のようなものだ。この種の攻撃に必要とされるような種類の音響兵器はまったく知られていない。また、音響兵器説にとってさらに都合の悪いことに、脳が音によって損傷を受けうることを示す証拠はなく、したがって外交官が聞いた音と医師が言う脳損傷を結びつけることは困難だった。事件の初期のころには、米国国立神経疾患・脳卒中研究所（NINDS）のヒト運動制御部門長マーク・ハレットが、「客観的に見ると、それは他の何にもまして集団ヒステリーの可能性が高い」と『ガーディアン』紙にコメントし、集団ヒステリーの診断が提起された。

二一人の被害者の特徴をまとめた論文が『米国医師会雑誌』（JAMA）に発表された二〇一八年二月に、検査結果や患者の特徴を含む、ハバナ症候群に関する十分な臨床所見が公開されている。外部の専門家は、それまではニュース記事しか参照できなかったのだ。JAMAに掲載された論文は、「これらの人々は、関連する頭部外傷の履歴なくして脳のネットワークに広範な長期的損傷を負ったようだ」と結論している。また、集団ヒステリーに関しては、次のように述べて直接的な反論を加えた。「神経学的検査や認知テストでは、詐病《さびょう》を裏づけるいかなる証拠も見つかっていない。（……）たいていの患者は職務を怠《おこた》ろうとしているのではなく、医師に休暇を取るよう勧められても、仕事をし続けようと、あるいは仕事に復帰しようとしている」

脳損傷の可能性を強調する結論を導き出しているにもかかわらず、この論文で言及されている検査はすべて、それを実証する証拠を示していない。脳スキャンの結果はすべて正常だったのだ。それどころか論文には、脳疾患の存在を確証する何の根拠も提示されていない。もちろんそれはとくに例外的なことではなく、神経学的診断の多くは推定的で、おもに臨床的所見に基づく。

ＪＡＭＡ論文の筆頭著者のスミス医師は、機能性障害、心身症による説明を積極的に却下するにあたって、患者を診察する前は、この一連の事案のストーリー全体を疑ってかかっていたと述べている。しかし患者を診察したあとでは、「わがチームには、その真実性を疑うメンバーは、ひとりもいなくなった」と述べ、さらに「それらの諸症状を故意に捏造しようと思ったら、実際にさまざまな調査をして、完璧な役者になる訓練をし専門家を次々に説得しなければならなかったはずだ」と続けている。それでも音響兵器による負傷を裏づける証拠がないことや、そのような見解に対する疑念のために、さまざまな分野に属する外部の医療専門家は、集団ヒステリー、最近の用語で言えば集団心因性疾患（ＭＰＩ）の可能性を強く主張した。

激しい論議が巻き起こり、そこからいくつかのきわめて重大な政治的帰結がもたらされた。米政府は、キューバにある米大使館の人員の半分を削減し、最小限の業務だけを残した。また、ビザを発給する事務所がとりわけ大きく影響を受け、キューバへの旅行に支障をきたした。アメリカ人のキューバ旅行ブームは終焉を迎え、米政府はキューバの外交官をワシントンＤＣから追放しはじめた。キューバの専門家たちは完全否定によって母国を擁護し、両国の微妙な関係はさらに悪化していく。事態を改善するためには、攻撃に使われたとされている音響兵器を見つけるか、証拠に基づく診断を下す必要があった。

政治家やマスメディアのあいだで議論が繰り返されるあいだ、スミス医師が率いるチームは客観的な証拠の探索を続けていた。そしてほぼ一八か月後、彼らは、一部の外交官を対象とする、先進的な脳画像法で得た発見について述べた二本目の論文をＪＡＭＡに発表した。比較対照群と比べ、外交官の脳の体積が低下しているように見えたという。それが証拠になるのだろうか？　著者たちは証拠になるとは主張せず、さらなる研究が必要とされると結論づけただけだった。だからその論文は、未完成のジグソーパズルのゆがんだ一片にすぎなかったにもかかわらず、新聞各紙は、論文の結論を自分たちの見かたに都合よく解釈してひねり出したトップ記事を大々的に掲載した。「脳スキャンは、キューバにおける謎の〈ソニックアタック〉が事実だったことを示唆している」と報じ、脳スキャンによって発見された見かけの異常を強調する新聞もあれば、「まだスズ箔の帽子〔電磁波などから脳を守れると考えてかぶる人がいる〕をかぶるべきときではない」と述べ、研究結果の意義について疑義を表明する新聞もあった。

蹄の音が聞こえてきたら

私は、何がハバナ症候群を引き起こしたのかについて確たることを言えない。機能性神経障害や集団心因性疾患の可能性が他のいかなる原因にもまして高いと主張する専門家に強く同意すると言えるくらいだ。とはいえ、確固たる証拠に基づく診断が下されていなくても、ハバナで起こった一連のできごとの研究には多くの学びがあると考えている。私には、このできごとによって、一群の人々が政治、商取引、そして何よりも自尊心《プライド》で編まれた網にかかってしまったように思える。そしていまでも、この網にかかったままの人々がいる。

まずはこの事件の鍵を握る、音響兵器について考えてみよう。攻撃に使われたとされる種類の兵器の存在は知られていないと、兵器研究家は早い段階からはっきりと主張していた。医療の専門家も同様に、音が脳損傷を引き起こすことなどないと明確に述べていた。じつのところ、スミス医師のチームはＪＡＭＡに掲載された最初の論文で、脳のネットワークの障害と音を結びつけるのに苦心したとはっきりと認めている。この論文を注意深く読めば、本文中に「可聴範囲の音が、持続する損傷を中枢神経系に引き起こすということは知られていない」と書かれているのに気づくはずだ。

この事件で中心的な位置にいた医師を含めた誰もが音響兵器説の不可能性に同意しているのなら、なぜそれがかくも長く調査の対象にされていたのか？　思うに音響兵器説は、一般に誤った報道が根づくのと同じありかたで流布したのではないだろうか。それは政治的な目的に都合がよく、一般人にとっては単純で信じられる説だった。また、キューバとアメリカのあいだで長期にわたってくすぶり続けていた、政治的な相互不信の風潮に適合していた。さらに言えば、それは煽情的で論争のネタになった。スパイ物語は魅力的なので、メディアにとってはトップ記事に恰好の素材だ。調査に関わった人々は皆、陰謀にメスを入れているかのように感じたに違いない。その感覚があまりにも鮮烈だったために、その構図から抜け出すのがむずかしく、彼らはあえて現実に立ち返ろうとはしなかったのではないだろうか。

音響兵器など存在しない、音のせいで脳が損傷することなどないという不都合な真実を無視するコミュニティの能力は、認知的不協和の経験に対する一般的な反応の一例をなす。認知的不協和とは、自分が固く信じていることと合致しない情報に直面したときに感じる不快感をいう。認知的不協和によって生み出される不快感は、最初は道理に合わないように思えた見解や決定を正当化するよう私たちを仕向けるほど強い。

　多くの機能障害の発症には、音響兵器の存在に対する確信のような誤った信念が大きく影響を及ぼしている。誤った信念は、脳にコード化された病に関する〈予測〉を生む。たとえばタラは、椎間板の位置を考えれば実際には起こり得ないにもかかわらず、ずれた椎間板が脊髄に切れ込んでいるという誤った信念を抱いていた。しかしタラにとってその信念は、専門家の見解を退《しりぞ》ける理由をひねり出すほど強力だったのだ。彼女は、自分の考えを支持する情報を探し出してきては、その情報を優先した。それと同様に、音響兵器説を主張し続けるためには、かなりの想像力の飛躍が必要とされる。

　音響兵器を原因と見なす物語《ナラティブ》は、最初の症例（患者）から生じたように思われる。このような集団発生における最初の症例は、以後の症例とは医学的問題の様相が異なる場合が多いことを思い出してほしい。いずれにせよ、それによって背景が作り出される。つまり、ふたり目以後の被害者が無意識的に諸症状を引き出すきっかけになるテンプレートが生み出されるのだ。最初の患者の急性のめまい、聴覚障害、耳鳴り、バランス感覚の喪失、疲労が何によってもたらされたのかは、正確にはわからない。しかし被害者は、症状を何かの音を聞いたことに結びつけている。その事実から、次の三つのシナリオが考えられる。

第一のシナリオ——最初の患者は、実際に何らかの有害な媒体による攻撃を受けた。攻撃の源が何であったにしろ、それには音がともなっていた。外交官や政治家に対する攻撃には十分な証言がある。また、音自体は神経系に対する損傷の媒体にはなり得ないとしても、別の種類の〔音が随伴する〕攻撃によって生まれた副産物だった可能性なら考えられる。私はこのシナリオを支持しないが、可能性は十分にある。

第二のシナリオ——最初の患者は、音以外の何らかの理由で発病した。そしてその説明を求めているうちに、奇妙な音を聞いたことを思い出した。脳は無秩序を嫌う。私たちはつねに、ものごとの原因を突き止めたがる。その説明を最近のできごとに求めようとするのは人間の本性からしてごく自然のことだ。新たに何らかの診断を下された人は、じつのところ多くの疾患が偶然によって引き起こされるにもかかわらず、最近受けた軽い傷や、何らかの環境要因への曝露を思い出し、そのせいにしやすい。日常生活で聞き慣れない音を耳にすることなど珍しくはないにもかかわらず、重い病を発症する直前に聞いた奇妙な音は思い出しやすい。この現象は想起バイアスと呼ばれ、人生の重大事の直前に起こった些細なできごとが、実際よりはるかに大きな意味を持つものとしてとらえられることを意味する。このシナリオでは、音は、ほぼ同時に発生し想起バイアスによって際立たされた偶発事と見なすことができる。

第三のシナリオ——最初の患者の病は、想定される攻撃に対する不安によって引き起こされた機能性の病である。何らかの攻撃のリスクにさらされていると思い込んでいる人は、突然奇妙な音を耳にすれば、身体に負傷の痕跡を探そうとするほど不安に駆られるかもしれない。探そうとしさえすれば、身体の異変などすぐに見つかるものだ。前述のとおり、身体の異変とは雑音であって、通常は無視されている、絶え間ない身体症状の源泉《プール》を生み出す。音は耳に注意を引きつけ、頭部を症状のプールの焦点に据える。

　集団発生全体を考えれば、最初の患者が音を聞いたことと症状の発現を結びつけたことが正しかったのか間違っていたのかは、重要でない。また、音と病のどちらが先に生じたのかもたいした問題ではない。肝心なのは、集団発生において中心的な人物だった患者が、攻撃には音が関係していると信じていたことだ。メディアの報道によれば、最初の患者は隠密の監視に対応する訓練を受けていた人物なので、怪しい動きに対して敏感になっていた。だからその証言は、説得力があり信頼に足るとされた。最初の被害者、もしくは最初の被害者がことのあらましを語った相手が兵器説を持ち出し、また、最初にその話を信じた人々は兵器説という陰謀論を拡散できる立場にあった。大使館が攻撃されたとする見解は、アメリカとキューバのあいだで数十年間くすぶっていた不信にも合致した。音響兵器はあり得ないわけではないように思える。音響兵器説の最初の支持者がきわめて大きな影響力を持ち、説自体もまことしやかだったので、音響兵器説を聞いた一握りの人々がその欠陥に気づかなかったのだ。音響兵器説を支持し続けるためには、ストーリー全体のまったくのあり得なさを無視する数々の論理の飛躍が必要とされたにもかかわらず。

機能性神経障害は多くの場合、診断を下す際に重要になる、解剖学的、生物学的特徴を欠く。症状は無意識に由来し、身体の働きに関する本人の、たいていは不正確な理解に依拠している。音が脳損傷を引き起こしうるという信念がいかに生じるかはたやすくわかる。音が耳から入ってくるという事実は、脳に音を直接伝える導管として耳が機能しているという印象を生む。音響兵器説は、音が耳を介して頭部に入り、そこから脳に衝撃を与えているという非常に魅力的なイメージを提供してくれる。しかしそれは、解剖学的にあり得ない。耳は脳に直接通じる導管ではなく、皮膚と同様に感覚器官である。まず鼓膜が音の刺激を受けて振動する。そして音は、最終的に電気信号に変換され神経を介して脳に伝えられる。いかなる感覚刺激も神経を介して伝えられる。その点で、聴覚が例外なわけではない。音のエネルギーの波は、他のどんな感覚刺激とも同様、脳に直接的なアクセスを持っていない。脳に損傷を与えられるようなエネルギーの奔流は、他の器官にも損傷を与えられる。音があまたの器官のなかで優先的に脳に損傷を引き起こすとする考えは、解剖学や生理学に関する誤った信念に基づく一種の都市伝説にすぎない。

もちろん大きな音は、内耳《ないじ》の有毛細胞を損傷することで聴覚障害を引き起こす場合がある。だから、非常に大きな音にさらされた人が聴覚障害やめまいを起こすことは実際にある。だがそれは、メディアが主張するような「脳のネットワークの障害」などではない。脳の損傷を匂わせつつ音響兵器によって内耳が損傷したと人々に思わせるためには、別のいくつかの不都合な真実を隠す必要がある。もっとも顕著な事実は、「攻撃」された状況に関するものだ。被害者は、混雑したホテル、個人の別荘、アパートの二〇階など、さまざまな場所で攻撃の標的になったとされている。どうやらハバナのあらゆる場所で起こったらしい。ある事例では、国務省の仕事でキューバに派遣された医師が、ホテル・カプリにチェックインした直後に騒音を聞いている。この医師の訪問は公表されていなかったが、彼の話を信じるなら、攻撃者は彼の到着を待ち受けていたことになる。それに似た事例では、あるＣＩＡの諜報員が混雑したホテル・ナショナルにチェックインした直後に攻撃を受けたと言われている。内耳を損傷するほどの大きな音なら、近くにいた人々も聞いていなければおかしい。ところがハバナ症候群被害者しか音を聞いていない。また、混雑した場所での攻撃を可能にする兵器は、誰にも気づかれないほど小さいか、十分に遠く離れた位置から発射されなければならない。さらに言えば、群衆のなかで特定の個人を標的にするためには携帯が可能で狙いを定める必要がある。しかもキューバ国民、ホテルの従業員、大使館の一般職員、旅行者のなかでハバナ症候群になった人はひとりもいない。攻撃に使われた兵器はそれらすべての条件を満たす必要があるが、そんなものは見つかっていないのだ。

　もうひとつ興味深い点は、不快な音に関してさまざまな生々しい報告がなされているのに、それを録音した人が誰もいないことだ。情報機関は録音を試みているが、成功していない。ただしＡＰ通信が、音をテープに収めてＦＢＩやＣＩＡを出し抜いたと発表するという、テレビ視聴者をわくわくさせるできごとはあった。さまざまなテレビ局が、ＡＰ通信がテープに録音した音を流し、その音が自分の聞いた音と同じだと請け合う被害者もいた。それは甲高い音だったが、どうやら録音機材によってその力が削がれていたらしい。だから公共の電波に乗せて安全に流せたのだ。あとでその音を分析した専門家は、それはセミの鳴き声だと指摘している。

音響兵器説は、以上のようなあまたの矛盾を孕んでいたにもかかわらず、非常に長いあいだ流布していた。それはあたかも、音響兵器の存在を確実視する記者会見が多数なされたかのようでもあり、音響兵器説の支持者は引っ込みがつかなくなっていた。あっという間に拡散する良質の見解の多くと同様、音響兵器説は現実的な文脈のもとで培養されたものであり、それがこの説に現実味を与えたのだろう。キューバのアメリカ人コミュニティには、攻撃や隠密の家宅侵入を恐れるべき理由があった。この地域の歴史は、外国のスパイが、神経を参らせるためだけに米外交官の住居に侵入したなどといった話に満ちている。冷戦中、キューバに駐在するアメリカの公使は、突然自宅の電気を遮断された、あるいは朝目覚めたときに冷蔵庫の電源コードが引き抜かれ、灰皿にタバコの吸い殻が残っているのを発見したと語ったことがあった。キューバやロシアのスパイは、たとえば家具の位置を変えるなどという工作をして居住者に侵入の形跡をわざと見せつけることで、被害妄想を引き起こそうとしたと言われている。キューバの米大使館は、五〇年にわたる膠着状態のあと最近になって再開されている。だからそこで働いている大使館員が、周囲の環境を信用できないと感じたとしてもおかしくはなかった。

謎のエネルギー兵器という説には、ちょっとした先例すらあった。成功こそしなかったものの、国防省は超低周波音の兵器化を試みたことがあると言われていた。さらにそれ以前の一九六〇年代に、モスクワの米大使館で極超短波が検知されたという噂が流れた。マインドコントロールがその目的だと、あるいは盗聴の試みの一環だと主張する人もいた。たしかに音は、抑止を目的として国境沿いや船舶上で、あるいは社会統制のために使われてきた。このような目的で使用される場合、音は特定の集団に向けて発せられる。たとえば若者には高齢者には聞こえない高周波音が聞こえるので、若者が集まるのを防ぐために、高齢者には影響のない高音が用いられることがある。したがって、標的を絞った音響攻撃は不可能ではない。とはいえ、音を特定の集団に不快感を起こさせる刺激として使うことと、個人を対象にする武器として使うことのあいだには大きな違いがある。そもそも情報機関が使っている秘密兵器について知る人は少ない。それに関する知識のない人々の関心やスパイ物語の魅力が、攻撃に使われた武器の捜索を続けさせたのだろう。しかしスパイ活動を想定したところで、音が脳に損傷を与えることもなければ、脳ととりわけ相性がよいわけでもないという事実は変わらない。その事実が徐々に認識されていくと、捜査は別の誤りを犯しはじめる。何らかの攻撃が行なわれたと主張する人々は、エネルギー源の可能性を、超音波や低周波音という、可聴域外の音に求めるようになったのだ。

　超音波は、通常の医療で用いられている。たとえば腎臓結石を砕くために使われる。したがって、超音波で身体組織に損傷を引き起こすことは不可能ではない。だが、離れた場所から特定の個人の脳だけを狙って発射することはできない。つまり他の器官に損傷を与えずに脳損傷だけを引き起こすなどという芸当は不可能だ。低周波音の可能性もまったく同じ理由で問題を孕む。そしてもちろん、超音波説も低周波音説も、もっと根本的な理由で論理的ではない。音響兵器で攻撃されたとする説の根拠が、何らかの音を聞いたとする大半の被害者の証言にもっぱら置かれているのであれば、可聴域外の音波を用いた兵器を探す必要などいったいどこにあるのだろうか？

ＪＡＭＡ論文の著者スミス医師らは、可聴域内の音波にせよ、可聴域外の音波にせよ、音響兵器に関する以上の問題を回避するために極超短波説を持ち出す。彼の考えでは、極超短波によって動脈中に気泡が生み出され、被害者の「脳内に」他者には聞こえない音が生じたのだ。それを裏づける証拠が存在しないという事実は別にしても、極超短波がどうして脳だけに影響を及ぼせるのかはまったく不明である。身体のどの動脈にも気泡を発生させることができるのであれば、脳のみならずさまざまな器官に影響を及ぼせるのではないのか？　皮膚を焦がすこともできるはずだ。

その一方、この問題を調査する別の医療専門家チームを率いていた耳鼻咽喉科医師ホッファーは、外交官の「負傷」を爆傷《ばくしょう》と比較した。爆傷は、人間自体や身体組織を吹き飛ばす巨大な圧力波によって引き起こされる。何人かの被害者は、音とともに「圧力に似た感覚的症状」を感じたと報告していた。それがハバナ症候群の原因ではあり得ない理由をここで繰り返したりはしないが、圧力の「感覚」を爆傷と同一視することはできないとだけ指摘しておく。

ならば音とはまったく関係がない、別種の兵器や毒物への偶発的な曝露のせいである可能性はないのだろうか？　説得力のある音響兵器説は、別の手段による攻撃の可能性から人々の目をそらしたのかもしれない。最近になって、蚊よけ殺虫剤の噴霧が原因だと示唆する報告が出ている。しかしもちろんその説は、集団発生の被害者がきわめて特定されているという現実に見合わない。患者はハバナ市内の各所で発病しているにもかかわらず、米国とカナダの大使館員しかかかっていないのだから。大きな問題は、発病の過程を示す確たる証拠がない点にある。ここでも血液検査や脳スキャンでは異常が認められず、原因不明のまま疾患だけが出現しているのだ。ここで読者は、ＪＡＭＡに掲載された二本目の論文には、最新の脳画像法によって被害者から成る実験群と比較対照群のあいだに脳の見かけの差異が見出されたという報告があったではないかと訝るかもしれない。だが、その結果は攻撃の証拠になりうるのか？

　最新の脳スキャンは非常に高度なものなので、臨床的意義がよく理解されていない不規則性を示すことが往々にしてあるという事実を念頭に置くことが重要だ。磁気共鳴画像法（ＭＲＩ）のような技術は非常に新しく、健康な身体の内部の状態がわかるようになってきたのはごく最近になってからにすぎない。米外交官の症例では、脳スキャンの結果は正常と報告されている。ＪＡＭＡに掲載された二本目の論文で異常と思しきものとして最終的に報告された現象は、じつのところ「異常」というより、外交官のスキャン画像と比較対照群のそれの差異と見なしたほうが妥当なものだった。差異は負傷の証拠にならない。それよりもっと妥当な説明が可能かもしれない。また、その「差異」が患者にとって何らかの意味を持つとしても、その意味が何なのかは自分たちにはわからないと、論文の著者たちははっきりと述べている。

ＪＡＭＡ論文では、患者のＭＲＩスキャン画像と比較対照群のそれが比べられている。比較対照群の被験者には、学歴や職業に関して実験群の被験者とマッチしていた人もいたとはいえ、多くの被験者はマッチしていなかった。このように、実験群と比較対照群の被験者は密接にマッチしていたわけではなく、よってライフスタイルもかなり異なっていた可能性があるがゆえに、両グループのあいだに見出された脳の差異は過大評価されるべきではない。キューバ在住の外交官のライフスタイルが、アメリカ国内で生活している一般人のなかからランダムに選ばれた被験者のライフスタイルと異なることはほぼ確実だ。外交官は長期にわたって外国で暮らしているはずだし、アルコール類を飲む機会が多かったとしても不思議ではない。思うにタバコの消費量も一般人より多いのではないか。さらに言えば、実験者たちは比較対照群の被験者を選ぶとき、神経疾患や脳損傷の病歴がある人はすべて除外しているのに対し、被害者から成る実験群に対しては、そのような操作を行なっていない。以上に鑑みると、両グループの脳スキャンによってわずかな差異が見出されたことは、この研究の設計それ自体によって完全に説明できる。

ホッファー医師の研究チームもスミス医師の研究チームも、攻撃の可能性に長く固執しすぎたと言えよう。集団心因性疾患を主張する大勢の外部の専門家に直面して、彼らは、明白な問題があるにもかかわらず最初に下した脳損傷の診断を支持し続けて、深みにはまっていった。この件が広く報道されたことを考えれば、そこには専門家としての大きなプライドが関わっていたであろうことは容易に想像できる。もちろん、実際に被害者に会ったのは彼らだけだったという点を認識しておくことは重要だ。他の誰も被害者の名前さえ知らなかった。というのも被害者たちは、医療における守秘義務のみならず、外交官という地位によっても保護されていたからだ。ホッファー医師とスミス医師の見解は、十分な情報に基づいていたはずであり、よって優先されるべきと言っても大きな間違いではなかろう。事実彼らは、被害者の生活を優先し、治療方法を決定していた。ここでも誰の見解が正しいかが重要なのではない。重要なのは、かくも多くの論理の飛躍や無条件の信頼を持ち込む必要のない代替説明も考慮すべきだということだ。

　医師たちの見解が一致しないことなどいくらでもある。また、私たちには、あるひとつの考えに固執してそれを捨て去ろうとしない傾向がある。その点では私も例外ではない。この件に関与したアメリカの研究チームが、音響兵器の捜索に関わることからくる冒険心の高揚によって通常の医療現場から逸脱してしまったという可能性は、一考に値するだろう。医療従事者のあいだに流布する教訓として、「蹄《ひづめ》の音が聞こえてきたら、縞馬ではなく馬だと思え」という言葉がある。機能障害はありふれているが、音響兵器はそうではない。ごく普通の診断が、多くの人々が不可能と考える診断によって脇に追いやられるとはいったいどういうことなのか？

　医学的診断を下すにあたっての一般的な方法は、臨床的な兆候や症状を見出し、それを指標に用いてどの身体組織が発症しているかを決定するというものだ。そして身体に問題が発見されれば、次にその基盤をなす病理について考える。しかしハバナ症候群の典型的な特徴を記述するにあたり、ＪＡＭＡ論文は、それとは逆のアプローチをとっている。この論文で表明されている目的は、「同一の非自然的なエネルギーにさらされた二一人の患者から得られた予備的な発見を記述すること」にあった。そこでは、攻撃は事実として前提されている。診断は最初から下されていて、著者たちは兵器説に合うよう自分たちの発見をあとで歪曲したのだ。

ＪＡＭＡ論文は、外交官たちに「脳のネットワークの障害」が見られたと結論している。しかし、それはいったいどういう意味なのか？　じつのところ、そこにたいした意味はない。専門用語で不確実性を覆い隠したにすぎない。要するに、外交官たちはほんとうに健康を害したという見かたを擁護する一連の症状を記述してみたにすぎない。だから医学的診断としては、まったく意味をなさない。機能性神経障害は、脳領域間の結合の変化の結果によって生じる。したがって、「脳のネットワークの障害」というどんぶり勘定的な分類にきっちりと収まる。同じことは頭部外傷にも他の多くの医学的問題にも当てはまる。

めまい、頭痛、耳鳴り、記憶障害、バランス感覚の喪失は、きわめてありふれた症状だ。家庭医、神経科医、耳鼻咽喉科医ならたいてい、それらの症状は週に数回は耳にしているだろう。ならば、症例に実際に関与した医師たちが、（言いかたこそ異なってはいても）外部の医師たちが下した機能性神経障害（ＦＮＤ）や集団心因性疾患（ＭＰＩ）の診断をいともあっさりと退けられたのはなぜだろうか？　もちろん患者に実際に会った研究チームは、他の人々が手にしていない情報を持っていた可能性はある（とはいえ、重要な情報があるのなら論文のひとつで言及されていなければおかしいので、その可能性は低い）。私には、メディアに向けられた彼らの主張が、心因性による説明を却下する真の理由を暗示しているように思えてならない。著者のひとりは、自分が見た症状が「単なるヒステリー」ではなく「捏造不可能」なものだったと述べている。つまりＪＡＭＡ論文は、「患者は仮病を使っているわけではない」と、あたかも機能障害と詐病が同一であるかのごとく――絶対にそのようなことはない――主張することで、機能障害の可能性を否定しているのだ。機能障害とは異なり、詐病は欺瞞の目的で故意に病気を装うことであり、医学的問題ではない。外交官たちが仕事に戻りたがっていたという事実も、ＭＰＩの診断に対する反証として使われている。これは、この症例に関与した医師たちが、「機能障害がある人は働きたがらない」という誤った信念を抱いていたことを示唆する。ＪＡＭＡ論文の筆頭著者は、心身症を演技と同一視しさえする。どうやら詐病と心身症や機能障害の区別がつかない医師がいるらしい。機能障害がリアルな病気ではないと信じている人は、当然ながら、それとは対照的に真に苦しんでいる患者がいると主張することになろう。しかし残念ながら、多くの人々がＦＮＤの診断に打撃を受ける理由――それによってもたらされる偏見を恐れている――は、まさにこの機能障害と詐病の混同によって説明できる。ＪＡＭＡ論文の著者たちは、五年間寝たきりになっているフローラとケジアについて何と言うだろうか？　歩けなくなり自分の面倒を見られなくなったタラについてはどうだろう？　機能障害に対するそのような見かたが、ハバナ症候群の被害者を追い詰めたのかもしれない。被害者は実際に攻撃を受けたと考えるか、それとも「ほんとうに」病気にかかっているわけではないと考えるかの、つまり秘密兵器か詐病かの二者択一を迫られることになったからだ。

おとぎ話のような音響兵器説を優先して、現実的な診断を無視したことの結果を考えなくてはならない。どれほどの時間が無駄に費やされたのか？　治療可能な通常の障害を治療しないことで失われたものは何か？

イアン・ハッキングはかく語りき

集団心因性疾患は、ストレスを受けている閉鎖集団に起こりやすい。二〇一七年、ハバナの米大使館には集団病が起こりやすい条件が整っていた。だが、私が主張するように彼らの症状が実際に機能性、心身相関性のものなら、それはどこから来たのか？　何もないところから生じたのでないことは言うまでもない。いかにして、かくも限られた時間と場所の制約のもとで、それまでは健康だった大勢の人々がきわめて類似した症状を発現したのか？　クラスノゴルスキーの住民やスウェーデンの難民家族の子どもたちと同様、キューバの米外交官たちは、身体化と予測符号化によって、他者によって書かれた物語《ナラティブ》を実演するよう仕向けられたと考えられる。タラと同じように、自分の健康状態を省みるよう勧められたとき、彼らは自己の身体に疾患の兆候を探しはじめた。それは新たな症状の発現について考察するためのひとつの見かただが、別の見かたもある。たとえば哲学者のイアン・ハッキングは、それに関して非常に啓発的な観点を提起している。

ハッキングは、「人々を作り出すこと（making up people）」と「ルーピング（looping）」と彼が呼ぶ現象について論じている（ルーピングについては、精神科医ローレンス・キルマイヤーの業績として、違う文脈のもとで202ページで取り上げた）。「人々を作り出すこと」とは、新たな科学的な分類によって新種の人々を作り出すことを意味する。言い換えると、ひとたびある人にレッテルを貼れば、その人は貼られたレッテルが示す特徴を帯びるように導かれるということだ。この現象は、分類効果とも呼ばれる。変化は無意識的に起こり、また、両方向に作用する。つまり、ある人が特定の項目に分類されると、その人が独自の特徴を持ち込むことで、分類項目自体も変化する。これはルーピング効果であり、分類が個人を変え、次に分類された個人が当の分類項目が示す特徴を変えるのだ。

ハッキングは、人々を分類することで生じる効果を説明するべく、多重人格障害（一九九四年刊行の『精神疾患の診断・統計マニュアル　第四版』（DSM-IV）からは「解離性同一性障害」という診断名になり、いまは「解離性同一症」と併記されるが、本書ではこの文脈を鑑み、当時用いられた診断名のままで表記する）の例を用いている。精神科医たちは一九七〇年代になると、本格的に多重人格障害という診断を下すようになった。それまでは、分裂した人格に関する記述はごく稀にしか見られなかった。しかしひとたびこのような記述が出現すると、ハッキングの言葉を借りれば「不幸な人々」は、その記述に馴染みを感じて、自分の問題を説明する恰好のレッテルとしてそれを引き受けるようになったのだ。また、診断に熱心な医師によって、このレッテルを貼られた人々もいた（医師と患者は、その時点で利用可能な診断分類のみを使うことができ、妥当な診断が発明されるまで待たなければならないこともある）。このように新たなレッテルが貼られた人は必然的に、当の障害に結びつけられている他の症状や兆候を自己の身体に探しだす。このプロセスを通じて、レッテルを貼られた人々は、意図せずしてそのレッテルが示す特徴を引き受けはじめ、それに合わせるように自らを変えるのだ。これは、ハッキングの言う新種の人々——人々を作り出すこと——の一例をなす。

一九七〇年代初頭に報告された多重人格障害の最初の数例は、二、三の解離した人格を行き来するという単純かつありふれたもので、いずれの症例も必ずしも極端ではなく、前世紀の散発的な症例にいくぶん類似していた。しかし新たな人々が多重人格のレッテルを貼られ、そのレッテルに自己の特徴を加えるようになると、多重人格の症状は複雑化し奇怪なものになっていく。そして多数の極端な人格が同居する、より複雑な症例が報告されるようになる。そうなると、診断基準自体も新規患者の新たな症状を取り込めるよう変化していった。つまりルーピング効果が発動したのである。

意識研究についての著作の多い哲学者デイヴィッド・チャーマーズが巧みに示したように、心は環境へと拡張されるという点に鑑みると、多重人格障害の複雑化においては、外部要因が重要であることがわかる。それは個人に内在する心理的なプロセスだけの問題ではない。外部要因のなかでもとりわけ重要なのはメディアであり、多重人格障害という煽情的な事例もメディアの煽りを受けていた。この件に関して、一九七三年に刊行された本『失われた私』（日本語版は一九七八年刊行、フローラ・リータ・シュライバー著、巻正平訳、ハヤカワ文庫NF）と、それに啓発されて一九七六年に制作され、話題になったテレビ映画が大きな影響を与えたことに疑いを差し挟む余地はない。主人公の若い女性シビルは、劣悪な養育で受けたトラウマのせいで一六の異なる人格を持つようになったとされている。それらのほとんどは子どもの人格で、男子のものもあれば女子のものもあり、無邪気なものもあれば死に取り憑かれたものもある。テレビ映画でシビルを演じ、迫真の演技を見せた女優のサリー・フィールドはエミー賞を受賞した。この映画の成功で、多重人格障害という診断名が世に広く知れ渡ったのだ。

医療の専門家も、この障害のストーリーに大きく寄与している。彼らは多重人格障害の診断の有効性を認め、それを擁護する新たなメンバーを募った。そして多重人格という現象を再生産するのに必要な、患者と医師の結びつきを構築していったのだ。

ハバナ症候群の話に戻ると、攻撃を受けたと言われた人は、自己の身体に病の兆候を探すための恰好の理由を手にしたことになる。発現が予想される症状に関する知識は、探索の焦点を特定の身体部位に絞らせる。すでに詳しく述べたように、身体は雑音に満ちており、症状は、本人が真剣に探せばつねに見つかる。恐れに起因する自律神経系の覚醒は、身体の雑音を強める。「ハバナ症候群」という診断分類がひとたび米大使館内で流布しはじめると、怯《おび》えた大使館員は、自分の感覚を説明するためにその言葉を（無意識のうちに）使うようになったのだ。また、その言葉は、苦痛を訴える人々に診断を下すために医師によって使われるようになった。ハッキングの考えは、新たな患者の一人ひとりが、「ハバナ症候群」という新たな診断に独自の特徴をつけ加えられるという点、また、それを通じて、固定化されずに徐々に拡大していく諸症状のプールが形成されるという点を思い出させることで、機能障害の伝播に関する理解を一歩進めたと言えるだろう。

また、ハッキングは、あきらめ症候群についても述べている。彼によれば、初期の症例は、マスメディアの報道を通じて人々の会話の話題に上るようになった。難民グループは、出身国こそ異なっていても、スウェーデンで生活するにあたり同じ環境や苦労を共有している。それによって難民のあいだで症状の模倣が生じ、やがて症状が無意識裏に身体化されていったのだ。言い換えると、症状に関する鮮明なモデルが環境内で際立つようになり、子どもたちはそれを所有し実演するようになっていったのである。

ローレンス・キルマイヤーは、ハッキングの分類効果の概念をあきらめ症候群に適用している。あきらめ症候群と命名することは、それを医学的問題として正当化し、これからやって来る難民の子どもたちの苦痛を説明できるひとつの分類項目を作り出すことでもある。以前は難民の受け入れに積極的だった国で移民に対する敵意が増長するなどといった社会的要因が、病に大きく影響を及ぼしていることは否めない。社会的圧力は、社会的な意味を軽減するために、生物学的な観点からあきらめ症候群を説明しようとする医学的傾向を生んだ。あきらめ症候群という分類は、医師にも患者にも、新たな態度をとらせるよう仕向けたのだ。こうしてあきらめ症候群の子どもたちは、新種の人々になった。つまり新たな分類が、あきらめ症候群の子どもたちに対する医療専門家の反応に影響を及ぼした。そしてメディア、政治家、関係する医師、市民は、あきらめ症候群という新たな疾病分類を核として物語《ナラティブ》をつむぎ出した。こうして新たな症例が報告され、ルーピング効果が作用しはじめたのだ。

　クラスノゴルスキーの住民の事例では、環境毒が噂されるようになると、不安を覚えた住民が病の典型的な兆候を探すようになった。それに関係していると思しき症状を見つける人もいた。眠り病の存在は、その分類を引き受けたり与えられたりして「新たな人々を作り出した」。自分が抱える問題の説明を探していた「（ハッキングの言う）不幸な人々」は、眠り病が町を襲ったとき、当然のことのように、それによる説明に執着するようになった。「眠り病」という真新しい診断を手にした医師は、それまでは説明がつかなかった症状を説明するためにその診断を使えるようになった。しかし新たな患者が出るたびに、各人の経験に固有な特徴が持ち込まれ、症状に個人的な要素がつけ加えられていった。クラスノゴルスキーの住民に会うたびに気づかされたように、人によって発病の様態は異なる。動作が自動人形のようになる人もいれば、眠り込む人もいた。子どもたちは幻覚を見て、着ている服をむしった。中毒の典型的な症状は、ルーピングのプロセスを介して時の経過とともに変化していった。新たな症状が加わることで患者が増え、ルーピングがさらに続いた。そこへメディアが町に押し寄せてきてそのプロセスに加わり、また、調査員が来て数か月をかけて大気中の毒素を調査し、人々の懸念を増幅させたのである。

　ハッキングがあきらかにした憂慮すべき問題は、新たに作り出された分類項目に属する新たな種類の人々が出現するにつれ、心身症の絶え間ない改名や哲学的な再定義に示されるように、新種の人々が精神科医や行動科学者によって「動く標的」にされることだ。それらの問題は、新たな世代の医師や患者によってつねに解釈し直されている。たとえば、脳の損傷によって引き起こされるシャルコーのヒステリーは、フロイトの心因性の転換性障害になり、それからさらにいくつかの改名を経て機能性神経障害に落ち着いた。だが、新たな分類や再解釈によって真に問題が解決したことはない。いずれの試みも、過度に還元主義的であり、生物、心理、社会という、病の持つ三つの要素のうち少なくともひとつを置き去りにしてきたように思われる。

キューバ危機とハバナ症候群

あきらめ症候群やクラスノゴルスキーの眠り病と同様、ハバナ症候群は個人の脆弱性の問題なのではなく、病の話が展開される社会政治的な環境の問題なのだ。ハバナ症候群という診断分類には、それを生み出した医師や、キューバとアメリカの関係に利害を持つ人々に利点があることが判明していることからわかるように、影響力《モーメンタム》がともなわれる。またそれは、グリシシクニスがミスキートコミュニティ内の葛藤を外部化したのと同じように、大使館内の葛藤を外部化したのだ。

ハバナ症候群の基盤は、おそらく、それに関与した人々がハバナで暮らすようになるよりはるか以前に、あるいはＪＡＭＡ論文を執筆した医師たちが医師になるよりはるか以前に築かれていたのだろう。もしかすると、関係者の何人かは、そのころはまだ生まれてさえいなかったのかもしれない。

キューバのミサイル危機が起こったとき、私はまだ生まれていなかった。だがその事件は、それから何年が経過しようと、あるいはキューバから数千キロメートル離れた場所で暮らしていようと、多くの人がよく知っている。ハバナ症候群ストーリーの主役たる米大使館員は、海上封鎖や他の敵対行為が起こってから五〇年以上が経過した二〇一五年にハバナの米大使館が再開したとき、克服すべき歴史や疑念を大量に抱え込んでいたに違いない。

アメリカとキューバの外交関係は、一九六一年に断ち切られている。その翌年、一三日間の米ソの対峙によって、すんでのところで核戦争がはじまるところだった。ソ連は、アメリカ本土の目と鼻の先にあるキューバにミサイルを配置したため、脅威はまったく現実的なものになった。結局危機は回避されるが、アメリカとキューバの関係は冷えたままで、両国間の旅行や金融取引は数十年にわたって禁止された。それから長い年月が経過した二〇一四年一二月、当時の米大統領バラク・オバマとラウル・カストロ〔フィデル・カストロの弟でキューバの政治家〕は、二国間の関係改善に同意し、貿易と観光の可能性を開いた。その一年後、両国とも、相手国にある自国の大使館を再開している。

二〇一五年、米外交官は再開されたハバナの米大使館に赴任し、ハバナに居を構えた。米大使館の建物はガラスとコンクリートの高層建築物で、一九五三年に建てられたときには際立っていたはずだ。キューバ危機後は、スイス政府の保護のもと五四年間半分眠った状態に置かれていた。その間、何もなかったということではない。スイス大使がこの建物を接収しようとするキューバ政府の試みに抵抗するという事件が一九六四年に、また、キューバの漁船が亡命キューバ人によって捕獲された際、大使館の建物がキューバの民衆によって三日間包囲されるという事件が一九七〇年に起こっている。一九七七年になると、放棄された大使館は新たな入居者を迎えた。ジミー・カーターとフィデル・カストロのあいだの合意に基づいて、米外交官の小さな一団が入居してきたのだ。ただし建物は依然としてスイス管轄下にあり、米国旗の掲揚は禁止されていた。

　長期間にわたる放置はよいことではない。建物はメキシコ湾に面した海岸沿いに位置しているために、海水によって大理石の正面《ファサード》が浸食され、再開前に徹底的に改修する必要があった。改修中にキューバのスパイによって盗聴器が仕掛けられるのではないかと懸念され、整備班は二階より上の階に立ち入ることを許されなかった。キューバ人のスタッフは入念に調査されたうえで選ばれ、備品や調度品はアメリカから運び込まれた。二〇一五年七月二〇日、米大使館の封印は堂々と解かれ業務が再開された。二〇一五年八月一四日、当時の米国国務長官ジョン・ケリーはキューバに赴いて米国旗を掲げ、最近の七〇年間で同国を訪問した最高位の政府高官になった。それから一年も経たない二〇一六年三月、バラク・オバマは、一九二八年にカルビン・クーリッジが訪れて以来初の米大統領としてキューバを訪問した。

　そこに至るまでには、数年間の交渉が必要とされた。反対の声もあり、アメリカ在住の亡命キューバ人による抗議はとくに強かった。共和党の大統領候補として二〇一五年の予備選に出馬したマルコ・ルビオ上院議員は、それを「独裁政権への譲歩」と呼んだ。大統領候補者のひとりだった共和党の同僚テッド・クルーズも同様の見解を持ち、『タイム』誌に「アメリカは、カストロがウラジーミル・プーチンの圧政のシナリオに追従《ついしょう》することを許可する小切手を振り出したに等しい」と書いた。大使館再開の日には、疑惑の念が高まっていた。アメリカは改修された大使館の構内でスパイ行為がなされることを恐れていた。というのも、スイスの管轄下に置かれていたときに駐在していた外交官たちによって、キューバのスパイによる説得工作が報告されていたからだ。また、キューバ人はキューバ人で、アメリカに疑念を抱いていた。米外交官とその家族の流入によって、キューバに配置された米国情報機関員が活動しやすくなる可能性があった。フィデル・カストロその人を含めた一部の共産党員は、オバマが同国を訪問したあとで、反帝国主義を標榜する警告声明を出している。

閉鎖されてから半世紀が経った大使館の古い建物に入居することには、興奮と同時に不安がともなったことは間違いないだろう。成功は長くは続かなかった。二〇一六年一一月にフィデル・カストロが死去したあと、次期米大統領に選出されたドナルド・トランプは、オバマが行なったキューバとの取り決めを就任後ただちに反故《ほご》にするという声明を発表した。二〇一七年六月、トランプはこの声明を実行に移し、二国間の関係を正常化しようとするオバマ政権の多くの試みを後退させた。キューバの米大使館には、蜘蛛の巣を払う時間すらほとんどなかった。

トランプが次期大統領に選出されてから一か月後の二〇一六年一二月、不確実性と敵意の風潮が漂うなか、自宅で奇妙な音を聞いたという最初の報告がなされた。そして二〇一七年二月になるまでに、六件の事例が確認されている。音を聞いたという証言がほとんどだった。噂されていた攻撃と、それに続く原因不明の症状は、ブラックユーモアを込めて「それ（the thing）」と最初は命名された。オードリー（仮名）が発症したのはそのころのことだ。

　国務省外交局のベテラン職員だったオードリーは、自身の経験を『ザ・ニューヨーカー』誌に語った。その内容は、集団心因性疾患がいかに拡大するかを示す恰好の素材になる。彼女はキューバへの赴任に興奮していた。彼女自身が最初に奇妙なできごとを経験したときには気にも留めなかった。彼女と家族が休暇から戻ってきたとき、普段は風通しのよいスペイン様式の住宅内に腐った食べ物のにおいが充満していたのだ。調べてみると、冷蔵庫の電源ケーブルが抜けていることがわかった。オードリーはそのできごとを忘れていたが、しばらく経って彼女が発病したときに思い出した。二〇一七年三月一七日、台所にいた彼女は、頭に突然圧力がかかるのを感じ、かつて経験したことのない激しい痛みを覚えた。音響兵器に関する噂は聞いていたものの、詳しくは知らなかった。だが、ひどい頭痛を覚えた彼女は、攻撃されたと思ったときに留意するようスタッフに告知された勧告を思い出した。症状が表れた場所から離れるよう言われていたのだ。攻撃が指向性のものなら、そうすることで症状を緩和できる可能性があった。しかしその勧告はオードリーには効かなかった。頭痛はその夜も翌日以後も続いたのだ。症状は次第に悪化し、彼女はバランス感覚と集中力を失い、めまいを感じるようになった。

二〇一七年三月に大使館長がスタッフの健康を調査するために会合を開き、症状を発現した人にその旨を申し出るよう求めたとき、オードリーはすでに発症していた。大使館の二一階にある個人の部屋や、自宅やホテルなどで音を聞いて発症したと報告するスタッフもいた。彼女はすでに発症していたものの、音は聞いていなかった。だから「それ」を経験したわけではないと考えていた。館長は、今後いかなるものであれ、奇妙な音を聞いたときには、コンクリートの壁の背後に隠れるよう大使館員に言い渡した。

二〇一七年五月に館長が再びスタッフを集めて話をしたとき、オードリーの健康状態はまったく変わっていなかった。懸念は徐々に高まりつつあり、今回館長は、健康に感じている館員にも検査を受けさせた。そしてこの検査のために、ホッファー医師が呼ばれた。いまやオードリーは自分の症状についてはっきり語るようになっており、とりわけバランス感覚の維持に苦労していると述べた。調査の結果、彼女は診断基準を満たしていないので攻撃の被害者として認定できないと言われた。その一か月後、彼女の健康状態はさらに悪化し、三度目の検査でようやく、彼女の名前は治療が必要なスタッフのリストに加えられた。それからフィラデルフィアに送られ、そこで診断が確定したのだ。

二〇一六年一二月から二〇一七年八月にかけて、キューバで起こった一連のできごとは報道されなくなっていたものの、関係者のあいだでは、数々の医学的反応や政治的反応が見られた。

二〇一七年二月、集団発生と見なすに十分な件数の症例が報告され、ホッファー医師は、そのときにこの件に関与しはじめている。耳鼻咽喉科医のみならず、爆風損傷を専門とする元軍人でもあった彼は、被害者を検査するためにキューバに乗り込んできたのだ。そしてもっとも重い症状を呈していた患者を飛行機でマイアミに送り、そこでさらなる検査を行なった。外傷性脳損傷の診断を最初に示唆したのは、彼のチームだ。ホッファー医師は内耳が損傷している証拠を発見したが、それではすべての症状を説明できないため、「発病した大使館員は脳損傷を受けたに違いない」と主張した。また、ホッファー医師のチームは、彼が編集する学術誌『喉頭鏡検査耳鼻咽喉学』に、この現象について発表した。この論文はＪＡＭＡ論文と同様、「エネルギー攻撃」を事実と見なし、その目的は「特異な音／圧力現象にさらされた後に神経感覚的な急性症状を経験した個人について記述する」ことにあった。性急な結論を下すことに注意を喚起し、症状の原因が不明であることを認める一方で、著者たちは、「指向性、非指向性のエネルギー源の可能性を現時点で除外することは軽率の誹《そし》りを免れない」とも述べている。著者たちはそれに続けて、音響兵器によって症状が引き起こされうるいくつかのありかたについて考察している。さらには、被害者の経験を記述することを意図しているにすぎないことを認めながらも、被害者が呈している症状が「爆風や鈍器による外傷に続いて起こる外傷性脳損傷」によって引き起こされた症状に非常によく似ているとも主張している。この論文は、集団発生の二年後に発表されたものだが、それまでに行なわれた情報機関の捜査では、エネルギー兵器が使われた証拠はまったく見つかっていなかった。爆傷の診断を下すためには、本人が爆発に巻き込まれていなければならない。だが、そのような要因がまったく存在しないという事実でさえ、エネルギー兵器によって症状が引き起こされたとする凝り固まった思い込みを払拭できなかったのだ。

医師の言うことなら何でも信じられていた時代、つまり医師がつねに尊敬されていた時代はあった。そのような状況は変わってはいるものの、だからといって医師がすべての力を失ったわけではない。専門家のあいだでは、上級医師ら一握りの医師たちが、その専門分野における考えや方針を支配しており、現役を終えるまで影響力を行使できる。医師は身体化を導く診断分類を作り出す。また、医学研究者は、次世代以後の医師たちのための信念体系を構築していく。というのも、研究の世界では通例、その分野でもっとも権威のある研究者によって踏み固められた道が踏襲されるからだ。著名な医師は、健康や病に関する信念に影響を及ぼし、健康トレンドを生み出すことさえできる。

私が心身症に関する本を初めて書いてからというもの、自分が経験した病のことを語りたくて私にコンタクトを取ってくる読者が現れはじめた。彼らは私が書いた患者の話に自分の病気と関連しそうな箇所を見つけ、私が正式な診断を下してくれるものと期待していた。だが私の印象では、彼らの記述は、その本に記述した機能性神経障害にはまったく合致しないことが多かった。彼らは、私の本の記述に何か思い当たる節を見出したのだとしても、それに独自の要素をつけ加えていたのだ。ハッキングの言葉を借りれば、私は自分が「新たな人々を作り出している」ことに気づいた。人は、自分には理解できない健康問題を抱え込むと環境に説明を求めようとする。その説明は、一般に本人を楽な気分にしてくれるからだ。答えはテレビ番組、ソーシャルメディア、新聞、隣人、本から得られるかもしれない。医師も情報源になる。多くの診断は、たったひとつの決定的な検査ではなく一連の典型的な症状の有無に基づいて下されるため主観的にならざるを得ない。だから医師は、診断分類の規則をどれだけ厳格に適用するかによって、診断を下せる症例を加減できるのだ。

　医師の一人ひとりが、新たな医学的診断を作り出し、病の経緯や治療に影響を及ぼす力を持っている。私は自分が医療を実践するにあたって、また、オルセン医師やあきらめ症候群の子どもたちをめぐってその点を懸念している。スウェーデンで難民申請をしている家族は、自分の子どもが引きこもるようになったと感じると、通常の医療手続きや社会福祉局を飛ばして、じかにオルセン医師に相談しに行くことがある。そのようなやりかたをとると、オルセン医師にコンタクトを取るや否や、当の子どもにあきらめ症候群を発症させる道をとらせる結果を招きかねない。オルセン医師は、難民申請が認定されることでしかあきらめ症候群は治癒しないと確信している。彼女のその考えが、たとえ意図していなかったとしても子どもや家族に伝わるのは必然であろう。私は、彼女がヘランとノラの前でそのように言明するのを一度ならず聞いている。その結果、オルセン医師の予期を身体化する子どもが出てきたとしても不思議ではない。

　私は、ハバナ症候群の件でも、攻撃を受けたとする想定や、権威を手にした医療専門家の影響がその経緯を変えたのではないかと危惧している。発病した外交官たちは、攻撃を受けたことが既成事実であるかのように、ただちに爆傷の専門家ホッファー医師の診察を受け、次に脳震盪の専門家スミス医師のもとに送られている。要するに、エネルギー兵器による攻撃を事実と見なし、そのレンズを通して諸症状を説明しようとする本末転倒の医療アプローチがとられたのだ。つまり外交官たちからしてみれば、爆傷の専門家から受けてもいない爆傷を受けたと、脳震盪の専門家から起きてもいない脳震盪を起こしたと言い渡されたことになる。そして、いかに小さなものであろうと、そのような奇妙で矛盾した診断を裏づける証拠を探して脳画像が精査された。こうして根拠薄弱な「証拠」が見つかったのである。

関与した医療チームが発表した医学論文や公式声明は、攻撃の可能性を何とか残しつつ脳疾患の証拠が見つからなかった事実を認めることと、いずれその証拠が見つかるであろうと主張することのあいだで危うい綱渡りをしている。ホッファー医師はあるインタビューで、次のように語っている。「証拠に基づいて言えば、彼らは攻撃の標的にされた。ただし、それを証明することはわれわれにはできない。(……)脳は損傷を受けやすい。私たちはその事実を知らないだけだ」

ハバナ症候群は、政治的な感情の高まりによるものと見ることができる。キューバの米大使館員、政治家、医師を含めた大勢の人々がそれに巻き込まれた。ホッファー医師は、国際的なスパイ行為を暴く中心人物になり、専門家としての意見を聞くために呼ばれたインタビューで生々しい証言をすることから来る興奮を隠し切れなかったのではないかと、私は思うことがある。このような具合だ。電話が鳴る。ホッファー医師が電話に出ると、相手は「ホッファー医師ですか? こちらは国務省です。少々厄介な問題があります」などと言う。彼には、それが映画『ミッション：インポッシブル』の幕開けのように感じられたのかもしれない。私は、そのことがこの事件の以後の展開と無関係だとは考えていない。関与した医師たちは、発病者と同程度に集団ヒステリーの波にとらわれてしまったのかもしれない。

米大使館員は、強い力の網の目に絡《から》めとられた。上級医師は被害者が脳損傷を負っていると言い張り、ほとんど身体に症状を探すよう指示したのも同然だった。不安が高まるにつれ、館員はたとえまったく健康に感じられたとしても医師の診断を受けるよう助言された。そう言われた健康な人まで、積極的に身体の雑音のなかから異変を見つけ出そうとした。大使館で働いていた人々は、警戒を怠らず、壁の背後に隠れ、自分の身体に注意を払うよう上級スタッフから言い渡された。米国国務長官は数十人の館員を検査のためにアメリカに呼び戻し、キューバの大使館を再開する際に反対を表明したアメリカの政治家たちは、自分の考えが結局正しかったことの証明として攻撃説を持ち出した。たとえばマルコ・ルビオは、証拠が何も見つからなかったとFBIが公表したあとでも、攻撃を「記録された事実」と呼んだ。自分の名声を守る必要がある高位の政治家や医師は、メディアで決定的な声明を発表した。そのような状況下で症状の発現に抵抗することが、また、あらゆる「専門家」が過小評価している集団心因性疾患による説明を受け入れることがいかに困難かは、私には想像もつかない。私たちは物語《ナラティブ》を身体化する。ナラティブには、文化に埋め込まれたものもあれば個人的なものもある。あるいは医師、政治家、活動家、有名人などの影響力を持つ人々によって吹き込まれることもある。最高レベルの権威者たちに確たる口調で攻撃を受けたと言われた大使館員に、いかなる選択肢があったというのか？

病のモデルが非常に生々しく、病が十分に顕著な場合、そのモデルは個人によって容易に内面化され人から人へと伝わる。この現象はそのモデルが理にかない、身体がモデルのとおりに振る舞うがゆえに起こる。抑えられなくなることもよくある。可聴／非可聴の音響兵器の話には非常に強い説得力があったので、情報機関がその可能性を否定したあとでも、ハバナ症候群は中国にまで飛び火したほどだった。二〇一八年一〇月、広州市の米大使館で働くキャサリンは、こめかみにひどい痛みを感じて真夜中に目覚めた。そのとき聞き慣れない低周波の振動音が聞こえてきた。彼女はキューバでのできごとについてある程度知っていた。彼女の症状は、他の患者のものとまったく同じではなかったが似ていた。それから頭痛や倦怠感を毎日訴え、吐いたり鼻血を流したりするようになった。ハッキングの指摘どおりに、キャサリンの発症とともにハバナ症候群は複雑化しはじめる。つまり新規の患者だった彼女とハバナ症候群のあいだに双方向のループが確立され、この障害に新たな症状がつけ加わったのだ。彼女を支援するために、心配して中国に飛行機で駆けつけた母親も発病した。ふたりはある部屋では高音を、別の部屋では低周波音を耳にした。突然麻痺することもあった。キャサリンは体中に蕁麻疹《じんましん》を発症し、光に敏感になった。耐えられなくなった母親は三週間滞在したあとで中国を去り、キャサリンもそのあとすぐに国外に出た。ふたりとも、「外傷性脳損傷」と診断されている。結局、中国に駐在する合計一六人の大使館員が症状を訴えた。ただしそれらの症例のほとんどは、典型的なものとは見なされていない。おそらく諸症状は、診断分類によっては分類し切れないほどまで変化してしまったのだろう。

私は、心身相関性や機能性の病という概念を受け入れようとしない患者や、ウイルス、毒素、未発見の疾患などといった別の説明があるはずだという考えを捨て切れない患者に大勢出会ってきた。よりよい解答や治療が存在しないなかで、私は彼らにたったひとつのことを求めてきた。それは、機能障害の診断の可能性を公正に考慮してほしいということだ。機能障害は治療可能であり、その可能性を考慮することの問題は、他者の偏見を招くかもしれないという点くらいしかない。それを大きなリスクと感じる人も多いのだろうが、そう感じた人が機能障害の診断を否定し、攻撃に使われた音響兵器を探しはじめる。生涯をかけて探し続ける人もいる。キャサリンの母親はインタビューで、彼女と娘の「脳障害」が恒久的なものだと答えている。それが真実なら、ふたりの女性が、誰も存在を証明できない兵器を使った攻撃によって、その後の全生涯にわたって苦しまなければならないことになる。インタビュアーに心身相関性の症状である可能性について尋ねられたキャサリンの母親は、「この病気の捏造なんてできませんよ」と答えている。

6 信用の問題

偏見——知識や考えや道理を欠く非合理な見解

タクシーが丘の頂上に停まったとき、村人の一団が半円を描いてすわっている姿が見えた。彼らは埃まみれの地面に差した支柱にバランスよく張られた、間に合わせの波打つ日よけの下にすわっていた。そのうちの多くは、くたくたのTシャツと半ズボンを身にまとっていた。パナマハットをかぶっている人や、カウボーイブーツを履いている人もいた。たいていは二人一組で、ひとりですわっている人もいた。三人グループもひとつだけあった。足元では、ニワトリが地面をつついており、近くのフェンスには鞍《くら》をつけたロバがつながれていた。幸福そうな人はひとりもおらず、私が乗るタクシーがそばに停車しても、彼らはかろうじてこちらを見ただけだった。

私はそのとき、コロンビアのマリア山地の中心にある、ラ・カンソナと呼ばれる地域にいた。ラ・カンソナは、風光明媚な観光都市カルタヘナから車でおよそ三時間のあたりに位置するが、観光客が訪れるような土地ではない。観光に向かない景色だからではない。丘に集まっていた村人の背後には山がひとつあり、周辺には緑の丘や谷が数キロメートルにわたって続いているのが見えた。苦難の痕跡のない国なら、ハイキングなどで週末を過ごすのにうってつけの場所かもしれないが、ラ・カンソナには、いまだに拭いきれない暴力に満ちた過去があった。

　私がこの地域に来たのは、二〇一四年にはじまり現在でも続いている健康危機に巻き込まれた女生徒たちの話を聞くためだった。少女たちは集団ヒステリーにかかっていると言われ、キューバの米外交官同様、そのレッテルに怒りを感じていたが、彼女たちの苦境を代弁してくれる強力な政治団体の支援を得ることはできなかった。タクシーの前の座席にはカルロスがすわっていた。彼はずんぐりとした中年の農民で、発病者の父親だった。にぎやかではあるが凋落した、植民地風の地域最大の町エル・カルメン・デ・ボリバルに私が滞在するあいだ、私の案内役を務めてくれていたのだ。また、通訳のカタリナも私たちと行動を共にしていた。カザフスタンでの案内役だったディナラと同様、カタリナはジャーナリストでもあった。コロンビア生まれで数か国語を話す彼女は、発病者の家族との会合を設定したエル・カルメンの住民エリカ・ガルシアを探し出すなど、私のコロンビア訪問の後方支援をしてくれた。多くの社会的、政治的運動を支持する活動家として、エリカは少女たちの支援グループを立ち上げていた。彼女とカルロスは一緒に活動していた。丘の頂上での会合を設定したのはカルロスだったが、それについては私たちに多くを話してくれなかった。だから私と同様カタリナも、不愛想な表情の村人たちを目にして驚いたようだ。

　コロンビアに入ってからまだ数日しか経っていなかったが、ラ・カンソナに着いたときには、私はすでに、エル・カルメン・デ・ボリバルでの集団発生に巻き込まれた何組かの家族と話をしていた。そしてエル・カルメン滞在中に、エル・カルメンまで出て来る余裕のない村人たちが暮らす、辺境の集落まで足を延ばしてみたらどうかとエリカに提案されたのだ。私はその話に飛びついたが、エル・カルメンでしたのと同じように、少女一人ひとりと自宅で会えるものとばかり思っていた。半円形を描いてすわって私を待っていた村人たちは、私の目には尋問官のように映った。

カルロスは車から降り、集まった人々とあいさつを交わした。あとに残されたカタリナと私には、何がはじまるのかまるで見当がつかなかった。そばを車が猛スピードで通り過ぎたので私たちが乗っているタクシーが揺れた。

「どうなっているのかしら？」と私はカタリナに尋ねた。

「確かめてみましょう」とカタリナ。

私たちはおずおずと車から降り、集まった村人たちのほうへ歩み寄っていった。しかし、立ち上がる人も、あいさつする人もいなかった。近くのひなびた家々からは、地元の住民が興味深そうにこちらを眺めていた。敢然と近寄ってきたのは子どもたちと動物だけだった。私たちが話をするために集まった人々のすぐそばまで来ても、カルロスは誰ひとりとして村人を紹介してくれなかった。現地のしきたりをまったく知らず、誰がリーダーなのかもわからなかった私は、無理に微笑みを浮かべ、一人ひとりと面と向かって自己紹介をしはじめた。そして当惑している村人の手を握り、私の名前を告げた。大半の村人は三〇代か四〇代だったが、一〇代後半、もしくは二〇代前半の少女がふたりいた。おそらくこのふたりは発病者で、残りの村人たちはふたりの親に違いない。全員との気まずい握手をし終えたあと、カタリナと私は、集まった人々と向かい合うよう配置された、ふたつのプラスチック製の白い椅子にすわった。

この旅行中、私はそれまで何人かの発病した少女たちと直接話し、病歴を尋ねたり、気絶やけいれんの経験について聞いたりしてきた。それとは異なりラ・カンソナでは、少女たち自身の口から話を聞くことはできなかった。誰もが固く口を閉ざしていて、何からはじめればよいのか皆目見当がつかなかった。すると赤いシャツを着たひとりの男性が、怒った表情を浮かべながらも通訳のカタリナに直接話しかけることで私にかかるプレッシャーを和らげてくれた。カタリナは彼の言葉を通訳して私に語ってくれた。バイクの音とニワトリや犬の鳴き声があまりにも騒々しく、私は聞き耳を立てなければならなかった。

赤シャツの男性は次のように言った。「われわれは、あなたがたが二時間前には来るものと思って、首を長くして待っていたのです。何人かはすでに帰りましたよ。われわれは六年近くこんな状態で暮らしてきたのです。あなたと会うべきかどうかさえわかりませんでした。誰も信用できません。いまあなたに話すべきではないのかもしれません」

彼の話しかたには威厳があった。他の村人たちは黙っていた。自分の意見を彼が代弁してくれることを密かに喜んでいたのだろう。彼は、集まった人々のなかでは年長者のひとりだった。真新しかったころはさぞ立派に見えたであろう、擦り切れた古いスラックスを穿いていた。彼のそばには、彼の娘と思しき若い女性がすわっていた。

カタリナと私は知らなかったことだが、カルロスは村人と集会の時間を取り決めていたらしい。

私たちはエル・カルメン・デ・ボリバルの中心部にある簡素なホテルに宿泊していた。ホテルにはレストランがなかったので、私たちはカルロスに案内してもらって、近くのスーパーマーケットのコーヒー店に行き、たいていそこで食事を済ませた。毎朝、揚げ物が並ぶ陳列ケースのなかから見知らぬ食べ物を選び出すのを楽しんでいたのだ。その朝、スーパーマーケットの小さな座席でコーヒーを飲み、ブニュエロと呼ばれるチーズドーナツを食べていると、カルロスがうろうろしているのに気づいた。私は丘の上にすわったいまになってようやく、そのとき彼が不安そうにしていた理由に思い当たった。親切で礼儀正しい彼にしてみれば、早い時間に会合がはじまるから朝食をとっている時間などないと、私たちに言えなかったらしい。

カルロスの娘は、他のほとんどの少女たちより症状が重かった。私はすでに、彼の娘の問題がヒステリーに関係していると少しでも言おうものなら彼がひどく気分を害することを知っていたが、それでも私が心理的な問題について村人たちに尋ねたときには、彼はじっと我慢していた。カルロスは、私たちに朝食を急がせたり、公衆の面前で私の意見に異議を唱えたりすることができない性分らしく、だからこそ私は、暑さのなかで波打つ日よけの下で村人が到着を待っているということを知らなかったのだ。彼らがいらだっていたのも無理はない。

赤シャツの男性は、早口でまくし立てた。カタリナは彼が言ったことのすべてを通訳できるはずもなく、要約して私に伝えようとした。「村人たちがあなたと話すかどうかは彼が決めるようです」と、彼女はささやいた。

気乗りがしないといった様子で硬い表情を浮かべている村人たちを見た私は、無理に彼らに話をさせたくはなく、車に戻ってほうほうの体で引き上げたいというのが本音だった。

私はカタリナに向かって、「彼らには無理に話をさせたくないの。私は五分間散歩してくるから、そのあいだにどうしたいかを皆で決めるよう伝えてもらえますか」とささやいた。そして少し考えてから、「私のスペイン語の理解力は低いので、ここにすわっているあいだ好きなだけ私の悪口を言っても構いません。どの道私には理解できないでしょうから。そう彼らに告げてください」とつけ加えた。

カタリナが彼らにどう告げたのか正確にはわからない。しかし何人かが笑い出し、私はそれまでの硬い雰囲気が和むのを感じた。そのとき、赤シャツの男性が再び口を開いた。

「村人たちはあなたと話をするそうです」とカタリナは私に言った。「彼らが動揺していたのは、誰も何も言わなかったからです。また、子どもたちが病気になったというのに何の支援も得られないからです」

私は赤シャツの男性のほうを向いてうなずき、彼にお礼の言葉を述べた。それから彼は、次のようなコメントをカタリナではなく私に直接向けてきた。「私たちは精神科医の助けが必要です。ひどいストレスを受けているのに、政府は助けようとしてくれません。これ以上長くは耐えられません。私たちは悪夢のような日々を送っているのです」

HPVワクチン

エル・カルメンの少女たちに関する話は、とある高校で二〇一四年にはじまった。同じクラスに属する何人かの少女が、突然倒れた。気絶して地面にくずおれる子もいれば、けいれんを起こす子もいた。症状はあっという間に広がり、その日のうちに、別のいくつかのクラスの少女たちも症状を呈しはじめた。学校側は子どもたちを迎えに来るよう保護者に緊急連絡した。けいれんを起こしたり、意識不明になったりした何人かの少女は、トラックや車やバイクで病院に運ばれた。この事態はかなり衝撃的だったので、ニュースで報道された。地面に横たわる制服を着た少女たちの様子が、病院の内外で撮影された。また、混乱している病院に次々と発病者を運び込む救急車や乗用車が群衆のあいだをかき分けて進む映像がニュースに流されていた。

私がこのできごとについて最初に耳にしたのは、二〇一六年にコロンビアのとあるイベントで講演をしたときのことだった。何人かの聴衆が、エル・カルメンの少女たちの何が問題なのかと私に訊いてきたのだ。人々はそれを集団ヒステリーに関連づけていたが、そのおもな理由は、女子生徒たちがけいれんを起こしたことにあった。よくあるケースは次のようなものだ。まずひとりかふたりの少女が、たとえば暑さゆえに気絶し、それに続いて他の生徒たちが恐怖に襲われたり過呼吸に陥ったり、あるいは単に予期したりしただけでくずおれる。このような現象は一日で収まるのが普通だ。しかし、エル・カルメンでの集団発生が、最初の報告から二年経っても続いていると聞かされた私は驚いた。聴衆の質問に対して答える知識を持ちあわせていなかったのだが、奇妙な話だと感じたのは確かだった。

その三年後、つまり最初の少女が倒れてから五年後になっても、集団発生はまだ終息していなかった。それどころか事態は悪化し、新たな発病者や症状を生んでいた。二〇一九年までに、人口一二万の地域で一〇〇〇人もの少女が発病していた。特定の学校ではじまった現象は、他校へと広がっていた。医療や社会生活における巨大な危機がエル・カルメン・デ・ボリバルを襲い、終息する兆候はまったく見られなかった。気絶した生徒の大半は快方に向かったのに、なぜ集団発生は収まらなかったのだろうか？

フリーダは、私が最初に会った少女だ。面会に先立って彼女について知っていたことは、彼女が幸運にも無事に回復したひとりだということだけだった。多くの少女たちは大学に入学できなかったが、彼女は入学できるほどまで回復したのだ。一九歳になったフリーダは、エル・カルメンから沿岸の町バランキージャに移り、そこの大学に入学している。症状が重かったために一年遅れての入学だ。親切にも、私に会うために母親のジェニーと一緒にエル・カルメンに戻ってきてくれた。フリーダと話をするまで、私はエル・カルメンで起こった集団発生の様子がまったくわからなかったが、彼女のおかげでやがて謎が解けてきた。

私たちは、カルロスが選んでくれたエル・カルメン中心部のレストランで会う約束だった。レストランは静かで、プラスチック製の椅子と、サーモンピンクの擦り切れたテーブルクロスがかかったテーブルがしつらえられていた。カタリナと私は、フリーダと彼女の母親が来るまで夕食をとりながら待っていた。エル・カルメン滞在中、ホテルの部屋にいるときを除いて、私たちとともに食事をとろうとはしなかった。ただし彼は黙っていることが多く、私は彼がそばにいることを忘れかけていることもあった。カルロスはつねに私のそばにいた。彼は水を飲みながら私を見ていた。ほかに客はいなかった。ドアが開くたびに、私はフリーダを待つあいだ、フリーダが来たのかと思ってそちらを見たが、入ってきたのはたいていウェイターだった。そして予想より遅くなってようやくジェニーがひとりで入ってきたので、フリーダは気が変わったのかと心配になった。

「彼女はすぐに来ます」とジェニーは私を安心させるように言った。

フリーダは、レストランまでの道中についた埃を外で払っていたのだ。埃をすべて払い除けてからでないと私たちに会いたくなかったらしい。数分後、真っ白なスウェットシャツを着た彼女が入ってきた。彼女のその姿は、スウェットシャツに関してはまったく同じ反応を示す私の姪を思い起こさせた。フリーダにとっては、いくら白くても白すぎることがないのだ。彼女の症状は重いと聞いていたので、一〇代の普通の少女と同じような関心を持つ、健康そうな少女が目の前に現れたときにはほっとした。背が高くほっそりしたフリーダの肌はつやつやしており、豊かな黒髪は輝いていた。

それから簡単に自己紹介をした。驚いたことに、フリーダが席に着く前に、カタリナは私の食べ残しの皿をフリーダのほうへ押しやった。私がジェニーに何か注文するかと尋ねたところ、彼女の答えは「ノー」だった。その一方で、フリーダは私の皿を引き寄せて、笑いながら料理をかき込みはじめた。その様子を見た私には、彼女が最近まで重い病気にかかっていたとはとても思えなかった。私はフリーダとカタリナがすぐに意気投合したことに驚かされ、もっとコロンビアの文化について学ばなければと思い知らされた。

　フリーダが汚れたスウェットシャツから料理に関心を移し、それに気を取られているあいだ、私は彼女の母親と話をしていた。最初私たちは、天気、交通機関、エル・カルメンの町についてなどの世間話をしていた。フリーダは聞いていないようだった。一度だけ、私が不意に個人的な質問を切り出したとき、ジェニーは「その話はあとで」と押しとどめた。こうしてフリーダが料理を平らげ、母親が私を試し終えたあとでようやく、二〇一四年に起こったできごとについて話しはじめる準備が整った。その話がはじまるや否や、ジェニーはその五年間、家族の生活がいかに苦しかったかをはっきりと述べ、ふたりの娘が発病したときのできごとを泣きながら語った。

「娘が地面に横たわったまま死んでしまうのではないかと恐怖のどん底にいました。でも新聞記者や医師は、娘たちの尊厳を踏みにじった。狂人と呼んだのよ」

　二〇一五年、コロンビアの国立衛生研究所（ＩＮＳ）は詳細な疫学研究の結果を公表し、一連の集団発生は、かつて集団ヒステリーと呼ばれていた集団心因性疾患（ＭＰＩ）に起因すると述べた。このレッテルは発病者の家族に強い衝撃を与えた。面談や会合で保護者の誰もが、私にそう語ったのだ。

「それはひどい」と私は言い、フリーダを見たが、動揺した様子は見られなかった。それどころか彼女は、母親が話すあいだ、興味深そうに私をじろじろ見ていた。「自分の身にふりかかったことを、フリーダ自身に語ってもらっても構いませんか？」と私はジェニーに尋ねた。

少女たちに自分の話を語らせる許可を保護者からとることは、私のインタビューの習慣になっていた。私がそう尋ねれば、たいていの親は喜んで子どもを前に押し出したが、最初に自分たちのほうからそうすることはなかった。ジェニーはその判断をフリーダに委ねた。するとフリーダは皿を押しのけて、さらに強く私のほうを凝視した。

フリーダは、「あなたはどの国の出身なのですか？」と尋ねてくることで話を変えた。

私はその問いに答えたあとで、自分のフルネームを紙に書くよう彼女に求めた。それによって、彼女の名前はフリーダではなく実際にはフリニアだと判明した。彼女は、フリーダという名前で呼ばれたかったらしい。

フリーダは、「フリーダ・カーロ〔メキシコの画家〕のフリーダです」と言い、「彼女のファンなんです」とつけ加えた。

彼女はフリーダ・カーロを崇拝していた。いずれにせよ、本名とは別の名前を使いはじめたのは賢明だったことがやがて判明する。というのも、絵は彼女が回復するのに重要な役割を果たすことになるからだ。

私はフリーダが最初の患者が誰かを知っているのだろうかと考えながら、「集団発生がどこではじまったか知っていますか？　どの学校だったのでしょうか？」と尋ねてみた。

その質問に対し彼女は、「私の学校です。隣の教室ではじまったのですが、そこには私の妹がいました」と答えた。

そのあとでほかの少女から聞いた話では、集団発生が最初に起こった学校として、別の校名があがっていた。集団発生をめぐる物語《ナラティブ》も、症状それ自体も、拡大するにつれ変化していくことが多い。とはいえ、たとえ噂にすぎなかったとしても、世間に流布しているストーリーを知ることは不可欠だ。なぜなら、音響兵器の脅威と同様、ストーリーはその種の現象の原動力として作用するからである。記憶は複雑なものであり、ストーリーは多くの人々によって繰り返し語られることで変化していく。私は、家族の話のすべてが正確なわけではないと認めることにやぶさかではない。だが彼らは、自分たち自身の経験に忠実にストーリーを語っているのであり、私が追い求めているのもその点、すなわち関係者としてどう感じたかをめぐる正確な描写だ。少女やその家族の個人的な経験は事態を推進する原動力であり、そのことは、たとえ彼らが語るストーリーが厳密には真実でなかったとしても、変わりはしない。

フリーダの記憶によれば、集団発生はとても暑い時期に生じ、少女たちはしばらく、軽度の気分の悪さを訴えていたところだった。彼女が通う学校は男女共学だったが、男子より女子のほうが多かった。狭い空間に五〇人の生徒が詰め込まれていた妹の教室は、窓が開かなくなっていたために耐えがたいほどの暑さになっていた。

蒸し暑く不快な午後、フリーダのクラスの生徒たちは、隣の教室から尋常ではない騒音が響いてくるのを耳にした。廊下を覗き込むと、少女たちが隣の教室から運び出されているところが見えて驚いた。フリーダがのちに知ったところでは、ある少女が呼吸困難を訴え、苦悶の表情が次第に険しくなり、最後に気絶したという。さらにその直後、一五人の少女が倒れた。それに続く混乱は学校全体に警報を発するに十分なものだった。授業は中断し、生徒たちが廊下になだれ込んできた。保護者たちと救急車が呼び出され、少女たちは集団で病院に急送された。発作はすぐに他の教室に波及し、フリーダの見積もりでは、その日のうちに最低でも五〇人の少女が倒れた。

「生徒が倒れるところは、実際に見ましたか？」と私はフリーダに尋ねた。

すると彼女は、少女たちが震えだし、目を閉じて地面に横たわるところを見たと答えた。片方の顔面の筋肉が垂れ下がり、口がねじれている少女もいたらしい。

「すわったまま震えが止まらない生徒もいました。それでも話すことはできたのです」

フリーダは、すでに私が見たことのある、ニュース番組のクルーが撮影したビデオを見せてくれた。そのビデオには、さまざまな様態で倒れている少女たちが映っていた。顔面蒼白になって静かに横たわっている子もいれば、弓なりに反《そ》っている子もいた。あるいは、体をよじらせたり、震えたり、父親や男子生徒に抱えられたりしている子たちがいた。これらの症状が解離性発作によるものであることに疑いの余地はない。

「あなたは倒れなかったのですか？」と私は尋ねた。

「発作を起こさなかった子もいました」とフリーダ。

最初の日には発病した少女全員がけいれん発作を起こしたので、彼女はその日を「大災厄の日」と呼んでいる。しかし週末になると一〇〇人以上の少女が発病したが、症状はけいれん発作に限らなくなる。時間が経つにつれ、視野のぼやけやめまいから、呼吸困難、頭痛、胸の痛みなどに至る、多様な症状が表れるようになっていったのだ。また、肌荒れ、抜け毛などの、進行が緩慢な症状を呈する少女も現れはじめた。そして新たな症例では、発病した少女全員がけいれんを起こしたわけではない。

フリーダもけいれん発作を起こしていない。彼女から詳しく聞いた症状の多くは一時的で、特異なものではなかった。彼女が経験した症状は消化器系の問題、ひざの痛み、体重減、皮膚の問題で、いずれもいつの間にか発現していつの間にか消えていった。最悪の時期には学校に行くのが困難になったが、たいていは何とか登校できた。特定の診断こそ受けなかったものの、さまざまな薬を与えられた。

「いつも薬を飲んでいたわけではありません」とフリーダは言う。

コロンビアにおける医療健康管理の実態について尋ねると、当地での保険体系を教えてくれた。収入が著しく少ないか、まったくない人は保険料を払わなくてもよかったが、たいていの人は払っていた。さまざまなレベルの医療を提供する数々の保険会社が存在するらしい。また、保険会社は自前の病院を運営し、多くの医師は保険業者のもとで働いていた。ジェニーの話によれば、彼女が知る少女のほとんどは、血液検査、脳スキャン、ＥＥＧなど、かなり入念な検査を受けたそうだ。初期の検査で異常が見つからなかったあと、重金属による中毒や稀な疾患についても検査されたが、それでも異常は見つかっていない。

少女たちが受けた検査について語ったとき、フリーダは検査の徹底性について失望している様子こそ見せなかったものの、検査の結果に問題があると考えていることはあきらかだった。

「私たちは検査を受けたのですが、その結果は詳しく説明してもらえなかったのです。人によって受けた検査が異なっていて、医師たちは、あたかも何の計画もなしにランダムに検査していたような気がするんです。血液検査の結果が戻ってきたとき皆で見せ合ったのですが、結果はすべて同じでした。そんなことってありますか？」

その話題が出た瞬間、それまで黙っていたカルロスが口をはさんだ。「政府は七億ペソを研究につぎ込んでいます。ですが、その結果をすべては公表していません」

それは国立衛生研究所（ＩＮＳ）の研究を指しており、カルロスは、その結論にはすべてのデータが考慮されているわけではないと主張する。フリーダもカルロスもジェニーも、情報が隠匿されていると、また、自分たちの懸念がないがしろにされていると感じていた。あきらかに、疑惑が渦巻いていたのだ。

「赤十字が来たのに、政府は追い返したんですよ」とジェニーは言う。

さすがにそれはあり得ないように思えるが、発病者の家族と保険会社と当局がお互いを信用し合っていないという噂はあった。その状況は、医療専門家や政治家が強い影響力を行使していたハバナの状況とほぼ正反対だ。

ジェニーは次のように語る。「要するに、何が真実で何が作り話だったのかは、私たちにはわかりません。父親が重金属工場で働いているから子どもが病気になったのだと言う人もいました。でもそれが真実なら、なぜ父親自身は病気にならなかったのでしょうか？」

「たしかにそうですね」と私は相槌を打った。

ジェニーやフリーダが耳にした発病の原因はたいていばかげており、患者の家族の不満をさらに増長させるばかりだった。そして、発作の連鎖は集団心因性疾患によるものだというコロンビア大統領の声明が発表されたとき、患者と家族からなるコミュニティは根底から揺さぶられた。

「町行く人々が、私たちの娘を見ては〈あそこに狂人がいるぞ〉と叫ぶようになったのですよ！」

このようにして犠牲者の家族は集団心因性疾患という診断の影響を強く受け、そのせいで子どもたちの医療健康管理の状態が低下してしまったと考えていた。発作を起こして病院に運び込まれた少女たちは、すぐに治療を受けるのではなく、専用の特別室に収容された。その話を聞いた私は、解離性発作を治療することもある医師として葛藤を覚えた。このような発作に対しては、過度な検査や投薬を避ける保存的治療が正しいからだ。しかし保存的治療は、いたずらに患者を放置しているわけではないということを関係者に説明しておく必要がある。親たちが保存的治療をいい治療だと見なしていないのはあきらかだったが、医師と発病者やその家族のあいだの関係のほころびがどこではじまったのかを探り当てることは、私にはできなかった。

「医師がしたことと言えばアセトアミノフェン（パラセタモール）を投与することくらいでした」とフリーダ。

カタリナは通訳中に、「この国ではアセトアミノフェンがよく使われます。具合が悪くなると、とにかくアセトアミノフェンを服用するんです」と口をはさんだ。

「医師は、あなたが納得できるような診断を下しましたか？」と私はフリーダに訊いてみた。

彼女は頭を横に振りながら、「いいえ」と答えた。

「いまは健康ですか？」

「健康だと感じてはいますが、そうでないことはわかってます。体内にはまだあれが残ってるんで」

フリーダの返答を聞いた私はぞっとした。その後調査を続けていくうちに、少女たちが具合の悪さを感じるようになった経緯がはっきりし、彼女たちが回復しない理由がわかってきた。だが、その返答からさしあたりわかったのは、あたかも彼女が自分の不健康をめぐる予期に慣れ切っているようだということだった。

「あなたが健康だと感じているのなら、病気は消え去ったのかもしれませんよ」と私は希望的観測を込めて反論した。

「私はバス通学なのですが、毎朝私が乗る時点でいつも満員だからずっと立ってるんです。学校に着くまでけっこう時間がかかるので、いつもめまいを感じて具合が悪くなるんです」

フリーダはおびえ切って、自己の身体を信用できなくなっているようだった。熱気に満ちたバスに長時間揺られることで引き起こされるめまいの感覚は、私にはありふれているように思えたが、彼女にとってはきわめて深刻だったのだ。もしかしたら彼女は身体の雑音に焦点を絞っていたせいで、病気から回復できると思えなくなったのではないだろうか。

フリーダは発作を起こさなかった。しかし彼女の妹は「大災厄の日」に気絶している。フリーダとジェニーは、集団発生初日の病院の様子を語ってくれた。緊急救命室は、一度に運び込まれてきた大勢の患者を収容できるほど広くはなかった。そのため、親の腕のなかでけいれんし続けている少女もいたという。

学校は、その翌日から三日間閉鎖された。再開時には、子どもを学校に行かせたがらない保護者もいた。集団発生の急性段階は過ぎ去ったものの、人々の恐怖心は変わらず、病気は終息しなかった。新たな発病者が出現し続け、最初に発病した少女たちは回復せず、地元の他校にも集団発生が飛び火した。

フリーダの話からすれば、最初に発病者が出た教室は換気が悪かったように思える。そのような環境下でひとりの少女が気絶したとしても、不思議ではない。そして、その少女の様子を見たほかの子どもたちも同様に気絶したということも十分にありうる。だが、そのできごとに至る以前から何らかの素地があったのではないだろうか？

私はフリーダに「なぜ集団発生は起こったのだと思いますか？」と訊いてみた。

彼女は、「HPVワクチンのせいです」と自信満々な様子で答えた。

HPVワクチン〔子宮頸《しきゅうけい》がんワクチン〕は、このあと私が町で交わしたあらゆる会話の基調をなし、ときに完全に支配することもある定番の話題だった。集団発生を引き起こし、いつまでも持続させているのはHPVワクチンだというわけだ。エル・カルメンの住民は、HPVワクチンの接種が少女たちを病気にしたと信じていた。フリーダが「体内にはまだあれが残ってる」と言ったとき、あれとはHPVワクチンを指していたのだ。彼女は、毒を盛られたと信じていた。クラスノゴルスキーにおける毒物、キューバにおける音響兵器など、悪意によって病が引き起こされたと見なされるケースが非常に多いことに私は驚きを禁じ得ない。陰謀論には、平凡な日常の記述より説得力がある。病を外的原因によって説明することには、心理的なメカニズムによる説明より魅力がある。さらに言えば、何もわからないより、たったひとつの実体的な要因で病を説明することのほうが気休めになる。

「ワクチン接種を受けたのはいつですか？」

ワクチン接種や血液検査で子どもが気絶することはよくある。痛みや突然の恐怖によって自律神経系が活性化され、血圧が突然低下して倒れるのだ。この現象は、無酸素性の反射性失神と呼ばれる急性の生理的反応で、基盤となる疾患の存在を示すわけでもなければ心的外傷とも無縁である。

「一か月前に二回目の接種を受けました」とフリーダは答えた。

無酸素性の反射性失神ではなかった。

「妹のクラスメートはいつ受けましたか？」

「一か月前です」

「そうですか」

次に私は、集団発生にはＨＰＶワクチンが関係していると思うかジェニーとカルロスに尋ねた。するとふたりは、ワクチンが子どもたちを病気にしていることは、事実として知っていると断言した。

それを聞いて驚きを抑え切れなかった私は、「でも、数週間前に受けたワクチンのせいで、ある日突然大勢の少女たちがいっぺんに気絶したのはなぜでしょうか？　その日に起こった何らかのできごとが原因ではないのですか？」と尋ねた。

想起バイアスは、前後に起こった複数のできごとを結びつけようとする。しかし近接性は、因果関係の存在を証明するわけではない。音が脳損傷を引き起こしたと主張するためには、生物学的な裏づけがなければならない。それと同様に、病をワクチンのせいにするためには、それがいかにして集団発生という臨床的症状を引き起こしたのかを説明する必要がある。

「日本やイタリアなど、世界中で同じことが発生しているらしいと聞いています」とカルロスは言う。

彼はいったい、その情報をどこから得たのだろうか？　「大災厄の日」とＨＰＶワクチンを最初に結びつけたのは誰か？　フリーダはなぜワクチンのせいにしたのか？

フリーダは次のように語る。「私が受けたワクチンのバッチ（同時期に製造された一群のワクチン）に問題があったのです。ワクチンを町に運んできた男性が酔っ払っていました。彼はバイクで運んだのですが、しばらくほったらかしておいたのでワクチンが適温に保たれていなかったのです」

フリーダはさらに続けて、ワクチンを扱った看護師が手袋もマスクもせず、ワクチンを収納した冷凍庫のドアを開けっぱなしにしていたことや、接種を受けた少女たちの腕が翌日になると傷ついていたり腫れたりしていたことを語った。

しかし以上のできごとはすべて、最初の発作が生じる数週間前に起こったことである。私は、少女たちが数分おきに相次いで倒れた事実を見過ごすわけにはいかなかった。フリーダの発言はそれに答えていない。

「ワクチン接種プログラムがきちんと管理されていなかったように聞こえますね」

私のその発言に対してジェニーは、「彼らは保護者の許可すらとっていません」と言った。

「それはまずいですね。心配されるのも無理はありません。でも五〇人の少女たちが同時に発作を起こしたのはなぜでしょうか？」私がそう言うと、誰もが狐につままれたような表情をした。

しかし私にとっては重要なポイントだったので、次のように続けた。「何人かが同じ日にインフルエンザウイルスにさらされたとします。すると彼らは、さまざまなタイミングや程度で発病するでしょう。ところがエル・カルメンの少女たちは同時に発病しています。なぜそんなことが起こるのでしょうか？」

しばらく経ってからその問いに最初に答えたのはフリーダだった。「私は教室で激しい恐怖に襲われました。誰かが倒れるところを目にすれば、自分も倒れるかもと思うのではないでしょうか。発作はそうやって広がっていくのですね」

私は、ジェニーとカルロスがその発言にどう反応するかを確かめるべく彼らのほうを見た。だが、ふたりはまったく反応を示さなかった。そこで私は、フリーダの発言を次のように繰り返した。「ということは、少女たちは恐怖を感じたから、あるいは他の少女が倒れるところを見たから倒れたことになりますが、違いますか？」

フリーダは私の発言にうなずき、「他の人が倒れるところを見るのは恐ろしいことですよ」とつけ加えた。

私は、たったいまフリーダが言ったことの意義を正しく汲んでくれることを期待しながらもう一度ジェニーとカルロスのほうを見た。しかし、そうはならなかった。その代わり、カルロスは話題を変えて、人類学者のヘレラ博士がＨＰＶワクチンによって集団発生が引き起こされたことを確証し、ワクチンが世界中の少女たちを殺しているのだと語った。私のコロンビア滞在中、カルロスはつねに寡黙だったが、ＨＰＶワクチンやヘレラ博士などの特定の話題になったときだけ、途端に饒舌《じょうぜつ》になった。

「ＨＰＶワクチンが少女たちを殺しているのではありません。その見かたはまったくの間違いです」と私は頭を横に振りながら説明した。しかしジェニーもカルロスも私の発言にほとんど関心を寄せなかった。ワクチンに関する情報源はヘレラ博士だということがわかった。アメリカで暮らすコロンビア国籍のヘレラ博士は、コロンビアでの集団発生を知ってエル・カルメンにやって来たらしい。ワクチン接種が少女たちの健康を害しているという考えを彼自身が持ち込んだのかどうかは定かでないが、彼がその流布に手を貸したことに間違いはない。この影響力のある人類学者が何の組織に所属しているのかと訊いてみたのだが、それには誰も答えられなかった。

「もしかするとカルロスは、ヘレラ博士《ドクター》が医師《ドクター》ではないことを理解してないかもしれません」とカタリナは私に耳打ちし、さらに次のように言った。

「彼らは、ヘレラ博士を完全に信用しているようです」

「カルロスは、ヘレラ博士が町の救済者だと言い続けています」

ワクチンが、その接種から一か月後に、たった一日で集団発生を引き起こせることを裏づける病理学的証拠は存在しない。ＨＰＶワクチンとてんかんのあいだには、いかなる関連性もない。仮にあったとしても、私が見た発作は解離性のものであり、脳疾患によって引き起こされたものではないことはあきらかだ。とはいえ私は、エル・カルメンの住民のこともヘレラ博士のこともよく知らなかった。だからこれ以上この話題で彼らの考えに異を唱えることは断念し、少女たちが経験したことの理解に徹することにした。

「どうして体調がよくなりつつあるのだと思いますか？」と私はフリーダに尋ねた。彼女は完全な回復こそ見ていなかったが、快方に向かっていた。

転機は、エル・カルメンへのもうひとりの訪問者ミラの介入があったときだという。フリーダの話によれば、ミラは国境なき医師団に所属している人物らしい。フリーダは、さらに次のように語った。「彼女は、私たちのためにワークショップを開いてくれました。私たちは絵を描き、彼女は呼吸をコントロールする方法を教えてくれたのです。食事療法に関する話や、弛緩《リラクセーション》訓練も教えてくれました」

どうやらミラの介入方法、とりわけ絵を描くことは、フリーダや、それを体験した他の少女たちにとってかなり効果的だったようだ。ミラはワークショップを一日中開き、少女たちにランチを振る舞い、彼女の所属する組織がバス代も負担し、治療を提供した。それらのサービスは、とりわけ貧しい家庭にとってはきわめて重要なものになった。

「ワークショップには六人の少女たちがいましたが、これが定員でした。これ以上増えると発作を引き起こしかねないからです」

理由は聞いていないが、ミラは三か月で町から去った。だから彼女は、少数の少女たちとしか接触していなかったはずだ。フリーダの考えでは、ミラは集団発生に関する論文を書くために町に来たのであり、当初からその用件が済めば帰る予定だったという。

「ミラは国境なき医師団に所属している方と言っていましたよね？」

「それについては確信はないです」

「彼女の苗字は知っていますか？」

彼女の苗字を知っている人はいなかった。少女たちにとっては実際に恩恵があったらしいが、ヘレラ博士と同様、ミラは謎に包まれた人物だった。

「少女たちは、心理面でのサポートを他の誰かから十分に受けていましたか？　保険会社からはどうですか？」と尋ねてみた。

彼らの話では、五〇人の少女たちが、政府が送ってきた何人かの臨床心理士に同じ日に会っており、そのときの会合で三〇人が同時に倒れてしまい、さらなる大混乱が生じたらしい。臨床心理士たちは五日間町に滞在する予定だったのに、三日で切り上げて帰ってしまった。いずれにせよ、戻ってきてほしいとは誰も思わなかったそうだ。

どうやらエル・カルメンでは、少女たちやその家族ばかりでなく、医療チームを含めた多くの人々が深みにはまったようだ。コロンビアでは優良な医療が受けられるとはいえ、いかなる国でも小さな病院には、けいれんを起こして相次いで運び込まれてきた五〇人の少女たちに対応できる緊急救命室などない。イギリスの病院でも事態は変わらなかったはずだ。だが、患者の家族をもっとも動揺させたのは、応急処置や臨床心理士の引き上げではなく、集団心因性疾患という診断の影響であった。その診断がひとたび公表されると、少女たちを対象に数々の有害な批判や仮説が提起されるようになったのだ。

「彼女たちには夫が必要だなんて言う人もいたんですよ」とジェニーは言う。

まるで一九世紀のようだ。一〇〇年前の人々はそのような発作を卵巣や子宮、過剰あるいは過少なセックスのせいにしていた。そこで施された治療は、マスターベーションにはじまり子宮摘出術、卵巣マッサージ、セックスの抑制に至るまでさまざまだった。私はこのような話は過去の遺物だと思っていたが、結局そんなことはなかったということを目の当たりにした。これはコロンビアや南米に限られた話ではなく、多かれ少なかれ、世界中に残っている。

また別の仮説に、発病した子どもたちは近親相姦によって生まれたというものがある。彼らの多くが同じ苗字だからだ。

「なんでそんなことが？」とジェニーは憤慨した。「みんなが近親相姦で生まれたのなら、なんで一〇代の少女だけが発病するの？」

ジェニーの言い分は正しい。その仮説はばかげている。集団心因性疾患という診断がここまで完全に拒絶される理由が徐々にあきらかになってきた。この診断につきまとっている、古色蒼然《こしょくそうぜん》たる侮蔑《ぶべつ》的な解釈や連想が繰り返し少女たちに浴びせられているのだ。集団心因性疾患について説明をしようとしても、誰も耳を傾けようとせず、断固としてその診断を否定する。彼らが耳にした「ウィジャボード〔日本の「こっくりさん」のような降霊術遊びに使う文字盤〕を使ったせいだ」「栄養不足が原因だ」「揚げ物を食べ過ぎた」などといった他のあらゆる侮辱的な説明とともに軽視してしまうのだ。

「揚げ物の食べ過ぎって！」とジェニーは呆れて言った。

世間の会話で、少女たちは蔑《さげす》まれてきた。孤立感にさいなまれ、権力者たちに騙《だま》されたと思い込んだ家族たちは、多くのくだらない説を却下してきた。発病した少女たちを結びつけられる唯一の説明は、全員がＨＰＶワクチンの接種を受けたというものだった。もちろんＨＰＶワクチンによる説明は彼らにとって、さまざまな意味合い《コノテーション》を孕む集団心因性疾患による説明より魅力的だった。さらに、少女たちが接種されたワクチンのバッチを運んだ酔っ払い配達人がワクチンをほったらかしにしたという噂は、ＨＰＶワクチン説をまことしやかに補強する結果となった。

「でも、発病した少女たちの全員が、酔っ払い配達人が運んだバッチのワクチンを接種されたわけではないですよね」と私が指摘すると、話は再びヘレラ博士の話題に戻った。

カルロスは祈るように手を合わせながら言った。「彼は神の使者としてこの町に来たのです」

ヘレラ博士《ドクター》は答えを持っていた。彼はアメリカの医療シンポジウムで少女たちについての話を語り、発作の様子をとらえた映像を見せたところ、参加した〝ドクター〟たちが泣き出したと、コロンビアに戻ってから少女たちの家族に報告した。シンポジウムに参加した〝ドクター〟たちは、発作がワクチンによって引き起こされたと満場一致で認めたとのことだった。

「何の〝ドクター〟なの？」と、わりとぶっきらぼうに私は訊いた。この泣き上戸な〝ドクター〟たちの奇妙な話に唖然としたからだ。ドクターは泣いてはいけないとは言わない。だが、学術会議で泣くドクターなど聞いたことがない。カルロスは詳細を知らないようだが、ユーチューブでヘレラ博士《ドクター》の講義を視聴できると教えてくれた。ただ私はエル・カルメンでインターネットにアクセスする手段がなかったので、その映像は追って調査することにした。

ヘレラ博士の資格や所属に関する詳細な情報は、誰も知らなかった。そのことはミラにも当てはまる。そこで私は彼らに、私のことについて何を知っているかを尋ねてみた。最初に彼らとコンタクトを取ったとき、私は、イギリスの国民保健サービス（NHS）との関連や、私の本を出してくれた出版社のウェブサイトに関する情報を含めて自己紹介をしていたので、私の素性や資格は確認できているはずだった。エリカと私は（カタリナを通じて）、私の訪問の目的や制約について合意を得るまで徹底的に話し合っていた。それでもじかに質問すると、ジェニーもフリーダもカルロスも、ヘレラ博士やミラについて知っているのと同程度にわずかしか、私のことについて知らなかったのだ。なぜ彼らは、私にかくもオープンな態度をとっているのか？　おそらくは私が医師《ドクター》で外国人だから、そしてもちろん彼らが懸命に自分たちの苦難について知ろうとし、必死に助けを求めているからでもあるだろう。

私たちは日が暮れるまで二時間ほど話し合い、店を出た。別れ際にフリーダとハグした私は、彼女が健やかな日々を送れるよう励ました。

レストランの外でフリーダの母親は、「彼女と妹を大学に行かせるべきかどうか悩みました」と語った。

母親はふたりの娘をバランキージャの大学に行かせるのを一年遅らせていたが、結局思い切って行かせたのだ。

「でも正解でしたね。彼女、生き生きしてますよ。前向きな感じがします」と私は言った。あまり心配してほしくなかったからだ。私たちのそばに立っているフリーダは輝いていた。私はそこに希望を見出すことができた。

ホテルの部屋に戻った私は、その日聞いた話についてあらためて考えてみた。フリーダは知的でユーモアのセンスもある。私からの質問が途切れると逆にあれこれと訊いてきたし、私の返答にも興味津々だった。ジェニーは親として娘の生活を非常に心配し、恐れていた。娘以上に苦しんでいるようにも見え、自分たちの尊厳を守ろうと懸命に努力していた。カルロスの考えはなかなか読めなかった。会話では、彼はたいてい聞き手に回り、かすかな笑みの背後に本心を隠していたからだ。私は、彼の娘の病状がフリーダより重いことを知っていた。しかし彼は、自分の娘についてはっきりと語れないようだった。

それから私は、会ったことのないヘレラ博士やミラにも思いを馳せた。彼らはいったい何者なのか？　情報をすぐに検索できるインターネットにアクセスできないのは奇異に感じられた。一部の人しかネットにアクセスできず、英語をわかる人がほとんどいないのなら、私の素性が記載されているＵＲＬを患者の家族に伝えていたことも無駄だったのかもしれない。広い世界から孤立した地域に住むエル・カルメンの人々にとっては、誰を信頼するかしないかは額面どおりに判断するしかないのだ、ということを私は知った。コロンビアの歴史は、地元の権力者を疑うよう彼らに教えてきた。また、コロンビアでは長らく争乱が続いていたという事実は、これまで外国からの訪問者がほとんどいなかったことを示唆する。だから外国から来た専門家は評判を落とす機会がなく、住民の目には必要以上に信用できる人物に映ったのだろう。そう考えると、外国人である私の心にも罪悪感が芽生えはじめた。

ジュリエットの場合

翌日、私はスウェットシャツを着ているときに自分が笑っていることに気づいた。フリーダを思い出したのだ。彼女とは打ち解けたので、私は、スウェットシャツに埃ひとつ付けないほどの高水準に至るまでどれだけの時間がかかるのかと彼女をからかった。すると同じ調子でフリーダは、次に行く場所では泥水のなかを歩く破目になって、すぐにその言葉を後悔するわよと返してきた。そしてふくらはぎの下半分を覆うほどの深さの泥水をかきわけて川を渡る私の姿を真似て、自分と同程度にスウェットシャツに注意しなければならなくなるはずだと言った。だから次の面会場所に行ったとき、フリーダの泥水発言が大げさだったことを知ってほっとした。

私たちは、次にインタビューを予定していた発病者のひとりジュリエットから、エル・カルメンの郊外にある彼女の自宅で会う約束を取りつけていた。ただし彼女の家にたどりつくためには、主要道路の途中で車を降り、歩いて丘を登らなければならなかった。フリーダが予言した泥水ではなかったものの、道路工事もしくは下水工事のせいで一時的に排水の問題が生じ、通りは泥だらけで滑りやすく、くぼみもできていた。それでも私たちは乾いた場所を選びながら歩いていったが、ときどきぬかるみにはまった。カタリナと私は、比較的よごれずに目的地にたどりつくことができた。カルロスは私たちのうしろを不安そうについてきた。

ジュリエットと母親のイェリザは、自宅の前で待っていた。その家にはドアや窓がなく、ほとんどが骨組みだけだった。しかも内部に入ると、床板がなく、埃と塵を払っただけの乾いた地面がそのままむき出しになっているのがわかった。壁には隙間があり、雨が降ったときには雨水が屋内に浸入してくるはずだ。背後の暖炉にはポットが置いてあった。その家はエル・カルメン中心部のどの家よりもはるかに簡素だった。あとでカタリナにジュリエットの家族の生活状況について尋ねたところ、電気は通じているし、洗濯機のような電化製品を所持していることに間違いはないという回答が戻ってきた。私たちが会った部屋にはステレオ装置と冷蔵庫が鎮座していたが、コンセントが見当たらなかった。水を一杯に満たした青い樽と、その横にキャッサバ〔中南米の主食のひとつ。タピオカの原料〕で満杯になったバケツが置かれ、地面の上には椅子が三つ、いかにも場違いな様子で私たちを待っていた。

ジュリエットは小柄な一八歳の少女で、年齢よりはるかに幼く見えた。また、妊娠しており、腹部が大きく張り出していた。フリーダと同様、肌が黒く美しかった。ほとんどの南米諸国と同じように、コロンビアの住民には混血が多い。奴隷や貿易商や征服者の流入によって多様な文化が持ち込まれ、また、彼らの子孫にさまざまな外観が与えられたのだ。カタリナはボゴタ〔コロンビアの首都〕の出身で、私と同じくらい色白である。彼女はイングランドで学んでいたが南米系には見えないので、イングランド人には彼女がコロンビア人だと思われなかったらしい。エル・カルメンの少女たちは皆、黒髪と黒い瞳で端正な顔立ちをしており、欧米で好かれるタイプの美を体現していた。化粧はしていなかったものの清潔感があり、外見にも注意を払っていた。

　私たちが椅子に腰かけると、ジュリエットはすぐに自分の身に起こったできごとを語りはじめた。イェリザはジュリエットの背後に立って、娘の肩に手を当てていた。ここでも私は、ジュリエットの個人的な経験について尋ねた。そして医療相談を受けたときと同じように、発病者の経験に対する人々の解釈を読み取ろうと懸命に努力し、話を聞き終わるまでは性急に診断を下さないよう心掛けた。

　ジュリエットの発作は学校で起こった。フリーダの通った学校ではなかった。時期も異なり、「大災厄の日」から数か月後の「エコロジーの日」に起きている。その日は暑く、ジュリエットは式典で長く立っていたせいでひどく具合が悪くなった。めまいを感じ、頭がくらくらし、光の点が見えるようになったのだ。そして突然目の前が真っ暗になり、床に倒れ込んだ。ただし、すぐに目を覚まし、けいれんは起こらなかった。彼女の描写からすると、それはあきらかに気絶だった。

　ジュリエットが倒れたとき、友人たちがすぐに助けてくれたのでパニックには至らなかった。自宅に連れ帰ってもらった彼女は回復したかに思われたが、その三日後、彼女は胸の重苦しさを訴えて、再び倒れてしまう。その後は常習的に倒れるようになったが、その様態は変わっていった。
ある朝、彼女は教会で意識を失った。「疲れていたので倒れそうだなと思っていました。そう感じたときには、気持ちを落ち着かせることで抑えられていたのです。でもそのときは、目を閉じて落ち着こうとしたにもかかわらず、結局倒れてしまいました。目の前が真っ暗になり、しばらくして床の上で目を覚ましたのです」

居合わせた人々の話では、ジュリエットは最初にけいれんを起こし、それから眠っているかのようにしばらく動かなかったらしい。そして彼女は目覚めると、泣き続けた。解離性発作を起こした人が泣くことはよくある。リューボフと同様、ジュリエットは、動揺したときに多く見られるこの身体的兆候を、ごくありふれた原因になかなか結びつけられなかった。

「発作にはパターンがありますか？」

ジュリエットはしばらく考えてから、「ものごとを考え込み過ぎると起こりますね」と答えた。

彼女のように、発病した少女たちの多くは、自分が経験した症状を、不安を喚起するもの思いに結びつけている。それにもかかわらず、その重要性を無視して別の説明を探そうとする。ジュリエットは思考内容と症状のあいだに強い結びつきがあることに気づいていながら、フリーダがしたようにワクチンを原因と見なして、毒物の問題に帰着させる。ワクチンの物語《ナラティブ》は、エル・カルメンの町を強く支配し、他のあらゆる可能性を覆い隠しているようだった。

ジュリエットの両親はともに働いている。しかしそれでも生活が豊かでないため、政府が運営する保険会社を通じて、無料で医療健康管理を受けられた。ジュリエットは発病時に、脳スキャン、ＥＥＧ、血液検査、心臓検査など、さまざまな検査を受けた。その結果はすべて正常だったので、次に彼女は臨床心理士のもとに送られる。ジュリエットの記憶では、臨床心理士の質問の大半は養育に関するものだったので、彼女は自分の家族が責められているように感じた。また、症状のでっち上げを疑われていると思ったようだ。

　ジュリエットが私に自分が感じたことを語っているうちに、彼女の母親イェリザは泣きはじめ、「母親の私こそが精神科医に診てもらうべきだったのです」と言った。私の経験では、ほぼすべての親がイェリザと同じようなことを言う。その事実は非常に興味深い。両親は自分が心理的なサポートを必要としていると感じるものだが、娘が同様なサポートを必要としているという指摘は顧慮しようとしない。あたかも、子どもには子どもの内面生活があり、少なくともおとなと同じように脆弱な側面があるという事実を受け入れられないかのように。

　イェリザにさらなる質問をしようとすると、内気そうな少女が玄関から入ってきて、イェリザの陰に隠れた。イェリザの紹介によれば、この少女はジュリエットの妹のポーラで、彼女も発病していた。

「あなたも発作を起こしたのですか？」

　すると母親がポーラの代わりに、「この子の生理痛はかなり重いのです」と答えた。

　私は、フリーダとジュリエットが口にした、めまい、視覚障害、疲労、関節の痛み、気絶などの諸症状をポーラも経験しているのか尋ねてみた。ポーラにはそれらの症状はなく、ただひどい生理痛があるとのことだった。

「他の子たちとはちょっと異なるようですね」と、私はあえて言ってみた。

「生理痛がどのようなものかはわかっていますが、彼女の場合は異常です。とても心配なんです」とイェリザは答えた。

ここで私は、ポーラの生理痛が別の理由で、たとえばちょっとした身体の変化や、婦人科系疾患に関係するのか尋ねてみた。

するとイェリザは、「この子もワクチン接種を受けています」と言う。

次に、酔っ払い配達人がワクチンを熱気にさらしたという何度も聞かされてきたエピソードが続いた。また、イェリザは、自分がいかに保険会社や政府やこれまで会った医師たちを信用していないかを語った。彼女が信じるところでは、地元の医師たちはワクチンには問題があると知りながらその点を認めることを禁じられていたのだ。なんでそこまで確信できるのかと尋ねると、彼女は、ＨＰＶワクチンが少女たちを殺しているというカルロスも語っていた話を繰り返した。その話は真実ではないと説得しようとしたのだが、彼女が泣きはじめてしまったので、私は自分が冷酷無情な人間に思えてならなかった。

「私の娘たちはワクチン接種を受けていないと言い張る医師もいたのですが、うちの子たちはたしかに受けたんです」

イェリザは誰を信用すればよいかがわからず、また、保険会社にも公正な扱いを受けていないと思っていた。ジュリエットを別の医師に紹介するという話はまったく実現せず、ポーラに至っては医師の診察をまったく受けていない。彼女たちは見捨てられたように感じていた。有害なワクチンや国の公式発表の信用のなさについてさまざまに語られるなかで、イェリザが娘たちの状態を心配するのも無理はない。

ジュリエットが気絶し、その後解離性発作やパニック発作さえ起こしたことは確かだ。彼女たちの話から判断すると、たしかに必要なすべての検査がなされ、適切な診断が下されたのであろう。しかし、そこから話は込み入ってくる。問題は、受けた診断に対する彼女たちの理解にある。それはメディアによる報道のされかたの結果かもしれないし、もっぱら心身相関性の疾患に対する世間一般の考えに帰されるのかもしれない。同じことは至るところで起こっており、解離性発作を治療する医師にとって、それは患者や家族に伝えるのが困難な診断と化している。そしてそれには、数世紀にわたって流布してきた誤情報がともなっている。ジュリエットの話によれば、臨床心理士との面談では、貧困と養育の問題に焦点が絞られたそうだ。しかしそれは、彼女にとって無意味に思えた。生活はまったく何も変わっておらず、そもそも家庭は幸福に満ちていたからだ。

カタリナはあとで次のように語ってくれた。「あなたの国の基準からすれば彼女たちは貧しく映るかもしれませんが、彼女たちにとっては、これが普通の暮らしなんです。この家には床がありませんが、ここでは誰もがこのような家で暮らしてるんです」

貧困や虐待の可能性を強調すると、誰もがうんざりした。解離性発作は、つねに虐待や心理的な外傷や苦痛によって引き起こされるとする見かたは、限定的で時代遅れだ。病はジュリエットだけがかかったのではなく町中に広がったという事実があるにもかかわらず、臨床心理士たちは彼女の家族や、彼女自身の生活に焦点を絞った。それが彼女に疎外感を与える結果につながったのだ。生物・心理・社会というスペクトルに照らせば、エル・カルメンでの集団発生は圧倒的に社会的な領域に属する。それは個人よりも集団の力動性《ダイナミクス》に関するもの、つまりエル・カルメンの住民が信用していない政府や、欠陥のある医療健康管理システムや、外界からの住民の孤立に関するものなのだ。町中に噂が広がり、それらのうちで何が真実で何が虚構なのかを見分けることは、患者の家族にとって簡単ではない。自分の家族について話し合ってみたところで何の得にもならないとジュリエットが考えるのも、それほど驚きではない。

吉報があるとすれば、ジュリエットが回復しつつあるということだ。彼女は症状を克服する方法を何とか見つけた。予兆を感じたときには目を閉じたり落ち着くよう自分に言い聞かせたりするなど、発作を止める方法を発見したのだ。この方法は差し当たって機能してはいるものの、ジュリエットはそのうち機能しなくなるのではないかと恐れている。この心配は、病がまだ自分の内部に眠ったまま宿っているのではないかという、フリーダの懸念にも見て取れる。

私たちは、解離性発作についてしばらく話し合った。三分の一の症例では、患者は、解離性発作がいかに、そしてなぜ起こるかについて自由に話し合っただけで快方に向かっている。脳の予測符号化、病のテンプレートの身体化などのメカニズムは、予測を介して障害を作り出すが、治癒をもたらすこともある。ジュリエットは発作を抑制する方法を発見し、ポジティブな予測はそれを維持するのに役立った。

別れを告げる直前になって、私は議論を一歩進めることにし、ポーラの生理痛が、発病した他の少女たちと同じ障害があることを意味するわけではないとイェリザに言い聞かせた。また、ポーラの生理痛が心配なら、婦人科医に相談すればそれは大きな問題ではないとわかるかもしれないとも助言した。

別れ際に泣き出したイェリザは、しばらく涙が止まらなかった。そして落ち着きを取り戻し、「ありがとうございました。これまで誰も娘たちと話してくれなかったのです」と言った。

このお礼の言葉を聞いた私は罪悪感を覚えた。というのも、記事を書くために町にやって来て去ったあと二度と戻ってこない他の外国人たちと同様、私自身も通りすがりの訪問者にすぎないことがわかっていたからだ。私はインタビューの時間を割いてくれたことを感謝し、二度と戻ってくることはないだろうと思いつつ、泥まみれの丘を下っていった。

エル・サラドの虐殺

カタリナとカルロスと私はエル・カルメンの町とその郊外を歩き回って、さまざまな人からエピソードを拾い集めた。人によっては新たな要素をつけ加えてくれたが、お馴染みの話題も繰り返された。彼らの話によれば発病した少女たちは、狂っている、注目を集めたいだけ、女優、教養がない、お人よし、性的欲求不満などと言われた。彼女たちは、最初は発病によって、その後は自分たちが受けた扱いでトラウマを負ったと感じていた。少女たちの家族はすべて、心理的にも経済的にも圧迫感を覚えていた。自分たちに起こったことに対する適切な説明を受けたとは誰も感じていなかった。

マルセラには発病したふたりの娘がいた。私たちは、マルセラと長女のイェスミッドに会った。ふたりの話では、病のせいで生活が破綻したらしい。家族は、エル・カルメン近郊の村カラコリに住んでいる。ピンクと緑に彩られた家の、花びらが舞い散る庇《ひさし》の下にすわって話を聞いた。二〇歳のイェスミッドは、生まれたばかりの赤ちゃんをあやしていた。彼女の話によれば、解離性発作を起こしているあいだ、理由もなく泣き続けていたという。

奇妙なのは、母親のマルセラまで発作を起こしたことだ。なぜ発作が起こったと思うかと尋ねると、マルセラは「ギリギリの生活を送っていたからでしょうか。いまもそうですが」と答え、発作をストレスのせいにした。

私はいつものごとく勇み足で、「でもストレスのせいで発病したのなら、同じことが娘たちにも起こるとは思いませんか？」と尋ねた。

困惑した表情を浮かべながら、マルセラは「いいえ」と答えた。「子どもがストレスを受けることなどあるのでしょうか？」
どうやら娘の涙でさえ、マルセラには娘が不幸を感じていることの証には見えないようだった。じつのところ、家族全員が大きなストレスを感じていてもおかしくない理由があった。彼らはかつて比較的裕福な生活をしていたが、発病後に一連の高額な検査を受けるために、店とバイクタクシーを売却する必要に迫られた。そしていまでは、エル・カルメン行きのバス代すら払えないほどの困窮生活に陥っていた。

「保険会社は、臨床心理士や理学療法士に診てもらう費用なら払ってくれます。ですが、病院までのバス代は払ってくれません。だから病院に通えないのです」とマルセラは言った。

マルセラは、家族を経済的に破綻させた何度かの病院通いでもらった診断書の束を見せてくれた。保険は、その一部にしか利いていなかった。調査は徹底的になされたようだった。私が働いているロンドンの病院で行なわれていることはすべて、ここでも行なわれていたのだ――もちろんロンドンでは、支払いの必要はないが――。マルセラとイェスミッドが受けた診断は「非てんかん性発作」で、これは解離性発作の別名である。

のちになって私はカタリナに、なぜ家族はストレスが親の健康を損ねているという点では一致しているのに、環境が子どもに与える心理的影響を認めようとしないのかと尋ねてみた。

「多分みんな、自分たちができる以上に子どもを守ってやれていると思い込んでいるのでしょう」

カタリナと私は、彼らが少女たちの内面生活の成熟や独立性を受け入れていないという点で意見が一致した。

私がエル・カルメンで会った少女たちの多くは、すでに回復していた。話し合いの最中、もの憂げにロッキングチェアの背にもたれかかっていたマージョリーのように、自分自身では病から脱したと感じていながら、保護者がそうとは見なしていない少女もいた。

「ちょっと痛いくらいでは親に言いたくなかったんです。心配されちゃいますから。だから何かあっても黙ってたんです」とマージョリーは言う。

彼女も、フリーダを支援したミラから恩恵を受けていた。

私はフリーダが残した謎を解こうとして、「ミラとはいったい誰なのですか？」と家族に尋ねてみた。

その問いに対して彼らは、確信はないが臨床心理士ではないかと答えた。両親はミラに会っていない。というのも、ミラはバスで子どもたちを集め、子どもたちとだけ会っていたからだ。

「彼女はどこから来たのですか？」

たぶんボゴタだろうとのことだった。

「苗字は？」

これはやはり、誰も知らなかった。

私はカルロスの娘にも会いたかったのだが、結局会えなかった。彼女はエル・カルメンの集団発生でもっとも重い症状を呈した発病者のひとりだった。最初の症状は他の発病者と同様に身体的なものだったが、すぐに重い心理的苦痛を感じるようになり、自殺を試みようとさえした。精神科病院に一五日間入院していたが、入院中に他の患者に性的暴行を受けそうになった。カルロスの話によれば、男性も女性も子どもも同じ病棟に収容されているという有様だったので、強引に娘を家に連れ戻したそうだ。彼はＨＰＶワクチンが原因だと確信しており、ひとたびそれが認められれば誰かが治療してくれるはずだという願いを、私は知っていた。

　カルロスは、心理的な要因に基づく集団発生の説明にときおり穏やかに異議を申し立てた。発病した別の少女ローラに会いに行く途中、彼は「次に会う少女は狼瘡《ろうそう》〔皮膚病の一種〕にかかっています。だから心因性ではあり得ません」と言った。この発言は、私の見解に対するカルロスの異議としてはもっとも強い部類に入る。たしかに狼瘡は心因性ではないが、過剰診断に陥りやすい。私は、ローラの症例もそれに該当するのではないかという疑念を抱いていた。狼瘡の診断に用いられる血液検査は、偽陽性の誤りに満ちている。また、自己抗体検査は解釈がむずかしい。私は通常、専門家の助言なしに狼瘡と診断したりはしない。ローラに対する狼瘡という診断は確実なものなのか？　それとも些細な症状や、血液検査で得られた境界値が過大に解釈されたのだろうか？

　ローラは、エル・カルメンの中心部にある自宅で家族に囲まれながら待っていた。彼女が住む家は、白塗りのモダンな建物で、所狭しと家具が置かれていた。居間は玄関を入ってすぐの場所にあった。玄関のドアは換気のために日中は開けっ放しにされていたが、そのために居間が街路の一部であるようにも思えた。エル・カルメンの街中を歩いていると、正面玄関が開けっ放しの家が多いので、私はそこら中の家に直接入っていけそうだと感じていた。外から屋内が見えないロンドンとは大違いだ。

ローラも聡明で美しい黒髪の少女で、健康そのものに見えた。私たちが会った当時、彼女は二〇歳でカルタヘナの大学で社会コミュニケーションを専攻し、ジャーナリストを志望していた。ローラは最初の発病者のひとりではなく、症状は関節の痛みからはじまった。スポーツが好きな彼女の特技はバレーボールで、医師にはバレーボールのやりすぎだと言われた。スポーツはあきらめるよう忠告され、しぶしぶそれに従った。しかし関節の痛みがひどくなり、さらには息切れするようになった。ときに窒息するかのように感じることもあった。また、つねに暑さを感じ、母親がいつもうちわのようなもので扇いでいた。しかしその後、発熱し、つねに過呼吸に陥るようになり、そのうえ胸に痛みを感じ、髪の毛が抜けはじめた。そして顔に発疹ができ、ついに意識を失ってけいれんを起こしたのだ。

母親のキムは「これを見てください」と言いながら、最悪の病状を呈していたころに撮ったローラの写真を私に見せてくれた。カタリナと私は息を呑んだ。写真の少女には髪の毛がなく、顔は風船のように膨らんでいたのだ。私の目の前にすわっている少女とはまったく違っていた。別の写真では、はっきりと狼瘡とわかる、蝶の形状をした赤くけばけばしい発疹が彼女の頬全体を覆っていた。ローラは私に、診断書の厚い束を手渡した。私がそれを読むあいだ、私が何か言うのを全員が期待して待っていた。そこには、「重度の腎不全、透析、多臓器不全、心膜炎、脳浮腫、胸水《きょうすい》、重度の貧血」とあった。

そのときのローラは死に瀕していた。狼瘡だったことに疑いはない。その診断を受けるまで数か月がかかり、手遅れになるところだったのだ。家族は彼女を入院させた医師に治療代を支払わなければならなかった。彼女はその病院に四か月間入院し、集中治療室に出たり入ったりしていた。それと同じ少女が私の目の前にすわって微笑み、大学三年生になって講義を聴講し、独立して普通の生活を送っているのは奇跡としか言いようがなかった。

キムは機知に富んだ交渉上手な女性だ。治療費が払えなくなると、その地域の知事に掛け合って援助を訴えた。すると知事は、ローラが新たな医師の治療を受けられるよう、また、治療費全額を保険で払えるよう取り計らってくれた。

私は純粋に驚いて「おお！　何と親切な」と思わず叫んだ。

するとキムは、「そうではありません。この国では誰かがあなたを特別扱いする場合、その裏には何か理由があるのです」と言った。

私は、説明を求めてカタリナのほうを見た。

「彼女の考えでは、知事が治療費を払ってくれたのは、政府が何かを隠そうとしていたからです」とカタリナは説明してくれた。

私たちはローラの病状の重さについてしばらく話し合っていたが、会話は彼女の話題から、エル・カルメンでの会話でお決まりのように流れていった方向へと徐々に逸れはじめ、隠蔽《いんぺい》や汚職、そしてもちろんHPVワクチンの話へと変わっていった。そしてキムは、侮辱されている感覚や、無視されている感覚について語ってくれた。

「治療は遅かったようですが、最後にはきちんと受けられています」と私は手にした診断書を指しながら言った。

「私が彼女のために闘ったからです。誰もが子どものためにそうするわけではありません。暴力が猖獗《しょうけつ》していた場所で生まれたせいで、彼女たちは狂ったのだと言われました。ではなぜ少女ばかりが発病しているのかと尋ねると、暴力が遺伝子を介して入り込んだからだと言われました」

エル・カルメン周辺の地域、とりわけマリア山地は、かつて非常に危険な場所だった。二〇〇〇年には、ここ数十年間でコロンビアでは最大の死者をもたらしてきた準軍事組織AUCが、地域のもっとも貧しい住民に対して攻撃を仕掛けるという、悪名高い「エル・サラドの虐殺」が起こっている。四五〇人が村に襲い掛かり、村人をレイプし、拷問し、威嚇したのだ。残虐行為は一週間以上続き〔人数や日数は報道によって異なる〕、彼らは子どもさえ標的にするほど残虐だった。

エル・カルメンの少女たちが発病したのは二〇一四年のこと。つまり発病した少女の多くは、虐殺が起こったときにはまだ生まれていなかったか乳幼児にすぎなかった。とはいえ、彼女たちはそれに続く暴力の時代を生き抜いてきた。暴力が背景をなす環境で育ってきたのだ。しかし同じことは、ここ数十年にわたってコロンビアで暮らしてきた子どもたちや保護者のすべてに当てはまる。だから歴史的な暴力に焦点を絞ることは、家族には理解しがたかった。歴史的な暴力が発病した少女たち全員の個人的なトラウマの源泉だと示唆する証拠は何もなく、また、その考えは、発病が一部の少女の集団に集中しているという事実を無視するものだったからだ。それゆえエル・カルメンにおけるワクチンに対する新たな疑惑は、彼らにとってはるかに妥当であるように思えた。幸いなことに、二〇一二年の和平交渉以来、コロンビアの状況は劇的に改善した。いつまでも平和が続くわけではないことを示す兆候は見られるものの、私が二〇一九年に訪問したときには、まだ平和だった。

　ローラの母親は次のように語る。「私が聞いた話はすべて無礼なものでした。近親相姦、食事の問題、運動不足などのせいにしたのです。私の娘は、毎日バレーボールをし、健康な食事をとっていました。とくにひどかったのは、〈あんたの娘は頭がおかしい。ほんとうは病気ではないのだ〉などと言って、みんなが私たちを嘲ったことです。国内の新聞も海外の新聞も、私たちは病気をでっち上げていると書きました。病気そのものより残酷です」

「彼らは、私たちが無学で無知だとも言いました」と、ローラはつけ加えた。

回復したら、それこそ仮病だったことの証拠だと言われることを恐れて、回復を望まない少女もいたという。私はもう一度ローラの診断書、血液検査の結果、集中治療室で撮影された、医療装置につながれている彼女の写真を見た。事実、彼女の病状は非常に重かった。

　私は、自分には明白な事実と思われることを持ち出すために心の準備をしたあと、「あなたが回復したことはほんとうに嬉しく思っています。重い病気にかかっていたことはこれを見ればわかります。でも……」と、そこでいったん躊躇してから「率直に言えば、ワクチンが狼瘡を引き起こしたとはとても考えられませんよ」と言った。

すると母親は、「それまで彼女は病気になったことなどありませんでした。でもワクチンを打った途端に発病したのです。私にとっては、その事実は明白な証拠です」と言って間髪を容れず反駁《はんばく》し、自分の見かたを擁護した。

「彼女の回復はとても嬉しいのです」と私は繰り返した。

すると、「それは神のご意志です」とキムが割って入ってきた。「少女たちが病院に行くと何と言われるかご存じではないのですか？〈ほらまた、性的欲求不満のヒステリー女がやって来た〉なんて言われるんですよ」

この有様では、家族がＨＰＶワクチン説を擁護するのも無理はない。

ヒステリーとは何か

今回の私の旅行をお膳立てしてくれたエリカは、地域コミュニティのための支援グループを形成し、それを「マリア山地の偉大なフェミニストたち」と呼んでいる。彼女は、発病者が少女で家庭が貧しいために、彼女たちの経験を容易に消し去ることができるのだと確信している。思うに、その見かたは正しい。

ヒステリーがフェミニストの論題になるのは避けられない。「ヒステリー」という用語は、「子宮」を意味するギリシャ語に起源を持つ。この事実だけでも、そのようなレッテルに異議を唱えるべきまっとうな理由になる。機能障害や心身症にかかるのは何も女性だけではなく、男性もかかる。フロイトは男性の「ヒステリー患者」も治療していたにもかかわらず、『ヒステリー研究』では女性患者にしか言及していない。また、もっともよく知られたシャルコーの患者はすべて女性だった。だが、それらを女性に限定される障害と見なすことは端的に言って間違いである。とはいえ、それらの障害の患者が男性より女性に多いことは事実だ。そのことは集団発生のみに当てはまるのではなく、一般集団においても機能性神経障害がある患者の少なくとも三分の二は女性で占められる。

　女性が呈する症状を心因性のものとして「説明し去り」、それに代わる説明を探そうとしない傾向が医師にはあるという理由で、女性のヒステリー患者の多さを説明しようとする人々もいる。つまり彼らは、ヒステリーが重い医学的障害それ自体ではなく医療的怠慢によるものだと言いたいのだ。女性が医師によって「不平家」と見なされやすく、男性の医師が、男性より女性に機能性神経障害の診断を下しやすいという点には、私も同意する。医療関係者がこの問題に対処すべきだということはあきらかだが、私の考えでは、心因性の障害の診断が「説明し去ること」と見なされている、そのありかたこそが、真の性差別主義を反映しているのである。

　偏見があったとしても、心身症が男性より女性に多いことは疑うべくもない。私の考えでは、まさにその事実こそ、医療関係者をして、いとも簡単に心身症を無視するよう仕向けているのだ。数世紀にわたり、社会における地位の低さのせいで、女性の訴えが容易に矮小化されたり、無視されたりしてきた。そのような態度は現在でも残っている。女性が好む職業、スポーツ、娯楽が、男性のものよりあまり尊重も称賛もされてこなかったのと同じように、心身症は他の疾患と比べて重要でないと見なされてきた。医師たちは、解離性発作を起こして病院に連れて来られた女性をネタにジョークを飛ばす。彼女たちは時間を無駄にしていると言われる。もしそれが、中流階級の中年男性を見舞う障害だったら、それとは違う反応を引き起こすに違いない。心身症は女性に貼られた偏見に満ちたレッテルだと言いたいのではなく、女性に多い障害として、圧倒的に男性が多い医療関係者のあいだで矮小化されやすいと言いたいのだ。

エル・カルメンの少女たちに関する言説と、キューバにおける音響兵器の被害者に関する言説を比べてみればよい。エル・カルメンの少女たちは、性的欲求不満を抱えている、あるいは虐待されたとされ、さらには夫が必要だと言われた。また、生まれる前に起こった暴力によって〔遺伝子が〕損なわれているなどとも言われた。

もちろん、キューバの被害者は貧困層には属しておらず、外交官としての地位に守られていた。しかしその点を考慮しても、彼らをめぐる議論は、エル・カルメンの少女たちとは色合いが大幅に異なっていた。「彼らはどれほど性的な満足を得ていたのだろうか？」などという不適切な問いは、キューバの被害者に対しては間違っても発せられなかった。「結婚しているのか？」「子どもはいるのか？」「ひとり親に育てられたのか？」「借金はあるのか？」「彼ら、もしくは彼らの親が、アメリカの戦争に参加しトラウマを受けたのか？」「外交官として危険な国に駐在したことがあるのか？」――こういった細かな問いは、報道でも、キューバの件を調査した医学論文でもまったく言及されていない。これらのような問いが実際に発せられていたら、彼らがいかなるストレスを受けていたのかがわかったはずだ。人生に誤りはつきものなのだから、彼らもエル・カルメンの少女たちが受けたような詮索を免れられなかっただろう。しかし彼らには、この手の詮索に耐える必要などなかった。大使館に勤めていた被害者の半分は男性で、平均年齢は四三歳。中産階級に属し、学歴は高かった。結婚しているかどうか、いかなる家庭の出身か、これまでどんな社会関係を結んできたのかなどといったことについて、公的に問われることはなかった。また、被害者の多くが男性で全員学歴が高かったため、有力者たちは集団心因性疾患へのいかなる言及も無視することができた。彼らの性生活や人間関係が話題に上らなかったのは、男性と女性ではそれらの問題の扱われかたが大きく異なるからだ。

じつのところ、若い女性が心身症にかかりやすい理由は誰にもわかっていない。さまざまな要因が考えられるが、社会における若い女性の発言力のなさが、そのひとつであろうと私は考えている。女性は不可解かつ不可能な地位を占めるよう求められる。一般社会では、不自然なほど穏やかな、優美で趣味のよい女性性が重視される。モスキート・コーストの少女たちは、伝統的で保守的な生活を送るよう求められていた。年長の男性に性的にもてあそばれることもあった。彼女たちの人生の選択肢は限られている。至るところで、若い女性は彼女たちが他の誰とも平等だと教えられる。ところがその平等を主張しようとすると、途端に取り去られてしまうのだ。コロンビアでは女性に平等の権利を与える強力な法制度が確立されていながらも、実態はそれにはほど遠い。

また、若い女性においては生理学的に、ストレス、心理、社会とは無関係に、機能障害に脆弱な何らかの側面があるとも考えられる。周期的なホルモン分泌によって生じる頻繁な身体の変化は、解読方法を学ぶ必要のある身体の雑音を、より多く生んでいるのかもしれない。血圧が低下しやすいために気絶しやすいという傾向は、解離性発作の引き金として確実に作用するはずだ。また、女性は、女性の生理的な特異性を生理それ自体ではなく脆弱性としてとらえる傾向のある医療関係者に、生理的に虚弱だと見なされやすい。一九世紀における女性の気絶は、おそらくよく言われるような心理面における弱さより、きついコルセット、運動不足、先天的な低血圧に起因していたのであろう。現在でも、生理痛や閉経やその他の女性特有の医学的問題をめぐって、同様な偏見が残っている。

エリカとの対話

「マリア山地の偉大なフェミニストたち」の創設メンバーのひとりであるエリカには、訪問の最終日に初めて会った。コロンビアへの旅行を計画していたときの私は、EメールやWhatsAppのメッセージを通してしか彼女を知らなかった。その際彼女は、少女たちとの関係について正確には教えてくれなかった。カタリナと私は、エリカの素性や意図についてさんざん推測したが、実際に会ってみればあきらかになるだろうと考えていた。私は、発病者の家族を訪問する際に彼女が案内役を務めてくれるとばかり思っていた。ところが彼女は、私がエル・カルメンを訪問した初日に、顔を隠したまま頭の先端が羽ぶとんから突き出している奇妙な画像つきメッセージで、病床に臥《ふ》しているので代わりにカルロスを行かせると伝えてきた。その件で私の好奇心と疑惑は膨らんだ。そのようなこともあって、最終日に彼女の自宅に招待されたとき、私はほっとした。

　エル・カルメンの街路は格子状に配置されており、その中央に町の規模からすると大きすぎる教会が立つ広場がある。街路は人とバイクでにぎわっている。玄関と窓を開け放った家屋は、改装を必要としているように見える家もあるが、総じて風通しがよさそうで明るい。エリカの自宅の玄関は一日中開けっ放しにはなっておらず、木製で重く、外の世界から固く閉ざされていた。家屋自体はやや古びた観はあったものの、私がこれまで訪問したどの家よりも、かなり大きく堂々としていた。植物が植えられ、隅に池が造成された中庭の周囲に、それぞれ部屋が配置されていた。

　小柄な中年女性エリカは、カタリナと私を歓迎し、革製のソファへ案内してくれた。私は緊張していたが、奇妙な画像つきメッセージを受け取ってからは何も不審なことは起こらなかった。この旅行の手はずを整えるための事前交渉は、むずかしいものだった。エリカは、少女たちが描かれてきたありかたに多大な懸念を抱いており、集団ヒステリーというレッテルを貼ることに対して強く異議を唱えていた。だから記事を書く際には、集団ヒステリーという言葉は絶対に使わないよう私に要請してきた。それに対して私は、事前交渉が挫折を余儀なくされることを恐れながらも、会合ではその件を持ち出す必要があると答えた。驚いたことに、結局彼女は当初の懸念にもかかわらず会合をきちんと整えてくれた。彼女の自宅のソファにすわったいま、私は彼女が気さくで好感の持てる人物だということがわかった。私たちがお茶とビスケットで親交を深めるあいだ、エリカの夫は庭を歩き回りながら植物に水をやっていた。このときだけは、カルロスはいなかった。

世間話を終えたあと、エリカは私たちをオフィスに連れて行ってくれた。彼女は、書類の山やコンピューターが置かれた木製の大きな机の前にすわった。そのときカタリナは、私をつついて部屋の隅に設置されたセキュリティカメラを指差した。のちに私は、家の内外のいくつかの場所に、ほかにもセキュリティカメラが設置されているのに気づいた。会話を通じてわかったことだが、エリカは政府の汚職を声高に訴えているために、身の安全を懸念して引きこもっているらしかった。それを知った私は、病床に臥しているというメッセージを送ってきたのは一種の策略だということがわかった。私たちを案内するつもりなど彼女にはなかったのではないかと当初は疑ったのだが、それは私の思い過ごしだったようだ。

オフィスに移動したということは、ビジネス関連の案件について話し合えることを意味していた。それまでは注意深く避けてきた案件だ。少女たちとの一連の会話の内容をエリカに詳細に報告したのがカルロスなのはあきらかで、彼女はただちに、私が少女たちの問題を心因性のものと見なし、頭がおかしい、あるいは心が破綻しているなどと書くのではないかという懸念を表明した。だがもちろん私は、彼女たちの病気が個人的な心理状態の問題だとはまったく考えていない。また、彼女たちが脆弱だとも、混乱しているとも考えていない。エル・カルメンでの集団発生は多くの人々によって駆り立てられたのであり、少女たち自身はそれに最低限に寄与したにすぎない。少女たち自身に原因や解決方法を見出そうとしても無駄に終わるだろうというのがそもそもの私の考えである。恐怖心を煽る言説や誤情報が拡散されることで、集団による単純な気絶発作が長期化する医学的問題や社会問題に転化されたというのが実際のところだ。また、診断の伝えかたの不備によって事態の悪化がさらに焚きつけられた。適切な診断が下されたにもかかわらず、彼女たちはそれを理解できなかった。毒を盛られたと信じていたら、どうして回復を望めよう？　機能障害とは頭がおかしいことを意味すると考えていたら、どうしてその診断を受け入れられるだろうか？

私は、少女たちが心理的な問題を抱えているとは考えていない。解決方法は少女たちではなく、保護者やコミュニティに求められるべきものだと私には思える。

「心因性の要因で少女たちが五時間にわたって発作を起こすことなどあり得ません」とエリカは言う。

しかしもちろん、そのようなことは起こりうるばかりか、むしろありふれている。事実、てんかん性発作が一般に短いのに対し、解離性発作は長時間続く。例によってここでも、機能的症状はつねに軽く自己限定的だという誤解のせいで、人々はその診断を疑うよう仕向けられているのだ。数年にわたって昏睡状態に陥ったり緊張症に苦しんだりしている、あきらめ症候群の子どもたちがいるという事実を知ったら、エリカはどう考えるだろうかと、私は思わざるを得ない。

カタリナを介して、エリカと私は集団ヒステリーに関する現代的な解釈について長々と話し合った。「集団心因性疾患」というレッテルが不適切で誤解を招くという点に関しては私も同意するが、いかに問題を孕んでいたとしても、それが正しい診断だということに変わりはない。私は、機能的な症状が本質的にリアルなものであること、そしてそれがいかに生じるか、さらにはルーピングによって症状が蓄積し、障害が長期にわたって持続する場合があることについて説明した。エリカは思慮深そうにうなずきながら私の話に耳を傾けてくれたので、私は安堵した。

「その説明を聞いて、あなたが〈集団心因性疾患〉という言葉を決して軽蔑的に使っているわけではないということがわかりました」

私は、彼女がここまで好意的に私の発言を受けとめてくれるとは期待していなかった。というのも、まさにその点が、この旅行を計画する段階で最大の争点として立ちはだかっていたからだ。

「この話を少女たちや家族ともする必要があると思います」と私は提案した。

「話しても理解されないでしょうね」

「でも、聞く機会が与えられるべきではないでしょうか」

「それから、あなたの本に〈彼女たちの病気は集団心因性疾患である〉と書かないでください」

私の安堵は長くは続かなかったようだ。

「家族と率直に話さなければ、少女たちから回復の機会を奪う結果になります」

　するとエリカは、「大統領でさえ理解していないというのに、あなたの読者がどうして理解できるというのですか？」と言った。彼女のこの発言は、多くの人々に苦痛をもたらした集団心因性疾患に関するコロンビア大統領の公式声明を指していた。それから彼女は、机の上に置かれていた厚い書類の束を私のほうに向けて押し出し、「この医師の業績についてあなたの意見をお聞かせください」と言って、コンピューターの画面を、私が見えるよう向け変えた。画面にはファン・グーズマンという名の医師が運営するウェブサイトが表示されていた。そこには発病した少女たちに関する一連の記事や、コロンビア関連の一般的な記事が掲載されていた。スペイン語で書かれた記事もあれば、英語で書かれたものもあった。サイトは個人のウェブページだったが、記事の著者はコロンビアの大学を卒業した医師として紹介されていた。だが専門は明記されておらず、雇用先や参考文献へのリンクはまったくなかった。

　私はウェブページをスクロールさせながら、「この医師はどこで働いているのですか？　専門医なのでしょうか？」と尋ねてみた。

　それほどむずかしい質問には思えなかったが、カタリナとエリカは数分間何やら話をしていた。やがてカタリナが渋い表情を浮かべながら私のほうを振り返った。

「少し奇妙な話ですが、ファン・グーズマンは実名ではありません。エリカは本名を知らないようです。彼女の話では、グーズマンはアメリカに亡命したコロンビアの医師のようです。身の安全が脅かされるのを恐れて、素性を明かせないというのです」

　私はその話に驚愕していることを顔に出さないようにしながら、「どうやって彼が医師だとわかったのですか？」と尋ねた。

　エリカはそれに答えてウェブページを指した。そのページは表面的には専門的に見えるが、学術的な機関へのリンクは一切なかった。次に私は、手渡された書類に目を通しはじめた。その大部分は、発病した多数の少女たちやその家族が記入した質問票の写しであった。エリカの説明によれば、それはファンが行なった調査の一部で、彼はその結果を使って少女たちに稀な自己免疫疾患と診断したという。また、彼は、少女たちにじかに会ったことは一度もないが、何人かの少女とビデオで面談したとのことだった。

「少女たちとビデオで面談したのですか？　親も一緒だったのでしょうね？」

　エリカはその答えを知らなかった。彼女は面談のお膳立てはしたものの、監督はしていなかったらしい。

　よく見ると、質問票は標準化された痛みの尺度だとわかった。それは、本人が痛みの経験を評価して、自分が感じている痛みに該当する絵を選ぶというものだ。ところが、医学関連の質問票に使われている絵では、一般に性別を想起させない人の外観が用いられるが、ファンが用いた質問票に使われている絵には、あきらかに彼自身の手が加えられていた。なぜそう言えるかというと、質問票には白いハイソックスを穿き大きなエプロン《ピナフォー》を着て満面の笑みをたたえた長い黒髪の少女の絵が描かれていたからだ。医療の現場でそのような少女の絵が使われているのを見たことが一度たりともなかった私は、それを見て背筋が寒くなった。

そこで私は、これまで耳にした他の医師や研究者のことを思い出しながら、「ヘレラ博士とはいったい誰なのですか？」と訊いてみた。

「ヘレラ博士のことはよく知りません。話をしたことは一度しかありません。彼はカルロスの友人です」

エリカは、ミラについてはそれより多くのことを知っていた。彼女の話では、ミラはオランダの大学に通う大学院生らしい。ただし彼女の専門やフルネームや雇用主についてはわからないようだった。

エリカはフアンのウェブサイトをもう一度指差しながら、「あなたは集団心因性疾患を主張していますが、グーズマン医師の業績を見たうえで、彼の見解が正しいかどうか教えてくれないでしょうか？」と訊いてきた。彼女が見せてくれたページには、そこら中にＨＰＶという頭字語《アクロニム》が躍っていた。エリカは、機能性の症状に関する私の議論にいくら好意的な態度を示したとしても、より受け入れやすいフアン・グーズマンの診断に肩入れしていまにも私の主張を否定しそうな雰囲気を漂わせていた。フアンのウェブサイトは非常に詳細で、二か国語で書かれていたため、私は、帰国してから内容をよく読んでその結果を報告すると彼女に約束した。

戸外ではたたきつけるような激しい熱帯雨が降りはじめたので、カタリナと私は、子ども相手の仕事に従事する資格があるか否かを判断する際に必要になる背景チェックをめぐって、エリカと話し合うことに午後の残りの時間を費やした。そしてそれに関連して、インターネット詐欺やオンラインセキュリティについて話し合った。カタリナと私は、今後町に来る研究者に対して身元調査を行なう際に、その手助けをすることを提案した。エリカは、機能障害について議論したときと同様、うなずきながら話に注意深く耳を傾けていた。

　私はエリカに、出身国のアイルランドではかつて大勢の人々がＨＰＶワクチンに対して同様の懸念を抱いていたものの、子宮頸がんがある若い女性ローラ・ブレナンの驚異的な活動によってＨＰＶワクチンが安全かつ必須のものだと教わったという話をした。ちなみにエル・カルメンの女性たちは性的に奔放で、他の多くの国々と比べ若いころから子どもを持つ傾向にあり、そのため子宮頸がんにかかりやすい。ワクチン接種の比率が低下し、子宮頸がんの発症率が上昇するころには、ワクチン忌避者はどこへともなく消え失せてその責任を取ったりしないだろうと、私は思わざるを得ない。エリカは依然としてうなずきながら、注意深く話に耳を傾けていた。しかし結局のところ、私は彼女と何らかの見解の一致を見ることができたのか、それとも物別れに終わったのか確信が持てなかった。とはいえ、私がファンの記事をよく読んでからもう一度連絡を取り合うということでは同意が得られた。

　街路に出て背後で木製の重いドアが閉まると、私はカタリナに「私の言いたかったこと、エリカに伝わったと思う？」と訊いてみた。

「伝わったと思いますよ」

道路は熱帯雨のせいで水浸しになっていた。私たちは、エル・カルメンでの最初の夜にフリーダが予言したように、泥水をかきわけながらホテルに戻る破目になった。

反ワクチン派とジャーナリスト

エル・カルメンの話はまだ終わっていない。現時点では終わる兆候すら見られない。二〇一九年になってさえ、それまで発病者を出していなかった学校で集団発生が起こっている。

マリア山地のラ・カンソナで波打つ日よけの下に半円状に集まった村人たちとの会合が、コロンビアでの最後の会合だった。彼らが怒っているという最初の印象が間違っていたことは、すぐにあきらかになった。じつのところ、村人たちは自分の子どもを心配して懸命に助けを求めていた。エル・カルメンの中心部で暮らす家族とは異なり、そう簡単には治療を受けられなかったのだ。ラ・カンソナは美しい村だが、村人たちは貧しい。フリーダやイェスミッドら町に住む少女たちは、エル・カルメンの病院で受けた治療に不満を持っているのかもしれない。しかしラ・カンソナの村人たちは、エル・カルメンまで定期的に通うための手段すら持っていない。私が聞いた話によれば、「ラ・カンソナ」とは「疲れた婦人」を意味しており、過酷な山登りのあと山頂に立ったときの感覚を表しているそうだ。集団発生がこの地域の学校に襲い掛かってきたとき、親たちは借りてきたバイクで子どもたちを運び、丘を下ってエル・カルメンの病院に運び込まなければならなかった。気絶する子も、けいれんを起こす子もいた。歩けなくなる子もいた。何人かの少女たちは、クラスノゴルスキーの子どもたちと同様、幻覚を見て空《くう》をつかもうとした。悪夢を見ているかのように悲鳴を上げたり、自分を痛めつけるかのごとく自分自身の首をつかんだりする少女もいた。聞くところによれば、発作を起こした少女を押さえるのに四人の成人男性が必要だったらしい。これは、グリシクニスの患者や私の患者にもときに見られる。

「ワクチンのせいですよ」と赤シャツの男性が私に言った。

私は彼と一緒に会合に来ていた娘のマリアに、自分の経験を語ってほしいと求めた。

「誰もがワクチンの話をしています。ワクチンを接種した私はもう絶対に子どもを産めないなんて言うんです」とマリアは答えた。

「それは発病前？　それとも発病後？」

「発病前です。ワクチンが子どもを殺していると言う親もいました。そのあとで自分が発病したときには強い孤独感に襲われて、ものすごく恐ろしかったです」

マリアは、彼女のクラスメートたちが次々に気絶したときに一緒に倒れた。私は彼女に、少女たちが一斉に倒れた理由は何だと思うかと尋ねてみた。

「神経のせいです。ひとりが倒れると次々に倒れていったのです。私が倒れたのは、恐怖で神経が高ぶっていたからです」

私は集まっている村人を眺めた。だが、学校での最初の発作に関するフリーダの考えをジェニーが正しく理解していなかったのと同じように、マリアが言ったことの意義や洞察を正しく理解していると思しき人は誰もいなかった。

マリアの父親は、薬草を買うためにウシを売っている。彼女が回復したのはそのおかげだと考えていた。

「俺自身を売ってもよかったんだけど、誰も買ってくれないでしょ」と彼がおどけたので、私たちは一斉に笑い出した。とはいえ、悲しい話ではある。

すると別の親が、「私たちは町に来た大勢の人々と話をしてきました」と、集団発生がピークを迎えたときにこの地域へ押し寄せてきた訪問者たちについてこう言った。ジャーナリストたちは記事を書いた。だが彼らは戻って来なかった。また、他の国々から医師たちがやって来て、大手製薬会社や政府が彼らを騙していると語ったという。娘たちはワクチンに含まれているアルミニウムに毒されたと主張する研究者もいたらしい。

ワクチン接種プログラムと発作の関連づけが最初にどのようになされたのかはわからない。多くの保護者たちの報告によれば、彼らの同意なしにワクチン接種が行なわれたようだ。したがって、陰謀論が生じやすい状況にあったと言える。フリーダらの話によれば、取り扱いが悪くて汚染されたワクチンのバッチがあった。その話も関連していそうだ。しかし、いかに反ワクチンのメッセージがここまで堅固に根付いたかははっきりしている。集団発生を聞きつけて発病者とコンタクトを取って町に来た便乗主義者、活動家、非専門家が、誤情報をばら撒いてワクチンに対する恐怖を煽り、ついには恐怖感と発作の結びつきに気づいていた少女たち自身でさえ、その重要な結びつきを否定するに至ったのだ。かつてのエル・カルメンは、暴力が猖獗をきわめていたせいで外界から孤立していた。当時は外国からの訪問者などいなかった。また、現在でも、この地域で暮らす誰もがインターネットを自由に利用できているわけではない。したがって、名前に〝ドクター〟と敬称がついた外国人が権威を振りかざすことは容易だったのだ。少女たちを支援しようとしていた活動家たちは、実際には害をもたらした。エリカが善意に基づいて活動していることを私は疑っていない。だが私の考えでは、彼女は知らず知らずのうちに少女たちに危害を及ぼす結果を招いている。

若い女性の声は尊重されないことが多く、推測や侮辱に満ちた憶測による被害を受けやすい。外国人たちが少女たちの置かれた状況を自分の都合で利用するのはたやすいことなのだろう。子どもや若い女性は、回復不可能などと言われながらも何とか回復しようとしていたのだ。

発病者の保護者たちの言うことにも耳が傾けられることはない。何を望んでいるかについて私が尋ねるたびに、まったく同じ明快な要求が戻ってくる。マリア山地の丘の頂上に集まった村人たちに、私に何をしてほしいかを尋ねてみた。

すると赤シャツの男性が、「心理面でのサポートです。われわれ親たちも含めてです。金銭面での援助も必要です。病院への支払いのために家財道具をぜんぶ売ってしまったので」と語った。集まった村人たちを一人ひとり見ていくと、全員がうなずいていた。

子どもたちを救え

帰国してからようやく、私はエル・カルメンの住民にさまざまな助言をしてきた何人かの訪問者について調べることができた。

フリーダを大いに助けてくれたらしいミラは、国境なき医師団には所属していなかった。彼女はオランダの大学の博士課程に在籍する大学院生で、発達心理の研究で修士号を取得していた。臨床心理士でもなければ、患者の治療に当たっているわけでもなかった。彼女の学位論文は、ＨＰＶワクチン接種が身体に与えた経験に関するものだった。

発病した少女たちに関するファンの記事を翻訳して読んでみると、深刻なほど非科学的であることがわかった。査読《ピアレビュー》を受けた論文は一本もなかった。したがってそれらは、医学論文というよりブログにアップした自己主張といった程度のものだった。そこから判断するにファンに医師の資格があるとは思えず、ましてや神経学に関する知識は皆無と見なさざるを得ない。エリカは、発病した少女たちを対象に行なった質問票の回答とオンライン面談をもとに下した、自己免疫疾患というファンの診断に絶大な信頼を置いていた。これは、控えめに言ってもあり得ない診断だ。

私は〝ドクター〟たちが泣きながら聴講したというヘレラ博士の講義を撮影した動画を観た。それは医学会議ではなく、参加者の多くは医師ではなかった。実際には反ワクチン派の集会であり、ヘレラ博士は人類学者でジャーナリストという肩書きだった。また、いかなる専門組織とのつながりも確認できなかった。この講義でヘレラ博士は、エル・カルメンの少女たちが発作を起こしはじめるより二年前の二〇一二年、コロンビアの大手新聞のひとつ『エル・ティエンポ』のために、HPVワクチンが少女たちを殺しているという主旨のブログ記事を書いたと語っている。だが『エル・ティエンポ』紙は、どうやらそのブログ記事を取り下げたらしく、ヘレラ博士に撤回を求めていた。彼は感激している聴衆を前に、自分の主張を再確認する五〇ページの追加記事を書いたと誇らしそうに語っていたが、『エル・ティエンポ』紙はその記事を公開していない。

私がエル・カルメンを去る直前に、少女たちを治療できる〝機械〟を発明したという三人のポーランド人を引き連れてヘレラ博士が町に戻ってくる予定だと、カルロスに教えられた。私は、その訪問を中止するようエリカに強く勧告したところ、彼女は考慮すると答えた。帰国してからしばらくのあいだ、私はエリカが立ち上げたWhatsAppの会話スレッドを注視していた。そこで交換されていたメッセージ――ファンが発信したメッセージもいくつかあった――から判断すると、どうやらファンやヘレラ博士に対するエリカの信頼は変わらず、HPVワクチンが発作を引き起こしたとする確信はまったく揺らいでいないようだった。

眠れない夜を何日か過ごしたあと、私はエル・カルメンの窮状を訴えるべく、子どもの商業的性搾取を根絶するためのNGO組織ECPATと、〈セーブ・ザ・チルドレン〉に報告した。彼らは、この報告を国際法執行機関の同僚たちに送ってくれた。

7 ル・ロイの魔女たち

集団ヒステリー——興奮、不安、非合理な行動や信念によって特徴づけられ、集団に影響を及ぼす原因不明の諸病状から成る病

いわゆる集団ヒステリーに関する報道は、女子生徒の気絶や、奇怪な行動に満ちたフリークショーもどきの煽情的で芝居がかった描写がなされ、世間の関心を引きやすい。その状況は、メディアにも情報に疎い医療関係者——そのような医療関係者は少なくない——にも誤解される。ここで、ハバナ症候群の原因を調査した上級医師が、集団心因性疾患と詐病を混同していたことを思い出してほしい。その一方、エル・カルメンの住民は〔HPVワクチンなどによって〕身体的な損傷を受けた人だけが集団ヒステリーにかかると思い込んでいた。

集団心因性疾患は、他のほとんどの医学的な問題以上に、決まり文句《クリシエ》や、時代遅れの理論による抑制から抜け出せずにいる。とくに問題なのは、この疾患が個人の抱える何らかの脆弱性の現れとして、内面から生じると見なされていることだ。じつのところ、その見かたは多くの症例には当てはまらない。純粋な集団ヒステリーの発生は、発病した個人より、それが起こった社会に関する問題なのだ。

エル・カルメンの集団発生よりしばらく前に、きわめて似通ったできごとが、アメリカとガイア

ナという大きく異なるふたつのコミュニティで起こっている。小さな町の学校に通う一〇代の少女たちという、発病した集団の人口統計学的属性こそ似ていたものの、彼女たちの経験の背景をなす社会的な力には、ほとんど共通点がなかった。

エリン・ブロコビッチの介入

アメリカでの集団発生は、二〇一一年にニューヨーク州のル・ロイで起こった。ル・ロイはマンハッタンから北におよそ五六〇キロメートル、ナイアガラの滝から東に一一〇キロメートルに位置する。その町のル・ロイ高校は、多くのメディアによって集団ヒステリーのレッテルを貼られて、神経症状の流行が発生した場所として広く知られることになった。

噂では、最上級生のケイティ・クラウトヴルストが最初の発病者だったとされている。彼女はオールAを取る優秀な生徒で、チアリーダーを務め、友人も多かった。『ニューヨーク・タイムズ・マガジン』誌で初めて彼女の写真を見たとき、私はリューボフを思い出した。カザフスタンに住むリューボフと同様、ケイティは、うつろな表情を浮かべて遠くを見つめていた。とはいえ、写真に写り込んだ彼女の部屋を見れば、きっと華やかな日常を送っていた少女なのだろうとわかる。左右がバラバラのカラフルな靴下を穿き、ピンクの寝室には少女らしい雑貨が散らばっていたからだ。

私は、ケイティやリューボフの写真を撮影したカメラマンが、微笑まないようわざわざ指示したのか、それとも写真が醸し出す絶望感は彼女たち自身が本当に抱え込んでいたものなのかが気になった。
ケイティの病は、二〇一一年一〇月にはじまった。そのとき彼女は、昼寝から目覚めた際、トゥレット症候群の症状に似た不随意運動や言葉の噴出が起こっているのに気づいた。あごはけいれんし、顔面はねじれた。また、ひきつけを起こし、身もだえし、叫び声が勝手に口をついて出てきた。ケイティの症状が伝染性を露わにするまでには二週間かかっている。次に発病したのは、彼女の親友でチアリーダー仲間のテーラだった。テーラは運動性のチック、言語性のチック〔同じ言葉の過剰な反復〕、吃音《きつおん》、手足の激しい動きなど、ケイティのものとほぼ同じ症状を呈していた。その後、この障害は親しい友人たちのあいだに広がり、やがて学校中に拡大していく。そして分類やルーピング効果に関するハッキングの指摘〔226〜227ページ参照〕に沿うかのように、障害は拡大するにつれ変化していった。新たな発病者は、障害の程度がますます重くなり、日常生活に支障をきたすようになった。解離性発作に見られるように激しいけいれんを起こす少女たちもいれば、歩けなくなる少女たちもいた。ケイティとテーラが呈する諸症状は、時間が経つにつれ悪化していき、やがて激しい筋肉のけいれんのせいで倒れるようになったため、ふたりとも車椅子が必要になった。

北米の女子生徒たちは、さまざまな点でエル・カルメンの少女たちより幸運だった。というのも、大きな病院の神経科に運び込んでもらえたからだ。最初の一二人の発病者のうち一〇人は、ル・ロイ市の西方に隣接するバッファロー市の同じ神経科チームの診察を受けている。当初発病者が数人しかおらず、患者のあいだに共通性が見つからなかったころは、トゥレット症候群と診断されていた。しかしチックが伝染することがあきらかになり、症状が悪化して友人同士のあいだで拡大しはじめると、トゥレット症候群という診断は通用しなくなる。少女たちは徹底的に検査され、最終的に「転換性障害」として機能性神経障害の診断が下された。学校はこの集団発生を危険視し、環境調査を依頼した。米国疾病予防管理センター（CDC）と相談し、ニューヨーク州保健局もこの件に関与しはじめた。

　集団発生が起こってから三か月が経過すると、事態は終息したかに見えた。患者の家族は医師を信頼し、彼らの言葉を受け入れた。ところが関係者には残念なことに、二〇一二年一月に学校で行なわれた説明会で州保健局が調査結果を聴衆に報告したことを境に、状況は一変する。そのころ、診断の詳細は発病した少女たちとその家族しか知らなかった。州保健局は、集まった保護者や生徒たちに学校の安全性を保証した。また、プライバシー法を適用して詳細には立ち入らなかったものの、集団発生がストレスに関連する何らかの要因で引き起こされた可能性をほのめかした。この事案には、公言できない側面があったのだ。

　ストレス仮説はやがて炎上する。たいていの人々には理解しがたく、機能的な症状の一般的な性質があまり知られていなかったため、少女たちが呈したような神経症状が心理的なプロセスで生み出されうるとは信じがたかったのだ。そのうえ情報が隠蔽されているという印象は、人々の不信を生んだ。このようにして転換性障害（機能性神経障害）の診断と、その診断の意味に対する理解のはざまで不穏な見かたが生じたのである。エル・カルメンでは集団心因性疾患というレッテルが、ル・ロイでは転換性障害というレッテルが混乱を生んだ。この現象は日常の臨床現場でも起こる。機能障害や心身症という診断は誤解を生みやすい。これらの障害について知っていると人々が思い込んでいることの大半は間違っている。機能障害という診断に抗議する人々は、じつのところ、それに関する最新の理解に基づく定義ではなく、時代遅れの解釈を否定しているにすぎない。

患者の家族の考えは、世間の懐疑的な声の影響を受けはじめる。ひとたび転換性障害という診断の妥当性に対する疑いが広まると、別の答えを見つけることが熱望されるようになる。学校や医師がたったひとつの説明に固執するのに業を煮やして、新たな治療の道を求めるしかないと感じる保護者も現れはじめる。メディアへの露出は、足並みをそろえるよう他者に圧力をかけるためのひとつの手段になりうる。それを念頭に置いてジャーナリストに連絡を取った保護者もいた。それが町にいかなる影響を及ぼすかを予見することなど、彼らにできたはずはない。

ル・ロイで起こっているできごとに関する話は、二〇一二年一月半ばにケイティとテーラとふたりの親がＮＢＣのニュース番組「トゥデイ」に出演したときに、広く衆目を集めるようになった。ソファにすわるテーラは神経質になって身体をひきつらせ、症状が発現した日まではストレスなど感じなかったと主張した。肩をだらりと垂らしてソファにすわり、若くか弱そうに見えるケイティは、少なくともその日に限ってはテーラよりチックをうまく抑えられているようだった。テレビ番組への出演は、視聴者に行動や答えを求める請願でもあった。つまり彼女たちは、生放送で心身症による説明に異議を唱え、学校や医師に対する不信を表明し、さらに、のちにエル・カルメンで起こる事態の前触れのように、すべての検査結果を知らされていない、真実が隠蔽されていると訴えたのだ。また、ふたりの母親は、自分たちの娘はもともと友人の多い、精神的に安定した子だったと主張し、娘たちや学校環境を対象にしたさらなる検査を要求した。

転換性障害という診断について知っていた司会者は、それに関してふたりの少女と母親に質問した。

するとテーラは司会者に向かって「私はとても怒っています」と言ったあと、彼女の母親が「彼らの言う事実は、事実などではありません」とつけ加えた。

「トゥデイ」への出演には絶大な効果があった。一週間にわたって、全米のさまざまなニュース番組で、彼女たちの話題がトップニュースで報じられた。また、世界中のメディアからの注目も浴びた。たとえばイギリスの『デイリー・メール』紙は、「謎の病によって同じ学校の一二人の少女たちが、トゥレット症候群の症状に似たチックや言葉の噴出を呈した」という見出しで、一面で報じている。これは、陰謀論を醸成する可能性を秘めた、ヒューマンインタレスト記事〔読者の感情に訴えるようなありかたで書かれた記事〕だと言えよう。「なぜ医師たちは早々と少女たちを見捨てたのか？」「学校は何を隠しているのか？」などといった疑問を喚起したのだ。メディアは、集団心因性疾患に言及すれば必ずや引き起こされる、のぞき見的な論争に注目した。CBSニュースは「ニューヨーク州のある町で報告された集団ヒステリーの発生」として報道し、この問題の原因を

「心の葛藤」に帰している。CBSはさらにその診断の意味を説明し、「たとえば怒りの感情を受け入れがたいと思っている女性は、ほんとうに激怒したときには麻痺する」などと続けている。ところで、女性だけ？

学校や州保健局が人々を安心させようとして述べたことには、ル・ロイの物語《ナラティブ》の謎の側面を煽ろうとするメディアの熱狂を冷ます効果はなかったようだ。医師たちは、「どうすればよいかわからずにいる」と無根拠に言われた。こうしてル・ロイは、心配や不安を募らせる場所と化してしまった。事態を憂慮した保護者たちは回答を求めた。また、子どもを学校に通わせることを恐れるようになった。新たな症例が発生し、そこには男子生徒や、学校には無関係の中年女性も含まれていた。NBCのインタビューが行なわれた翌日、集団発生に関与したふたりの医師たちが、診断に関してメディアにコメントする機会を与えられ、地元のニュース番組とNBCの「トゥデイ」で、転換性障害の診断について注意深く説明した。ふたりとも説明に苦慮しつつ、「ストレス」という用語を多用しながらも、転換性障害の症状の無意識的な性質と、少女たちの苦痛の現実性を強調した。しかしニュース番組は、ふたりの説明にひるむことなく、医師たちがあまりにも性急に少女たちを見捨てたという懸念を表明し続けた。

メディアの注目を浴びたことは、患者の家族に主導権を与えたかのように見えたが、結局事態の悪化を招いてしまう。少女たちが見世物になってしまったのだ。彼女たちがチックを起こし、つかえながら話し、けいれんする様子が、ニュース番組やソーシャルメディアで繰り返し流された。カメラは、話そうと、あるいはじっとすわっていようと苦闘する少女たちの姿を平然ととらえた。転換性障害という診断に関して疑義を向けられた少女たちは、「何を好んでこんな症状を捏造するというの？」と返答した。

その後のメディアの扱いは、転換性障害という診断を受け入れる陣営と、受け入れない陣営に二分した。前者の陣営はこの障害を一〇〇年間流通してきたヒステリーの概念に結びつける陳腐な議論を用い、その結果「ストレス」は、ル・ロイで起こっているできごとを示す典型的な言葉になる。保護者たちは、「娘は、トラウマを負っているわけでもなければ狂ってもいない。まして仮病でもない」と主張して、公の場で子どもたちを守ることを余儀なくされた。メディアはその主張を否定する証拠を求めて、少女たちの生活を入念に調査し、親の病気、ひとり親、貧困、家族内の軋轢《あつれき》など、思いつく限りの病因を列挙した。誰にもひとつやふたつは内輪の秘密や不幸のタネがあるという常識を無視して、少女たち個人の生活のなかに、病因としてあげつらうことのできる苦境を見出すことはたやすかった。ル・ロイがとうの昔に寂《さび》れた町だという事実も悪い方向に作用した。

ル・ロイという町はかつて地元の産業のおかげで発展し、住民は人並以上の生活を送っていた。謎の病の集団発生で注目を浴びたことを別として、ル・ロイは「ジェロー」〔アメリカで人気のゼリー状菓子の商品名〕発祥の地としても有名だった。町はジェローのおかげで豊かになったのだ。二〇世紀前半には大邸宅が新築され、大通りはにぎわっていた。しかし一九六四年にジェロー工場が大きな町に移転すると、ル・ロイは大打撃を受ける。この大きな雇用主の喪失は、町の凋落を意味した。ジェロー工場と町の衰退の歴史は、いわゆる「集団ヒステリー」という言葉でメディアがル・ロイの町を染め上げる背景をなしていた。それはクラスノゴルスキーの話が語られるときの陰鬱さにも似ている。だがル・ロイの住民には、クラスノゴルスキーの旧住民より悲惨な運命が降りかかってきた。発病者のほぼすべてが女性だったため、三〇〇年前の魔女裁判が引き合いに出されたのだ。『アメリカン・スペクテイター』誌の記事には、「ル・ロイの魔女たち」という見出しが躍った。

　とはいえ、あらゆるメディアの解説者が転換性障害の診断に同意していたわけではない。他方の陣営は、転換性障害の診断を疑問視するという逆のスタンスをとっている。数年後にハバナ症候群の集団発生をめぐって起こる論争と同様、転換性障害は「単なる」転換性障害、ヒステリーは「単なる」ヒステリーにすぎないとされた。さらに懐疑家たちは、医師がそれ以外の答えを真剣に探していないと主張した。また、さらなる検査を要求し、医師や学校関係者が自らの責任を果たしていないと非難した。

　世間では、自分たち自身の手で集団発生の原因を究明し、陰謀を暴露しようとする動きが見られるようになる。想起バイアスを示す典型的な例として、素人集団が学校で過去に起こった不可解なできごとを掘り返そうとしたケースがある。ル・ロイはかつて産業都市だったこともあり、それらしきできごとはたくさんあった。ある住民は町に来た記者に、ジェロー工場がまだ稼働していたころ、その日に製造されているジェローの種類に応じて町を流れる小川の色がさまざまに変わったと記者に語った。毒物の可能性に関して、子どもたちがよく泳いでいた川に樽が投棄されていたことや、発病した少女たちがチアリーダーとして練習に使っていた運動場に黄色がかったオレンジ色の液体が滲《し》み出していたことを思い出す住民もいた。さらには、農薬散布や水圧破砕に対する懸念が表明された。ワクチン接種の問題のようなよくある憶測はわずかな期間流布したものの、幸いにもル・ロイでは根づかなかった。外部の情報源によってさまざまな医学的説明が提示され、そのなかには真剣に受け入れられたものもあった。たとえば、レンサ球菌感染によって引き起こされると考えられている、稀な自己免疫疾患のＰＡＮＤＡＳ（連鎖球菌感染性小児自己免疫神経精神疾患）という診断を受けた少女もいた。ただし、ＰＡＮＤＡＳについて最初に言及した専門家を含め、ほとんどの医師たちはその可能性を否定している。

　このようにして提起されたさまざまな原因のうちでも、もっとも頑強に根づいて、抑えがたい不安と興奮の嵐を巻き起こしたものがひとつある。それは、誰かがある家族の郵便受けに一枚の文書を投函したときにはじまった。その文書には、かつて学校からわずか四マイル（およそ六・四キロメートル）の地点で鉄道事故が発生し、毒物が流出したと書かれていた。この文書を読んで不安になったその家の母親は、非正規ルートを通じて著名な環境運動家のエリン・ブロコビッチに連絡を取ったところ、ブロコビッチはすぐにそのエサに飛びついた。ブロコビッチは、アメリカの小さな町ヒンクリーで行なった、パシフィック・ガス・アンド・エレクトリック・カンパニーがまき散らした汚染物質による毒物汚染の粘り強い調査によって一躍脚光を浴び、ジュリア・ロバーツが彼女を演じた映画によってその名が世界中に轟《とどろ》いていた。その彼女がル・ロイの件に関与しはじめたとき、彼女の名声と過去の成功によって、医師たちの声明が完全に陰に隠れてしまう恐れがあった。ブロコビッチの関与の影響は、彼女がいかに「心理的な診断を嘲笑した」かについて報告するロイター社の記事に見て取ることができる。

二〇一二年前半、ブロコビッチは著名な医師ドリュー・ピンスキーとABCニュースに出演し、ル・ロイで起こったできごとについて議論している。この時点では、彼女も彼女の協力者たちも、ル・ロイでいかなる調査も行なっておらず、独自の情報を握っているはずはなかった。それにもかかわらず、彼女はル・ロイの件について視聴者に向かって強い主張をしはじめたのである。

ブロコビッチは、ピンスキーとのやり取りの冒頭で自分の考えをはっきり述べている。そこで彼女は、ル・ロイでのできごとのニュースが、あまりにも迅速にメディアに広がったこと、また、彼女の感覚からすると性急に診断が下されたことに対して懸念を表明している。（そこには次のような意味合いが含まれている。どんな医学的診断もむずかしい。安易な診断は間違っており、その逆が正しい。経験を積んだ医師は、患者に初めて会ってから数分以内に信頼に足る診断を下せるのに対し、メディアは医学的問題を謎めかせて描写するため、診断不可能な症例が実際より頻繁に起こっているかのように見せかける。あっさりと謎が解かれてしまうような医療ドラマを放映しても、視聴率は上がらない。ありきたりの病気にかかった患者の話が新聞に掲載されることなどまずない）。ル・ロイの集団発生に対する医療専門家の診断の確実性については、ブロコビッチもピンスキーもあまりピンとこなかったようだ。対談は次のように続く。

「あなたも私と同じ印象を受けましたか？」とピンスキーは尋ねる。「診断は……、直観的に言うと間違っているように感じました。さらなる調査の門戸を閉じてしまうようなものです」

診断は「都合がよすぎる」ように感じられると、ピンスキーはブロコビッチに言う。ただし誰にとって都合がよいのかは述べていない。ピンスキーはメディアで報じられた陳腐な議論を繰り返し、「少女たちは十分に検査を受けていない」「医師たちは、もっと真剣に検査すれば、正しい診断を下せるはずだ」と主張し、ブロコビッチはその見解に同意する。

ふたりはこの対談で、必要以上に鉄道事故に焦点を絞っている。ブロコビッチはル・ロイに出向いたことがなく、インターネットで調査していた。鉄道事故は実際に起こっており、その現場でシアン化物やその他の化学物質がかなり流出したことに間違いはない。しかし、事故が起こったのは一九七一年だ。ブロコビッチとピンスキーは、ル・ロイの地図の前にすわって対話していた。高校は地図の左下の隅に位置していた。鉄道事故は、そこからあまり遠くない地図の右上の場所で起こっていた。そのうちピンスキーは、「あそこで一九七一年に起こった鉄道事故が、なぜ四〇年後にここにある学校に影響を及ぼしたのでしょうか？」と当然の質問をする。ブロコビッチの報告によれば、一九九九年に発生した大雨によって、毒物を含む噴煙が上がり、北東へ少なくとも一マイル〔およそ一・六キロメートル〕は移動し、学校の運動場に達したことが知られているとのことだった。再びピンスキーは、当然のごとく恐怖の表情を浮かべる。だが、鉄道事故の現場は学校の北東にあり、したがって「噴煙」が事故現場から北東に移動したのなら、学校に向かうのではなく反対の方角に遠ざかっていくはずだということに、ふたりとも気づいていないようだった。

「今日、そこに行く予定です」とブロコビッチはピンスキーに言う。

ピンスキーが「私のチームを同行させても構わないでしょうか？」と尋ねると、ブロコビッチは承諾した。

それからふたりは、関与していると思しき化学物質について議論しはじめる。なお、そこで話題にあがっている化学物質はすべて神経毒だ。会話の途中でピンスキーは一息入れてから、やはり毒物の流出と少女たちの症状を引き起こしている生物学的要因の結びつきを検討する必要があると指摘する。また、自分たちがしている議論のせいで、ル・ロイでパニックが起こるのではないかと憂慮の念を示す。そしてどうすればパニックを最小限に抑えられるだろうかと声に出して言い、さらに「それについて話しているだけでパニックを起こしそうですよ。私はＴＣＥ〔トリクロロエチレン〕の噴煙の影響を受けていないのに！」とつけ加える。

この短い会話のなかで、学校から四マイル隔たった場所で四〇年前に発生した、重要度が定かでない土壌汚染は、いつのまにか町を覆うＴＣＥの噴煙として扱われるようになっていた。ずれた椎間板が脊髄を損傷しているというタラの想像〔第4章〕や、耳から入ってくる音が脳損傷を引き起こすという考え〔第5章〕と少し似て、鉄道事故による土壌汚染説には視覚的な説得力があった。こうして証拠のなさの指摘は、煽情的なこぼれ話によってたちまち覆い隠されてしまった。

ピンスキーは、「私は生物学的な因果関係を示す証拠を知りたいんですよ。それに関連して言うと……、これ（毒物の流出）は、チックの原因ではないかもしれません」と言ってから、態度を一八〇度変えて「でもル・ロイの墓地を調査してみれば、たくさんのがん死亡者や乳幼児の死者が見つかることでしょう。平均より多いはずです」と言い添えた。

では、町全体でなく、ティーンエイジャーが通う学校だけを恐怖のどん底に突き落とす理由はどこにあるのか？

ブロコビッチのチームとピンスキーの報道チームは、その日ル・ロイを訪れている。地元、国内、海外から来た新聞記者たちも、そのできごとを報道するためにル・ロイに集まっていた。残念ながら、事態はうまく進展しなかった。学校の監督者キム・コックスと地元の警察官が彼らを待っていた。その地区では、地方自治体の管轄下ですでに調査が行なわれていた。ブロコビッチのチームは学校へ立ち入る許可を得ておらず、監視をつけられて学校から遠ざけられた。それに続いて怒りに満ちた議論が巻き起こり、学校関係者は悪者扱いされた。陰謀論は、何よりも陰謀の明確かつ率直な否定によって焚きつけられるものなのだ。ブロコビッチのチームに属するある調査員が述べるように、「当局が何かに対するアクセスを禁じるときには、彼らはたいてい何かを隠そうとしているのだ」。だが、当局は生徒を守らなければならない。

これら一連の動きはすべて、町の緊張を高める。地元で会合が開かれ、キム・コックス率いる委員会が、メディアや保護者やその他の住民と対峙した。議論は白熱し、コックスは聴衆に向かって学校の建物の安全性や、子どもたちが危険な状況のもとに置かれているわけではない点を強調したが、誰も彼女の言葉を信じなかった。保護者たちは、子どもを守るためにどんな措置が講じられているのかを知りたがった。

「あなたがたは仕事をしていません」と、ひとりの母親が委員に向かって叫ぶと、熱狂的な拍手喝采が巻き起こった。聴衆は回答を要求した。あたかもそれまで何もなされておらず、誰からも何も知らされていないかのごとく。

この状況は、エル・カルメンの状況とさほど変わらない。どちらの事例でも、資格のない部外者のコメントが医療チームの見解より尊重されているのだ。コックスは、実施された環境調査の一覧を提示している。結果はすべて「問題なし」だったが、その事実は、子どもたちを守るための方法を懸命に探し求めている保護者たちを主体とする、怒りに燃える不安な聴衆の心にはまったく響かなかった。嫌悪の表情を浮かべながら会場を立ち去る人も大勢いた。その様子は、住民を満足させるには、彼らの恐れを裏づける証拠を提示するしかないと思わせるほどだった。安全を強調すればするほど、それだけ余計に当局が何かを隠していることを、もしくは調査に失敗したことを意味しているように思えたからだ。結局委員会のメンバーは、第三者にさらなる調査をさせると約束できただけだった。

その後の数週間、「医師たちは途方に暮れている」とニュースで繰り返し報道された。転換性障害の診断に言及する記事でさえ、その焦点は「謎」に置かれていた。ブロコビッチのチームは、独自の調査を実施するあいだ、流出した化学物質が少女たちの症状を引き起こした可能性があると主張し続けたものの、生物学的要因を見極めようとはせず、それどころかそれにはまったく関心がないようだった。はるか過去に流出した化学物質が、わずか数週間に限って少女たちだけに急性のチックを引き起こし得た理由はいったい何なのか？　脳のどの部位の損傷のせいで、解剖学的にまったく説明のつかない一連の奇妙な症状が発現したのか？　発病者を出した学校は、化学物質が流出した場所から運ばれてきた土砂の上に建てられたというのが、ブロコビッチの考えだった。しかしそれだけでは、発病者が一部の人々に限定されていることの説明にはならない。またそもそも、なぜ学校や州保健局が家族にうそをつかなければならないのかという問いに対する答えになっていない。

ル・ロイをめぐるメディアの狂騒は数週間続いた。しかし結局のところ、町も少女たちも、エル・カルメンの住民よりはるかに幸運だったことがわかる。というのも、ル・ロイのストーリーは終幕を迎えたからだ。過酷な時期が過ぎると、発病者の人数は一八人程度で歯止めがかかり、その後はチックもけいれんも退潮していった。とはいえル・ロイで起こったできごとは、集団ヒステリーが通常続く期間よりはるかに長く続いた。私の考えでは、その理由と最終的な解決策は、個人ではなく、文化・社会的領域に見出されるべきものだ。メディアの狂騒、転換性障害に関する不正確な説明、生物・心理・社会的な病に結びついた公的な負の烙印《スティグマ》、そして何よりも単なる憶測が事実と同格に扱われる風潮、これらすべての要因が、ル・ロイにおける最悪の興奮状態を醸成したのである。だがそれでもル・ロイのストーリーは、あたかも外部的な要因などまったく存在しなかったかのように、もっぱら少女たち自身の心の問題として語られた。それに対して、メディアや有名人《セレブリティ》が大きな発言力を持つ文化が少女たちに大きな影響を及ぼしたという認識は、ごくわずかしかなかった。最終的に集団発生が終息したのは、発病者の家族が外部からの有害な影響を受けなくなり、医師たちが転換性障害を妥当で有益な診断と見なす強い立場を取り続けたからだ。

ガイアナの精霊グラニー

ここでル・ロイでの一件を、その二年後に発生した南米のガイアナでのできごとと比べてみよう。ここでも高校で集団発生が起こり、それは集団ヒステリーと呼ばれた。表面上、これらふたつのできごとには共通点があるように思える。しかし、集団心因性疾患の発生を、大きな構図を見落として若い女性――あるいはいかなる個人であれ――の心のせいにすることの愚かさを示すありかたでは、互いに異なる。

ル・ロイやエル・カルメンの住民に、ガイアナの小さな村サンド・クリークという名を知っている人などいないだろう。なにしろサンド・クリークは、ガイアナという遠い異国の熱帯雨林地帯にある、人口が一〇〇〇人に満たない村なのだから。しかしその村で、サンド・クリーク高校の女子生徒が非常によく似た健康問題を起こしていた。それは、ケイティとテーラがトゥレット症候群のようなチックを起こした直後のころ、また、コロンビアのフリーダとジュリエットと級友たちが発病する少し前の時期のことだ。この件の経緯については、二〇一五年にたまたま現地にいた、アメリカ人の若い人類学者コートニー・スタッフォード＝ウォルターから聞いた。

コートニーは、一年間サンド・クリークに滞在するための手配をしたときには、「病気」についてまったく何も知らなかった。彼女の訪問の目的は、ガイアナの奥地で展開されている大々的な教育プログラムの効果の調査だった。

サンド・クリークは熱帯に位置し、ジャングルに覆われた山々に囲まれている。ある季節になると、気候によっては蚊の大群で覆われる。ガイアナの人口は海沿いに集中しているが、サンド・クリークはかなり内陸にある。その地域はガイアナで最大の面積があって人口密度が最も低い、第9州（ガイアナは一〇の州に分かれている）に属する。沿岸部に比べると資源も少ない。サンド・クリークは農村であり、男性は村を去って他の地域に働きに出ることが多く、たいてい鉱山で働いている。女性にも村から出て他の地域で働く人もいるが、その数は少なく、家事手伝いの仕事が多い。たいていの女性は家庭に留まり、村内の雑事を引き受けている。男性は、村の女性と外部のコミュニティのあいだの連絡役を果たしている。

ニカラグアやコロンビアと同様、ガイアナには混血が多く、先住民の人口はおよそ七パーセントを占めるにすぎない。この地域には、まずオランダ人が、続いてイギリス人が入植した。ガイアナ国民のほとんどはインド系もしくはアフリカ系であり、使用人や奴隷として連れて来られた人々の子孫たちだ。ガイアナは南米で唯一の英語を公用語とする国だが、先住民の多くは独自の言語を何とか維持している。サンド・クリークは、先住民族のひとつワピシャナ族の故郷でもある。彼らは英語とアラワク語を話し、ニカラグアのミスキートと同様、伝統的な暮らしと現代生活のはざまで苦労を強いられている。

　第9州は隔絶した地域に位置するため、そこで暮らすアメリカ先住民の子どもたちが通える学校は限られていた。人口はまばらで、多民族から構成される。そのため、子どもたちに共通の教育を提供することは困難だ。各村に州立の小学校が設置されているものの、中学校は地域内に一校しかなく、もっとも優秀な子どもだけが進学できる。しかも通常は男子が優先される。中等教育を受ける機会を増やすために、政府はその地域に三校の州立中学校を増設した。しかしそれらの中学校には運用面で問題があった。村と村の間隔がかなり広いうえに、道路が整備されていなかったのだ。だから各校に寄宿舎が設けられ、最近設立されたばかりのサンド・クリーク中学校では、生徒の半数が寄宿生で占められていた。

　コートニーが村に来たとき、サンド・クリーク中学校の教員は不足していた。彼女自身は教師ではなかったが、教室での授業に協力した。それは彼女にとっても望むところだった。というのも、簡単な仕事だからというわけではなく、研究対象の子どもたちと接することができるからだ。とはいえ、生徒たちは彼女の指示にほとんど従おうとせず、授業中に無駄話をし、好き勝手に教室を出入りしていた。他の教師たちは体罰で秩序を維持していたが、コートニーにはできなかった。

ある朝コートニーが教室に入ると、いつもはやんちゃでうるさい生徒たちが妙に静かにしていた。何があったのか尋ねると、生徒のひとりが発病して家に帰されたので気が動転しているのだという。ある生徒によれば「老婆《グラニー》が連れ帰った」とのことだった。コートニーは、〈病気〉が学校中に広がっていることを知っていた。それについては、生徒たちのあいまいなひそひそ話を何度も耳にしていたのだ。最初に聞いたときには、彼女はマラリアのような熱帯病だろうかと思っていたが、それに関する話を何度も聞くうちに確信を持てなくなっていった。人々が〈病気〉について話すときの声の調子は、「グラニー」は単なる家族のやさしい女家長を意味しているのではないという印象を与えた。だが、地元の住民がコートニーを信用してその正確な意味を教えてくれるようになるまでには、それなりの時間がかかった。

　サンド・クリークで最初に少女が〈病気〉にかかったのは、中学校が新設された一年後の二〇一三年のこと。主症状はけいれん発作だった。発病者はたいてい、意識を失って手足をバタバタさせ、口から泡を吹き、長時間床に横たわっていた。この〈病気〉の伝染性は高く、波のように学校中に広がっていった。一番ひどいころには、毎日発病者が出ていた。発作は寄宿舎でもっとも頻繁に起こり、六人の少女たちが一晩中けいれん発作を繰り返していた日もある。

　集団発生が起こったとき、学校は当然ながら医師を呼んだ。サンド・クリークの村では、よくある軽い病気の治療については依然としてシャーマンに頼る場合があるが、村人は一般に、西洋医学を進歩した治療と見なしている。村には熟練した公衆衛生従事者が一名駐在していたものの、けいれん発作は専門外であり、大きな町から医師を呼ぶ必要があった。この医師は、重病者を飛行機で病院に運ぶ手はずを整えた。彼女たちはそこで検査を受けたが、結果はすべて正常だった。興味深いことに、少女たちがサンド・クリークを離れるや否や発作は治まっている。グリシクニスと同様、サンド・クリークの病もその土地に結びついているように思えた。医師は一貫した説明に窮したので、地元の住民はすぐに、病気の原因に関する独自の理論を編み出しはじめた。

　ワピシャナ族は宗教的《スピリチュアル》な集団であり、彼らにとって霊や魔女や魔法は、日常生活の一環として存在している。死や病をめぐる信念は、欧米社会のものとは異なり主体的な存在《エージェンシー》〔ここでは神や霊などの人為を超えた力を持つ存在〕に結びつけられている。彼らにとって、人は単に病気になるのではない。病は他者によって引き起こされるのだ。その他者とは、隣人でも友人でもありうる。あるいは魔術的な存在かもしれない。サンド・クリークの〈病気〉では、病をもたらす主体的な存在とは、住民に「グラニー」と呼ばれている精霊《スピリット》のことだ。学校の寄宿舎はジャングルに覆われた山を背にして立っている。村人は、その山の中腹にある洞窟に老婆の精霊が住んでいると信じており、女子生徒のひとりが洞窟に侵入して邪魔をしたためグラニーが少女たちに取り憑いたのではないかと推測していた。

　当初、コートニーにとって、〈病気〉は噂にすぎなかった。けいれん発作に関してある程度話を聞いたり、解像度の低い動画を観たりはしていたものの、少女たちはたいがい、自分の経験についてあまり話したがらなかった。コートニーは、少女たちの信用を相応に勝ち取るまでは、寄宿舎で一晩過ごして自分の目で〈病気〉を確認することができなかった。

寄宿舎には男子生徒用と女子生徒用のふたつがあり、両者の環境は著しく異なっていた。男子用の寄宿舎はベッドがきちんと並んでこざっぱりと整っていたのに対し、女子用の寄宿舎は乱雑だった。ベッドは整っておらず、窓は割れ、ベッドと窓のあいだには仕切り板のように衣装ダンスが置かれていた。男子用と女子用の寄宿舎が異なる理由は、コートニーが初めて学校で一夜を過ごしたときにあきらかになった。

それは彼女が寝る前に早くもあきらかになった。誰かが倒れたことを報せる警報が鳴ったので、コートニーが寄宿舎に駆けつけると、床の上で身をよじっているひとりの少女を級友たちが押さえつけていた。それから数夜にわたってコートニーが目撃したできごとは、彼女にとっては前代未聞だった。だが彼女からその話を聞いた私には、非常にありふれた話のように思えた。

少女たちは発作を起こしただけでなく、寄宿舎の内部を錯乱したように走り回り、割れた窓から外に出て山に逃げ込もうとした。級友たちは男子生徒も女子生徒も、外に出た少女を身の安全のために寄宿舎に連れ戻し、いくつかのベッドからマットレスを剝がして床に環状に並べ、その上に組み伏せた。ひとりの少女を押さえるのに数人が必要だった。なぜなら彼らによれば、〈病気〉にかかった人は異常な力を発揮するからだ。〈病気〉にかかった少女がひとたび学校の外に出てしまえば、山に登って断崖から身を投げてしまうと村人たちは考えているので、彼女たちは自身の安全のために押さえつけられた。慎重かつ穏やかに少女を押さえつける男子生徒もいれば、あきらかに必要以上の力で笑いながら押さえつける男子生徒もいた。少女たちは、ひとたび押さえつけられるとけいれんを起こして手足を激しく突き出し、背中や首が異常な様態で弓なりになった。誰もが走り回るわけではなく、いきなりその場に倒れる少女もいた。発作は長く続いた（通常二〇分間ほど）。なかには数時間にわたり、繰り返し起こす少女もいた。回復すると、少女たちはほとんど何も覚えていなかった。発作中にどう感じたかをコートニーが尋ねると、グラニーを見た、あるいはグラニーが来たと答えた。彼女たちによれば、グラニーは白い服を着た白髪の小柄な老婦人らしい。

サンド・クリーク高校は、〈病気〉が発生した最初の学校ではなかった。ガイアナでは、同じ現象が過去一〇年にわたってときおり報告されていたのだ。グリシシクニスとは異なり、ガイアナにおける〈病気〉は風土病ではなく、よって所定の儀式や既知の治療は存在しなかった。だから西洋医学が最初に適用されたが、効果はなかった。サンド・クリークで集団発生が起こる前の初期のあるケースでは、当局は、発病した少女たちに会わせるためにアメリカの臨床心理士キャサリーン・シーペルを呼び寄せさえしている。そのときシーペルは、集団ヒステリーと診断している。ガイアナの国民はその診断に怒りを覚えた。『ガイアナ・クロニクル』紙は彼女の診断を聞きつけて、「謎の病に関する臨床心理士の言葉が論議を巻き起こす」という見出しの記事を掲載した。この記事のなかには、「アメリカの臨床心理士による説明は典型的な欧米流のものだ」というガイアナの教育大臣デズリー・フォックスの発言が引用されている。大臣によれば、集団ヒステリーという診断は侮辱的だった。地元の牧師も臨床心理士の診断に異議を唱え、次のように述べている。「臨床心理士の主張は、現代の信仰と比べて、何世代も受け継がれてきた人々の信仰には利点がないと言うに等しい」。つまり、臨床心理士が事実と考えている見解は、何世代にもわたって受け継がれてきた、村における病に関する信念や伝統や精神性に対する大きな打撃として受け止められたのだ。また、村人たちは結束を固め、臨床心理士の見解に対抗して築いた防御の足場を強化した。彼らにとっては、病気の治療はグラニーの影響を受けないよう少女たちを守ること、つまり、しかるべき回復が遂げられるよう寄宿舎から村に戻すことだった。

集団ヒステリーと女性蔑視

学校における集団病の発生は、例外的でもなければ過去の話でもない。また、特定の種類の社会に限定されるわけでもないし、暴力や貧困や苦難の歴史がなくても起こる。要するに、どの社会にも日常的に起こりうるのだ。

専門家は、集団ヒステリーを二種類に分ける。ひとつは集団性の不安障害で、いかなるストレス要因もなく突然起こる。通常は、学校などの閉鎖的な環境に置かれた若者が影響される。直接的な接触によって広がり、突如としてはじまりすぐに終息する。その典型的な例に、イギリスのノースヨークシャー州リポンで二〇一五年一一月に発生した集団発生がある。戦没者追悼記念日に、熱気に包まれた集会場でひとりの生徒が倒れたあと、四〇人の子どもたちが相次いで倒れた。だが、翌日には皆、快方に向かっていた。もうひとつの典型例に、二〇一九年八月にマレーシアで起こった集団発生がある。ひとりの女子生徒が悲鳴を上げると、悲鳴はすぐに彼女の教室から隣の教室にまで伝播していったのだ。しかしこれは数時間で収まっている。エル・カルメンの集団発生は、外部の要因のせいで長引いていなければ、この種類に分類されたはずだ。

もうひとつは集団性の運動性ヒステリーで、年齢を問わず誰もが影響されうる。知らぬ間に起こりはじめ、非常に長引く。集団不安障害とは異なり、通常は緊密なコミュニティにおける慢性的な緊張状態を背景に生じる。たとえばカザフスタンの広大なステップ地帯にある小さな町で、政治的な不確実性と統治の欠如によって起こった苦難や、強い重圧がかかるキューバの米大使館で恐怖におののく理由のある外交官たちが経験した苦難は、こちらの種類に該当する。

いかなる形態のものであれ、集団ヒステリーの大きな問題は、人々がそれをいかに知覚し、解釈するかにある。少数の専門家による集団心因性疾患の定義や議論と、専門家以外の人々の理解のあいだには隔たりが存在する。医療の世界では、集団心因性疾患は集団相互作用による障害と見なされ、したがって集団社会性疾患と呼ばれることもある。おそらくその名称のほうが適切であろう。要するに、真の精神疾患というより社会的現象と見なすべきものなのだ。ところが残念なことに、専門知識に乏しい人の手にかかると、集団心因性疾患はおおむね心理的な問題として扱われる。そして発病した個人に焦点が絞られ、コミュニティが果たしている重要な役割がほぼ完全に無視される。世間では、集団ヒステリーは時代遅れのステレオタイプ、すなわち若い女性の心理的トラウマに関する浅はかな仮説や紋切り型《クリシェ》に非常に強く結びつけられているため、その描写はほとんどパロディーと化しているほどだ。ル・ロイの集団発生を題材とする、とあるフィクション作品では、少女たちの病が、最後にはひとりの少年をめぐる諍《いさか》いのせいにされている。現実世界でも、ある新聞は、発病した若い女性を魔女呼ばわりする見出しの記事を掲載した。また、エル・カルメンのティーンエイジャーたちは、性的欲求不満と言われた。

　集団ヒステリーに結びついたクリシェは、若い女性をいたく貶《おとし》めるという事実は別として、若い女性という範疇からはずれる社会集団に対して診断を下しにくくする。キューバでもクラスノゴルスキーでも、犠牲者はより年長で、なかには男性もいた。だから医師たちは、集団心因性疾患という診断を最初から否定し、人々が持ち出した病因を強く支持した。それらの集団発生が起こった際に医師が集団心因性疾患という診断を下せなかったのは、発病者が「ヒステリーのある」若い女性には似ても似つかなかったからである。学校で起こった集団発生の発病者とは異なり、キューバやクラスノゴルスキーで起こった集団発生に巻き込まれた人々の描かれかたには皮肉な側面があった。彼らの話は、集団不安障害と比べて心理的な圧力を受けている人に起こりやすい集団性の運動ヒステリーに、より適合する〔名称だけから判断すると逆のように思えるかもしれないが、集団不安障害が、「いかなるストレス要因もなく突然起こる」のに対し、集団性の運動ヒステリーは「通常は緊密なコミュニティにおける慢性的な緊張状態を背景に生じる」という点を思い出されたい〕。したがって「ストレスを受けている」という表現は、本来キューバとクラスノゴルスキーの事例における男女両性から構成される年長者の集団にこそ、より的確に当てはまらなければおかしいはずだ。ところがキューバとクラスノゴルスキーで起こった集団発生に関与した医師や権威者たちは、発病者が「ストレスを受けている」ことを認めようとしなかった。言い換えれば、心理的な混乱の兆候を見出すために細かな検査を受けさせられ、「ストレスを受けている」と繰り返し言われたのは、年長者や男性ではなく女子生徒だったのであり、本来はむしろその逆こそが妥当だったはずだ。

　集団ヒステリーに関するほとんどのストーリーを染め上げている女性蔑視の色合いは別として、はるかに多くの歴史的な結びつきがそこには関与しているという点を指摘しておきたい。集団ヒステリーは、アーサー・ミラーの戯曲『るつぼ』によるセーレム魔女裁判に関する架空の描写に強く関連づけられている。また、多くの集団ヒステリーは、史上もっとも奇怪な病も連想させる。たとえば一五一八年にストラスブールで発生した「踊り病」だ。数百人の住民が踊り狂い、心臓の異変や極度の疲労などで一日あたり約一五人が死んだとされている〔諸説ある〕。ほかにも、一九世紀の医学論文で報告された「メイン州のジャンピング・フレンチメン」と呼ばれる、謎の過剰反応をしてしまう〔短い命令語に対して即座に実行する〕木こりのグループの話や、一九六二年にタンガニーカ〔現在のタンザニアに位置する〕で起こり約一〇〇〇人の住民が発病した笑いの伝染病などがある。この手の奇怪なできごとは際限なく人々の関心を引くものだが、現代版集団ヒステリーの問題を悪化させるだけだ。キューバの米外交官にとってロシアによる音響兵器の使用は、これらの奇妙な歴史的できごととの関連づけと比べれば、より現実性が高く、強い関心を呼び醒《さ》ました。それに対して他の医学的問題は、時代遅れの関連づけから脱却してきた。たとえば結核は、詩人がかかるロマンティックな疾患とはもはや見なされておらず、結核療養所《サナトリウム》での生活や、コンサンプション〔疲労や消耗を意味するがかつては肺結核を指して使われていた〕という言葉を思い起こすことなく語ることができる。なぜ集団ヒステリーは、同様に時代遅れの関連づけから脱却できないのか？　思うにその理由は、心と身体と環境が相互作用するという現実とその程度について正しく理解することに、現在でも人々が困難を覚えているからではないだろうか。だから集団ヒステリーは、いつでも人々の興味を引く見世物であり続けているのだ。

　心身症の領域における病名の絶えざる変更に私がいかにうんざりしているかは、ここまでの記述を読めば明白であろう。その状況はまるで、当たらず障《さわ》らずのレッテルさえ見つかれば、偏見や負の烙印《スティグマ》のことなど無視してよいと考えられているかのようだ。いずれにせよ、集団ヒステリーという用語は現在でも非常に大きな問題を孕んでいる。あまりにも多様な文脈で使われてきたため、混乱を引き起こすばかりでなく無意味な言葉に堕してしまっている。たとえば状況に応じて、社会経済的な危機に直面した人々が起こした社会的パニック、ロックコンサートでのティーンエイジャーの興奮、恐怖にかられた激しい情動、暴動、暴走、買い占め、銃の乱射などに言及して使われている。医学的障害と、興奮したりパニックに襲われたりしたときに人々が示す情動の激発を混同することは、患者が医学的診断を受け入れることをさらに困難にする。というのも、患者がたとえ不安を感じていたとしても、彼らの経験を支配しているのは身体症状だからだ。エル・カルメン・デ・ボリバルの少女たちは、意識を失い発作を起こした。クラスノゴルスキーの住民は眠った。どちらの集団も、とくに感情的に高ぶっていたわけではない〔この段落の論旨はやや追いにくいが、医学的診断（とりわけ集団心因性疾患の診断）がパニックや興奮や暴動などの、ネガティブな情動やそれに基づく行為に結びつけてとらえられていると、病をおもに身体症状として認識している患者はその診断をとうてい受け入れられなくなるということだろう〕。

集団性の不安障害の発生は学校にもティーンエイジャーにも限られない、という点に留意することは重要だ。学校がこの障害にとりわけ脆弱なのは確かかもしれない。人々が密集し、権利や自律性が抑制されている場だからだ。若者の脳はまだ発達途上にあり、思春期は仲間からの圧力をもっとも感じやすい年頃でもある。だから学校の生徒たちは、社会的伝染の影響をきわめて受けやすい。同様の理由で、かつての修道院は集団ヒステリーがもっとも起こりやすい場所だった。そこでは、若い女性が隔離され、集団心因性疾患を発症しやすい極端に制約された生活環境に服していたからだ。

集団ヒステリーが起こりやすい他の環境条件には、たとえば潜在的な危険性を孕む化学物質を使用する工場があるなど、環境毒に対する不安が煽られるような場合があげられる。二〇一八年六月、マサチューセッツ州セーレムにある電子タバコ工場で、三〇人の作業員が嘔吐と息切れを起こして発病した。消防隊員が来て建物を洗浄し、大気汚染を調査したが、毒物は検出されず工場に戻ることを作業員に許可した。すると再び作業員が発病しはじめた。二度目に行なった大気汚染の検査も正常の結果が得られ、地元の消防署の署長は、新たに導入した敷物が放つにおいのせいで引き起こされたパニックが集団発生の原因だと述べた。

機内や地下鉄内の環境も、類似の不安を引き起こすことがある。たとえば二〇一八年に、ドバイ発ニューヨーク行きの旅客機内で一〇六人がせきとインフルエンザのような症状を発現している。一四時間のフライト中に乗客のあいだでウイルスが拡散することは十分に考えられても、それほど短い時間のあいだにここまで多くの乗客が実際に症状を呈するとは思えない。のちに行なわれた検査では、症状の発現を説明できる毒物や感染は見出されていない。到着後、何人かがニューヨーク市内の病院に収容されたが、最終的には問題は何もないと発表された。閉鎖空間と淀んだ空気が、このようなできごとを引き起こすことは容易に想像できる。

集団ヒステリーとメディア

ル・ロイとサンド・クリークにおける集団発生は、いずれも集団ヒステリー、あるいは集団心因性疾患と呼ばれた。しかしどちらの健康危機も、そう呼ばれるにはあまりにも長く続いた。ある意味で、両者とも転換性障害へと転化した集団ヒステリーだったと見なせるが、必ずしも心因性の機能障害なのではなく、どちらも社会的要因が引き起こした現象であった。したがっていずれのケースでも、説明は少女たちの心ではなく、それが起こった社会に求められるべきだ。

エル・カルメンで起こった集団発生に対する反応が、その地域の孤立と、不信の歴史によって形成されていたのに対し、北米で起こった集団発生に対する反応は、有名人や煽情的なマスメディアやソーシャルメディアによって煽られた。そしてそれらはいずれも、女性たちに大きな危害を加えた。

ル・ロイにおける集団発生は、ニューヨーク州保健局が開催した最初の公開の会合でまっとうな回答が与えられていれば、手に負えなくなることはなかっただろう。プライバシー法を侵犯するがゆえに情報を開示できないという彼らの説明は、何かを隠しているに違いないという印象を住民に与えた。それによって転換性障害の診断に対する疑念が生まれ、それがさらに最初は地元で、やがてもっと広い範囲で、集団発生の原因をめぐって有害な憶測を招いたのだ。メディアは少女たちをスキャンダルから守ろうとはしなかった。集団ヒステリーという言葉がマスメディアの恰好の見出しになり、必然的に雪だるま式に膨れ上がっていったのだ。メディアの報道の大半は拙速で、質の低い煽情的なものが多かった。他社を出し抜いて簡潔な報道をすべしとする風潮は、深く考察するために必要な時間的余裕をほとんど与えないのである。

さらなる問題は、事実と私見を確実に区別する能力の喪失という、いまやますます欧米社会を蝕みつつある災厄に関するものだ。ル・ロイでは、専門的な資格を欠くメディアのコメンテーターの関与が非常に大きな問題をもたらした。なぜなら、彼らの憶測が専門家の見解と同程度、——あるいはエリン・ブロコビッチの名前が世間の非常に大きな関心を呼んだことを考えればそれ以上にさえ——重視されたからだ。ブロコビッチのヒンクリーでの業績には私も敬意を払うが、私たちは、彼女がいかなる医学的資格も持っていないことを忘れてはいけない。彼女が有名人だという事実だけで、専門知識に基づいてなされた医師の診断や助言より彼女の意見が優先されたのである。また、他のテレビ番組の司会者たちは、集団ヒステリーが専門家にどう理解されているかを解説するより、集団ヒステリーや転換性障害をめぐって陰謀論や根拠のない言説をまき散らした。その結果、発病者の家族は窮地に立たされたのだ。

ル・ロイの少女たちをめぐっては、ありとあらゆる憶測が飛び交った。エル・カルメンの家族たちと同様、キューバの米外交官の場合より手厳しいスポットライトを浴びせられたのだ。彼女たちは、貧しく不安定な家庭の出身者として描かれた。メディアは、ひとり親による養育やル・ロイの失業率の高さを指摘した。身体的な虐待を受けたことをにおわせる、きわどい父子関係の暴露記事を書かれた少女もいた。また、別の少女の母親が何度か脳手術を受けたという記事もあった。ところが実際には、彼女は命に別状のない症状でさほど危険ではない手術を何度か受けただけだったのに、ひどく誇張されて描かれたのだ。どの少女も、ボーイフレンドと喧嘩別れしたり、友人と口論したりしてストレスを受けていると書かれた。数十年前に起こったできごとにもかかわらず、ジェローの工場の移転や町の斜陽化について言及する記事も多かった。このような誹謗中傷に満ちた表現を用いて公的に描かれることで、少女たちやその家族は、自己弁護せざるを得ない立場に追い込まれ、そのため悲惨な生活など送っていないことを強調して転換性障害の診断を拒絶したのだ。つまり転換性障害がストレスを受けていることを意味するのなら、自分たちはストレスなど受けていないのだから、転換性障害ではあり得ないと主張したのである。

集団発生がはじまった当初に関して言えば、ひとりの少女がトゥレット症候群に似た症状を呈し、そこからティーンエイジャーが影響を受けやすい社会的感染によってチックが仲間集団内で広がっていった可能性は高い。しかし、それに続く危機の拡大の責任は間違いなくメディアにある。事実、最終的に少女たちと町が救われたのは、メディアに注目されなくなったからだ。つまるところアメリカの専門家は、コロンビアの専門家に期待できた以上の影響力を行使できた。少女たちの世話をした神経科医は断固とした態度をとり、ありもしないとわかっている代わりの診断を追求するよう促す圧力に屈することがなかった。また、彼らはメディアの介入を非難し、さらには毒物理論を否定して転換性障害という診断を擁護するために最善を尽くした。少女たちとその家族は、マスメディアの報道から一歩下がり、部外者の関与を避けるよう強く勧告された。彼らがその方針に従うや否や、町から症状が消えはじめた。エル・カルメンの住民とは異なり、ル・ロイの住民はこの一件を過去の物語にすることができたのだ。

地域の慣習と〈病気〉

ガイアナの奥地サンド・クリークは、ル・ロイのような北米の産業化された町とは、慣習、生活様式、家族構造などが大きくかけ離れているので、キャサリーン・シーペルが〈病気〉を集団ヒステリーと見立てようとも、現地ではまったく機能しなかった。ル・ロイの少女たちとサンド・クリークの少女たちのあいだには、発病したことを除けば共通点がほとんどない。そのため、同様の還元主義的な手法でサンド・クリークの発病者の苦難を心理的に説明しようとしても、失敗は必至だったのだ。〈病気〉を生んだ要因は、少女たちに先天的に備わっていたのではなく、コミュニティと一体のものだった。

集団ヒステリー、機能障害、転換性障害は文化に結びついた症候群ではあれ、その文化とはもっぱら欧米のものだ。だからガイアナの文化の下では、それらには何の意味もない。おそらくサンド・クリークの〈病気〉は、新たな教育システムの導入が招いた混乱を引き金として、その地域固有の深い宗教的信念や社会的要因から生じたのであろう。集団発生が起こったとき、サンド・クリークの村人たちは、その現象を説明するために自分たちの信念体系に合った物語《ナラティブ》を作り出したのだ。サンド・クリークで暮らしていたコートニーは、村の生活様式を把握しており、そこで得た知識に照らして彼らの話を理解していた。集団ヒステリーという診断は、ワピシャナ族の社会的言語を理解していない人々しか下しようがなかったのだ。

〈病気〉は、地域の慣習についての理解なくして解明することなどできない。ワピシャナ族の親族構造、人間関係、学習、宗教的信念は、欧米のものとは決定的に異なる。ワピシャナ族にとって、家族は近接性によって作り出される。空間や食物を共有することで人々は集まり、親族は誰かと一緒に暮らすことで形成される。コートニーは、同じ家に住み生活をともにするだけでその一家の娘になった。このように、親族の形成には空間的な近接性が密接に組み込まれているため、生物学的家族からの長期にわたる離脱は親族関係を脅かす。欧米文化では自立が重視されるのに対し、ワピシャナ族は社会的関係のプリズムを通して人々を見ている。そこでは己を知り、他者によって知られるのは個人的な関係を通じてなのだ。そのため彼らは、人間関係を維持するために個人間の軋轢を可能な限り回避しようとする。

　また、ワピシャナ族の伝統的なコミュニティにおける男性と女性の補完的な役割は、新たに導入された教育システムによってかき乱された。男女の補完的な役割とは次のようなものだ。女性の生活は子どもの養育、調理、庭の維持、野菜栽培など、おもに村内での活動で占められるのに対し、男性の生活の場は主に村外にあり、男性は遠くまで出掛けて働き、別の町に妻を見つけに行く。

　ワピシャナ族の学習は、欧米社会における構造化された教育による学習とは異なり、教育は身体で学ぶという形態をとる。つまり、病についての感情や考えかたを脳に刻み込み、それを身体で表現するのと同じように、知識も身体で獲得するのだ。ゆえに知識は、感覚を介して得られる。そのような学習形態においては、教育より経験が重要だ。そのことは、親族関係と同じように、学習が近接性や直接的な社会的相互作用に依存することを意味する。コートニーは、サンド・クリークの家庭の台所で実施されている学習形態の本質を理解するようになった。彼女がサンド・クリークのコミュニティの一員になるにあたって、料理は非常に重要な役割を果たした。欧米では、新たなレシピで料理する場合は、明確な指示に従うことが多い。コートニーがホストファミリーのために地元の料理を作るとき、料理の作りかたが正しくないと家族がいちいち指摘した。ただしホストファミリーは、間違いを正確に指摘したり、正しい調理法を教えたりするのではなく、彼女自身の力で間違いを正す方法を発見するよう促した。つまり彼女は、台所での料理を共有することで、村人が学ぶのと同じように学ぶことを期待されたのだ。

ワピシャナ族は、身体を用いた技能を「手の知識」と、宗教的《スピリチュアル》な学習を「目の知識」と、そして学校が提供する知識を「脳の知識」と呼ぶ。知性によって得られる脳の知識は、秩序、時間割、カリキュラム、教育を通して教えられる。よってコミュニティは必要ない。個人の能力を向上させる環境のもとで、生徒一人ひとりが自分の机の前にすわっていればよいのだ。脳の知識はひとりでも獲得できる。ガイアナの先住民ワピシャナ族のあいだでも、他のいかなる国とも同じくらい、現代性や教育があらゆる側面で重視されている。中学校への入学を容易にすることを目指す政府の方針、ならびにそれに対する先住民のコミュニティの熱狂は、その状況の表れと見ることができる。保護者たちは、誰の子どもも平等な学校教育を受けられるので喜んだ。たしかにそのことは前進だった。しかし同時に、それによってふたつの生活様式のあいだで引き裂かれ、伝統的な生活様式が失われていった。〈病気〉がはじまったときには、最初に医師とアメリカの臨床心理士が一名ずつ呼ばれている。しかし先住民の生活様式、信念、宗教は、西洋の医学や心理学では配慮されていない。だから当然のことのように、医師も臨床心理士も治療に失敗したのだ。少女たちの健康の回復をもたらした唯一の要因は、学校とそれが提供する正規教育を捨てて家に戻り、親族と一緒に暮らすことだった。

寄宿学校を設置し、公教育を充実させようという政府の方針自体は称賛されてしかるべきだ。実際にその方針は全面的に歓迎されたが、予見できなかった社会的問題も生んだ。親族関係が空間的な近接性に非常に強く依存するコミュニティでは、少女たちの長期にわたる家族からの離別は、独立した生活を送ることを子どもに期待し奨励する英米のような個人主義社会に比べて、はるかに巨大な影響を及ぼしたのだ。少年に比べ少女はその影響を強く受けた。なぜなら、ワピシャナ族の女性の役割は家庭に求められるからだ。男性はつねに、家を出て外部のコミュニティと接するが、女性はたいていそうではない。さらに言えば、少女たちが学校で受けている教育は、必ずしも彼女たちのニーズを反映するものではない。むしろ女性の親族から切り離され、従来は身体で学んできた技能を習得する機会を失ったのだ。彼女たちの多くは学校を卒業すれば村に戻ってくる。ところが伝統的なレシピも知らなければ、庭の手入れのしかたも動物の飼いかたも知らない。大学や専門学校に進学する少女はごく少数しかいない。要するに、脳の知識はあまり役に立たないのである。

少女たちは、新たな生活様式と旧来の生活様式のあいだで引き裂かれていた。そして新たな生活様式は、プラス面と同程度にマイナス面をもたらした。サンド・クリークの病気は、地域の社会構造や宗教的信念を核とするとても複雑に脳と身体に刻み込まれた物語《ナラティブ》から発生した。つまり女性親族との関係を断たれた少女たちは、脳の神経ネットワーク内に予測としてコード化されている病のストーリーを自ら実演していた。それは地域の信念体系によって受け入れられる医学的障害であり、ひとつの問題を解決してくれた。家を離れることが原因なら、治癒は家に帰ることで得られる。少女たちは、年長の女性親族とのなくてはならない空間的近接性を失ったのであり、だからコートニーの考えでは、彼女たちを村に帰した霊が老婆の姿をとったのは偶然ではなかったのだ。

魔女はいない

残念ながら、私はサンド・クリークを訪れたことがない。しかし集団発生が終息してからかなり経った二〇一九年、ル・ロイで美しい秋の週末を過ごした。実際に訪れてようやく、メディアによる描写が少女たちや町に及ぼした悪影響を実感できた。

私は、キャッツキル山地の古風な町々や、アディロンダック山地の黄金色に紅葉した森を抜ける風光明媚な経路を通ってル・ロイにたどりついた。両山地の秋の絶景を目にしたあとではル・ロイの町に失望するかもしれないと心配していたが、取り越し苦労だった。ル・ロイに関する記事や資料をさんざん読んでいたこともあって、そこは板を打ち付けられた家々が並ぶ死にかけた町に違いないという思い込みもあった。たしかにそのような家も何軒か見受けられた。かつてル・ロイ国立銀行だった堂々たる建物は、とうの昔に閉鎖されていた。アーチ型の高窓には、企業向けの入居者募集の広告が貼られていた。いくつかの質素な店は、ル・ロイが衰退した町だということを示唆していた。しかしその印象は、雄大な大通りと、緑色や黄金色をした堂々たる木々のあいだに点在する連邦型建築〔古代ギリシア、ローマ風のアメリカ建築〕の壮大な屋敷によって完全に打ち消された。町を二分する川も、思ったより大きかった。たしかにその川は小川の部類に入るものだが、幅は広く、流れは速く、整備された土手のひとつには自由の女神のミニチュアが設置されていた。この川は、私が読んだ記事のいくつかにも登場した。夏になると子どもたちがそこで泳ぐそうだ。この川の汚染された水は、謎の病の数ある原因のひとつだった。

自然の美しさは別として、町の豊かな歴史にも見るべきものがある。小川に隣接してウッドワード・メモリアル図書館があり、柱廊のある壮大な建物が樹齢一〇〇年のカバの木に囲まれて立っている。その前に看板があり、そこには「インガム大学キャンパス　最初の女子大学」と書かれていた。どうやらル・ロイは、ニューヨーク州で最初に女子大学が設立された場所らしい。少なくともかつてのル・ロイは、フェミニストの町だったようだ。

鉄道駅を改装したレストランの市松模様のテーブルクロスで覆われた座席で、チキンポットパイを食べていると、町の温かい雰囲気が感じられた。集団発生にまつわるニュース報道を振り返ると、ル・ロイの歴史と発病した少女たちの日々の暗い側面は、町と住民の明るい側面を薄めるために、陰鬱で煽情的な物語《ナラティブ》に合わせて都合よく取り上げられたのだと思えてきた。

ル・ロイの少女たちは、少なくとも普通の人々と比べて、激しいストレスを受けているわけでも、ひどく落ち込んでいるわけでもないと主張した。しかし自分の生活に関する彼女たちの意見を受け入れることは、世間やメディアが抱いている見かたにそぐわなかった。そのことは、機能障害がある多くの人々の経験にも当てはまる。彼らは、ストレスが主な原因ではないと主張せざるを得なくなるのだ。ル・ロイの少女たちが自分の症状の原因を否定していると言い張る人々は、実際には責任をあらぬ方向に求めているのだと私は指摘したい。ル・ロイの集団発生には、個人の心理よりもその問題に対する社会の反応、つまり少女たちを非難している人々自身が大きく関与している。

　間違いなく、ル・ロイで起こったできごとには学ぶべき点がある。にもかかわらず、もっともそこから学ばなければならない人々が、すでにこのできごとを忘れ去り、振り返ろうともしていないのではないだろうか。機能障害やそれに関連する障害の現実性を疑う人々は、ほぼ間違いなくその診断を受け入れようとはしない。調査を開始してから六か月が経ったころ、ブロコビッチのチームは町の在郷軍人会で、自分たちの発見を報告するために会合を開いている。鉄道事故の現場がうまく管理されておらず、化学物質の流出があったという点で同意は得られたものの、実際にそれが町の脅威になったことを裏づける証拠はなかった。毒物を含む噴煙が町の上空に立ち上ったこともなかった。ブロコビッチ自身は健康上の理由でこの会合には出席していなかった。つまり彼女は、自分が引き起こしたパニックを自分で尻ぬぐいしなかったのだ。その役割を託されたチームのメンバーは、川と地下水系は鉄道事故の現場から、学校がある方角とは逆の方向に流れていると述べた。この発表には次のような疑問を感じざるを得ない。ブロコビッチとピンスキーが派手な報告をする前に誰かが町の地図を注意深く眺めていれば、そもそも彼らの陰謀論は最初から否定され、少女たちの苦痛はそれほどひどくならなかったのでは？　医師の診断は性急で都合がよすぎるとして否定された。だが、ブロコビッチとピンスキーは、自分たちの性急な興奮が何を引き起こしたかを自覚しているのか、私は是非知りたいものだ。ブロコビッチは二度と現場を訪ねていないし、間違いも認めていない。それどころか、彼女はそれとほぼ逆のことをしている。何も証拠が出てこなかったのに、彼女は引き下がらず、調査を継続すると宣言して圧力をかけたのだ。ただし、結局再調査はしていないが。

　ル・ロイの集団発生がメディアで一斉に報じられたときには非常に派手だったのに対し、毒物流出論の退潮は目立たなかった。陰謀も、隠蔽も、実際に暴露されることはなかった。なかったことが新聞の見出しに躍ることなどない。見出しで読者の関心を引こうとするジャーナリズムの手法は、この手の訂正を求められないということを意味する。真実があきらかになったころには、人々の関心はたいてい次の大きなストーリーに移っているものだ。喧騒が収まりさまざまな調査が済んだあと、転換性障害はル・ロイで起こったできごとのもっとも妥当な説明として残り、それに代わる説明はとても現実的とは言えなかった。最初のニュース記事を読んだ世界中の人々のほとんどは、ル・ロイのストーリーがいかに終息したかを知らないだろう。その理由とは、単にストーリーにニュースとしての価値がなくなってしまったからだ。

　私はル・ロイを訪問した折に、そのストーリーを追い、少女たちの家族やメディアの記者たちも参加する会合に何度も出席していた地元のジャーナリスト、ハワード・オーウェンスと会った。転換性障害の診断が最初に取り沙汰されたとき、それまでその言葉を聞いたことがなかった彼はすぐにインターネットで検索してみたらしい。彼は次のように言う。「私は会合に参加していました。その言葉が持ち出されたときにすぐスマートフォンで調べてみたのですが、なんともナンセンスな言葉でした。その言葉に何らかの意味があるとは思えませんでしたよ」。メディアの大部分はその見解に同意していたらしい。だから転換性障害の診断は、棄却されたものかのように報道されたのだ。医療関係者はもっと努力する必要がある。われわれ医師がこの障害を正しく理解できないのなら、ましてや医学的知識に乏しい一般人に理解できるとはとても思えない。

ハワードは、ブロコビッチのチームといくつかの国際的な報道チームが、学校のグラウンドで学校の監督者キム・コックスと激論を交わしたときに、そこに居合わせていた。私は、町のコミュニティと親しい地元のジャーナリストとして事件の一部始終を見届けていた彼に、その影響についてどう思うか尋ねてみた。

「いま知っていることを当時も知っていれば、もっと別のことができたでしょう」というのがハワードの答えだ。

彼が転換性障害という診断を信用しなかったのは、ほとんどの人々と同様、それについてよく知らず、その言葉自体、医学的診断のようには響かなかったからだ。また、彼は、鉄道事故の現場に遺棄されていた樽を目撃しており、その樽は、真剣に環境毒について懸念すべきことを示す恰好の証拠のように映った。そんなものを庭先に放置しておこうとする人は誰もいないだろう。だがル・ロイの事件が進展するにつれ、毒物説は次第に説得力を失っていく。そしてハワードには、転換性障害について知れば知るほど、それが妥当な診断に思えるようになっていった。ル・ロイの現場を何度も訪れて究極の答えを知り、そこから学んだジャーナリストは、彼のほかにはほとんどいない。

　私は、ル・ロイのできごとが本来どうあるべきだったかについて強い直観を抱いており、ハワードに次のように打ち明けた。「エリン・ブロコビッチは、実際に現場を訪問するまでテレビであれこれ話すべきではなかったですよね。部分的なものであっても、先に調査をすべきでした」

　追跡調査のためにル・ロイを再訪した報道チームは、私の知る限りひとつしかない。それは日本のチームで、真実をあきらかにし、視聴者のために誤解を解くという仕事を誇りに思っていた。ピンスキーも最終的に、転換性障害という診断を支持する側に回った。ただしあまり熱心ではなく、決定的なことは今後も決してわからないだろうと述べてはいたが。メディアによる注目は町の利益になったのか、それとも害になったのかと尋ねられたとき、彼はある程度害になったことを認めたものの、メディアがなければ重要な介入——とりわけエリン・ブロコビッチの介入——の機会を町が失うことになっただろうと指摘することを忘れなかった。

　欧米流の医学的分類に従えば、クラスノゴルスキーの眠り病、エル・カルメンの発作、ル・ロイのチック、キューバのハバナ症候群、サンド・クリークの病気はすべて、多かれ少なかれ、集団ヒステリーという同じ医学的問題に帰せられる。そして社会、環境、身体、心理の各要因が複雑に絡み合った網の目によって、それぞれの症例に独自の症状の軌跡が生み出された。ところがこの網の目は、多くの人々によって伝染性のパニック、恐れ、不安、心理的な脆弱性などの要素に還元されてしまい、そのようなものとして診断が否定されているのだ。おのおのの集団発生に独自性を付与している特徴は、その種の分類のせいで失われる。さまざまな集団発生における最大の差異は、発病者ではなく、彼らが生活している社会にある。したがって集団心因性疾患の原因を理解し、その解決策を講じるにあたっては、社会間の相違を見極めることが鍵になるのだ。

　集団ヒステリーは、私たちが心身症や機能障害について考えたり論じたりする際の間違ったありかたを集めて拡大したような概念だと言えよう。その診断は、当然のことのように男性には適用されず、若い女性の戯画として使われる。それらの障害がいかに発症するのかについて理解を向上させるためには大きな努力を要するが、第一歩としてそれほど困難ではない方策をとることができる。集団発生が起こり、少女が気絶するたびに、何世紀も前の魔女裁判やフロイト流のヒステリーの解釈を呼び起こすような真似をいまこそ止めるべきだ。

8 正常な行動

正常――標準や一般的な種類への順応

　韓国では、鬱火病《うっかびょう》〔火病《ひびょう》とも〕と呼ばれる病が知られている。この病は文化依存症候群、あるいは国民病のひとつとして分類されている。主症状は身体全体の熱く燃えるような感覚で、胸の痛み、息切れなどの他のさまざまな身体的異常がともなわれる。西洋医学においては、この病の典型的な症状がある人は、心配する必要などないと言われるかもしれないが、逆に一連の血液検査を受けさせられる可能性も高い。神経の統合性を検査する神経伝導速度検査を勧められるかもしれない。というのも、末梢《まっしょう》神経障害は皮膚に燃えるような感覚を引き起こす場合があるからだ。あるいは胸の痛みがひどい場合、心臓の検査を勧められるだろうが、当初から心身相関性の病と判断されれば、患者は精神科医を紹介されるだろう。

　韓国人にとって、鬱火病には欧米の医師には理解しがたい文化的な意味がある。とりわけ中年女性がその影響を受けやすく、夫婦間の葛藤や不貞によって引き起こされるストレスに結びつけられている。グリシシクニスと同様、鬱火病は苦痛の言語であり、その言語を話すコミュニティで理解されている。鬱火病の諸症状は、特定のタイプの心理的苦痛を表す隠喩《メタファー》なのであって、文字通りとらえられるべきではない。要するに鬱火病は、韓国の文化のもとで受け入れられている、支援を求めるための一手段なのだ。

精神疾患を分類する精神科医のバイブル『精神疾患の診断・統計マニュアル　第5版（DSM－5）』は、文化依存症候群として英語を母語としないコミュニティで発生したもののみを特定している（susto〔北米とラテン系民族の一部で見られる、苦痛や不運に対する文化的解釈〕、shenjing shuairuo〔西洋式診断と伝統的中国医術の概念を統合した神経衰弱症〕、khyâl cap〔カンボジアで見られる不安や自律神経系の症状〕、nervios〔北米とラテンアメリカのラテン系民族における苦痛を示す言葉〕、dhat〔ダート症候群。南アジアの若い男性に見られる苦痛の文化的解釈〕）。また、苦痛の文化的概念は、文化的な集団が、苦痛、行動問題、有害な思考や情動を経験し、理解し、伝達するための手段として定義されている。DSM－5には、英語を母語とする産業化された欧米のコミュニティで生じた、文化的に限定された障害が取り上げられていないということは、欧米にはそのような病が存在しないことを意味するのだろうか？　欧米人は苦痛に対して非常にオープンなので、メタファーなど不要だということなのか？

だが、独自の医学的問題を抱える欧米の文化もある。たとえばフランスには、他の国ではあまり見られない *les jambes lourdes*（重い足を意味する）と呼ばれる疾患がある。関連する医学論文は、ほぼすべてフランス語で書かれている。この疾患は、静脈還流不全で足に体液がたまり、足の重さや腫れが生じることで引き起こされると考えられている。フランスの薬局に行って足が重いと訴えれば、*les jambes lourdes* の症状を緩和すると銘打たれた製品が並ぶ棚に案内されるはずだ。この疾患用のさまざまなクリームやジェルを販売している、あるウェブサイトには、三人に一人の女性がかかると書かれている。ところがイギリスでは、「重い足」は疾病分類として存在しない。

それでも *les jambes lourdes* は、フランスでは国民病や文化依存症候群とは見なされていない。なぜならその種の用語は、自分が属する文化的コミュニティの外部にいる人々にレッテルを貼るために使われることが多いからだ。自分が属する社会の内部にいながらにして、その社会独自の用語を客観的に理解したり、それについてオープンに語り合ったりすることは非常にむずかしい。というのも、その種の用語は生物学的な意味を含んでいることが多く、生物学的に語らないとそこには何か別の意図があるからではないかと疑われるリスクがともなうからである。私は、西洋医学の伝統に基づいて教育を受けた、現在はロンドンで暮らすアイルランド出身の医師だ。それらの条件は、健康や病に関する私自身の信念に影響を及ぼしている主たる文化的要因であり、私は病について語る際にはまさにその文化的言語を使うよう教え込まれている。多くの欧米の医師と同様、私は感情や行動を医療化してとらえている。患者は、自分が経験している苦痛を医学的に説明してもらうために私の診療室に来る。しかしじつのところ私は、いかに教えられたことを忠実に守っていたとしても、あるいはいくら患者に歓迎されたとしても、自分が間違ったことや、有害になることをしてしまうのではないかと、いつも心配になる。

シエナの場合

シエナは、セカンド・オピニオンを求めて私の診療室にたどりついた。彼女はまだ二〇歳にすぎなかったが、すでに数々の医学的診断を受けていた。患者紹介状によると、彼女には関節の問題、頭痛、記憶障害、低血圧、失神癖、睡眠障害など、さまざまな症状があった。とはいえ、それらの症状のために私の診療室に来たのではなく、欠神《けっしん》発作〔意識が曇り、動作を止め、呼びかけに応答しなくなること。以後失神と訳す〕を起こすことがあり、自分ではてんかんに苦しんでいると確信していたからだ。医師にはてんかんではないと言われたものの、彼女も家族もその言葉を信じていなかった。

彼女の母親は、「シエナがどのような子なのか、まず理解してもらう必要があります」と私に会うなりいきなり言ってきた。そしてさらに、「彼女には才能があります。学業の成績はとても優秀なのですが、このちょっとした小発作が彼女の人生を台無しにしているのです。この点をなんとかしたいのです」と言った。

「小発作（petit mal）」とは、幼い子どもによく見られる特定の種類のてんかん性発作を指してかつて使われていた医学用語で、現在では使われていない。医師としての私の欠陥のひとつは、患者やその家族が専門用語を使って症状を説明するといらいらしてくることだ。それより普通の言葉で語ってほしい。私がその旨シエナに言い、母親の驚いた表情を目のあたりにしたとき、幸先の悪いスタートを切ったという思いが私の心をよぎった。

私は、母親ではなくシエナ本人に向かって次のように語りかけた。「自分が苦しんでいることを私に説得する必要はありません。苦しんでいなければ、あなたがここに来ることはないでしょうから。あなたにしてほしいのは、発病したときからいまに至るまでに生じた症状について説明することです。ただし医学の専門用語は使わないでください。混乱するので」

「でも、いつもそうやって説明してきたんですよ！」とあきらかに立腹した様子でシエナは答えた。彼女の両側にはそれぞれ父親と母親がすわっており、三人とも私の言葉にほとんど動かされなかったかのような表情をしていた。

シエナの父親は厳格な表情を浮かべて、「詳細は紹介状を読めばわかるはずです。私たちはこれまでもらった医師の紹介状をすべて渡しました」と言った。

「紹介状は助かります。ありがとうございました。でもセカンド・オピニオンを求めているのなら、他の医師と相談したことは脇に置いてほしいのです。一連の起こったことの初めに遡って、症状がどう感じられたかについてはシエナ自身の言葉で聞きたいのです」

ある研究によれば、解離性の発作では、患者は発作の結果やそれが起こった場所について語りたがり、自分がした経験の主観的側面をあまり詳細に語ろうとしないらしい。その一方、てんかん患者は発作の症状に対してうまく焦点を絞ることができる。私の経験に基づいて言えば、そのことは多くの機能障害に当てはまる。機能障害のある人と話をしていると、あたかも治療よりも自分の苦痛の承認を望んでいるかのように思えてくることがある。診断はまさにその役割を果たすが、下された診断は十分に妥当なものでなければならない。てんかんは病に対するシエナの苦しみを説明するに十分なほど重い病気だが、前任の医師はてんかんではないと主張していた。

「紹介状を読むだけではだめなのですか？」とシエナが訊いてきた。

「読みました。でも、あなた自身の言葉で症状について語ってほしいのです。さもないと、あなたがそもそも納得できなかった前の医師のやりかたを、ただなぞるだけになってしまいます」

私がそのように言うと、シエナは渋々と、最初に発作が起こった一年前のできごとから話しはじめた。彼女は思い出すのに苦労していたが、私は徐々に、彼女の病の経緯をつかんでいった。最初の問題は、大学で講義についていけないことに気づいたときに生じた。また、細かい会話を続けることに困難を覚えるようになった。それらのできごとを語るあいだ、彼女は医師に相手にされなかったことや、友人たちに見捨てられたことなどを交えながら話した。私は忍耐強く彼女の話を聞こうと努力した。話が脱線したときには、話を元に戻すよう促した。それでも、彼女も私もフラストレーションを覚えていたことに間違いはない。やがて私は、勉強が遅れはじめたときになって初めて、自分に何らかの問題があることに気づいたということを理解した。しかしその後の話で、彼女はその原因を、失神を起こすことで集中力を欠くようになったからだととらえていた。やがて彼女は、てんかんが失神を引き起こしていると確信しはじめる。失神は、最初は稀にしか起こらなかったが、次第に頻度を増し、やがて一日に複数回起こるようになった。しかも大学で講義を受けているときにもっとも頻繁に起こった。友人たちと話をしているときなら聞き返せるが、講義中だと講師に話を中断させたり、ゆっくり話すよう求めたりはできないので、ついていけないと感じはじめた。その問題は講義を録音することで部分的には解決できたが、ゼミの時間は非常に困難だった。交わされている議論の多くを聞き逃してしまうため、すでに検討済みの話題を蒸し返すのを恐れて、質問できなかったのだ。やがてこのような困難は、彼女の生活のあらゆる面で生じるようになっていく。たとえば友人や家族と話していると、自分はまだ聞いていないはずのことを、すでに話したと彼らに言われることがあった。

「何かを聞き逃したことに気づいたとき、どんな感じだったのですか？」その感覚を示す言葉をシエナが見つけられるまで、私は言いかたを変えつつ同じ質問を何回か繰り返す必要があった。

「スイッチがオフになったような感じです」と、ようやく彼女は答えた。

「完全に意識を失うのですか？　それとも少しは意識があるのでしょうか？　いまにも起こりそうだという感覚を覚えることはありますか？」

「夢のなかに閉じ込められているような感じ、といったところでしょうか。あるいはボーッとしていたと言うべきか、一杯飲んでほろ酔いになったような感じです」

時間をかければ、彼女はその感覚についてかなり雄弁に語れるようだった。

「いまでも特定の状況のもとで起こりやすいのですか？」と、私は訊いてみた。

「講師が早口でしゃべったり、教室内がうるさかったりするときです。私は音にとても敏感になることがあります。やかましい室内では何もできなくなるのです。たぶん、私の脳が一度にひとつの情報しか処理できなくなるのでしょう」

　すると母親が「その状態に入ったかどうかは、彼女を見ればわかります。表情ががらっと変わるんです。普段は聡明な子が、虚空を見つめるような表情に」とつけ加えた。

「その状態から目を覚まさせることはできますか？」

「できるときもあります。刺激すると、驚いたかのように目を覚ますことがありますね」

　話が進展するにつれ、会話はそれほど不快ではなくなっていった。最初こそ私の質問のやりかたに不満そうな態度を示していたものの、話が深まるにつれ、家族は皆打ち解けてきたように思えた。私はシエナが抱えている他の健康問題について尋ねてみた。若い女性が、それぞれ関連のない複数の疾患を同時に抱え込むとはなかなか考えにくい。彼らの話によれば、彼女は一〇代前半のころ、ひざの痛みを覚えて何人かの医師に診てもらい、結局関節の過可動性が原因だと診断されたことがあった。そのあとでめまいを頻繁に起こすようになり、低血圧がわかった。それからさまざまな検査を受け、体位性頻脈症候群（ＰＯＴＳ）の診断を受けている。この医学的障害は、寝た姿勢から上体を起こしたり立ち上がったりすると心拍の上昇が引き起こされるという症状で表れ、他のおもな症状としては、めまい、失神、疲労がある。彼女には、過敏性腸症候群もあった。さらには睡眠障害を治療するためにホメオパシー療法を受けていた。彼女によれば、一晩に二、三回は目を覚まし、朝まで熟睡したことはないらしい。あれやこれやで過去五年間、彼女はさまざまな医師の診察を受けていた。

私は、シエナがこれまで受けてきた数々の診断に合わせて、日常生活でさまざまな妥協をしていることに気づかされた。たとえば彼女は、関節の過可動性のためにスポーツをあきらめ、過敏性腸症候群の症状を緩和するためにきわめて制限された食事をとっていた。親は、安眠できるよう彼女の寝室に遮光カーテンと防音装置を導入した。また、シエナは気分が悪くなった場合を想定して、ひとりでは外出しないようにしていた。だから外では、つねに友人か家族の誰かが彼女と一緒にいた。学校は、騒音に敏感な彼女に、監督官以外の全員から離れて試験が受けられるよう配慮してくれることもあった。シエナが自らの生活について語るのを聞いた私は、彼女が正規の教育を終え、親元を離れて、いまのようなフルサポートのない世間に出たとき、ひとりでやっていけるのか心配せざるを得なかった。

シエナの母親は、「てんかんについてさんざん読んできました。だから小発作がどんな白昼夢を引き起こすかも知っています」と言い、さらに「私の同僚のある女性には、てんかんの息子がいます。その彼女が、シエナがてんかん発作を起こすところを見て、自分の息子にも同じようなことが起こると言っていました」と強調した。

質問を終えた私は、よく理解していないと思うことがあれば教えてほしいと言った。

「私たちは、一貫した説明と治療を受けたいだけです」とシエナの父親がつけ加えた。「シエナはもうすぐ大学二年生になります。彼女はトップの成績を収められるほど優秀だと指導教官は言いますが、こんなことが続けばトップは無理でしょう」

「てんかんに間違いないです」とシエナは強調した。「前のお医者さんはてんかんではないと言いました。でも、彼は十分に診察していないと思います。ほとんど何の検査もしていませんから」

シエナの話から判断すれば、私にも彼女がてんかんだとは思えなかった。じつのところ、「騒音に満ちた部屋では集中できない」「講義で話についていけなくなったときにパニックになった」「同じページを三度読まなければ内容を理解できないことがある」などと彼女が語るのを聞いて、その程度のことなら自分にも何度もあると私は思ったのだが、口には出さなかった。シエナの経験を私の経験と比べることで正常と判断しても不当だと思われるのは必定だからだ。安心を求めたがる患者もいるが、シエナはそうではない。

私が一連の検査を提案すると、三人は満足そうに互いを見合っていた。というのも、それこそ彼らが最初から望んでいたことだったからだ。とはいえ私は、「ただし、てんかんの可能性はきわめて低いということを知っておいてください。話してくれた症状は、てんかん患者にはあまり見られません」と言い添えた。

すると母親は次のように言った。「それこそ、ＰＯＴＳの検査をするよう求めたときに前任の医師が言ったことです。シエナはどこも悪くはない、ずっとめまいがあっても問題はない。そう言ったんですよ。ＰＯＴＳの最初の検査の結果は正常でした。だから自腹で二度目の検査を受けたのです。それでＰＯＴＳだとわかりました。過去数年間で私たちが学んだことがあるとすれば、医師はいつも間違えるということです」

「もちろん、私が間違っている可能性はあります」と私は彼女の意見に同意した。てんかんの可能性を除外すべきか否かはかなり容易に判断できることを、私は知っている。それゆえ最初の面談で、何が何でも見解を一致させる必要はなかった。てんかんによる失神は、脳波異常としてはっきりと表れる。だから私は、検査の結果で判断することにしたのだ。

次にシエナに会ったのは、ビデオ監視を受けるために彼女が入院しているときだった。まるまる一週間にわたって脳の活動を測定するために、ＥＥＧ（脳波検査）やＥＣＧ（心拍数を測定するための心電図）が装着されていた。筋緊張や、パルスオキシメーターで血中酸素濃度も測定された。定期的に血圧の検査も受けた。シエナは、ふたつのビデオカメラで異なる角度から常時監視されていた。看護師たちは、彼女からのナースコールや監視員からの通報に備えて、すぐに病室に駆け込めるよう待機していた。看護師の仕事のひとつに、シエナが失神したときに、彼女の気づきのレベルや反応能力を測定するために一連の質問をするというものがあった。それらの準備を整えたあと、私たちはただ待った。シエナには、自分がどう感じているかについて日記をつけてもらった。一連の検査は最終的な診断を決定するためのものだったので、私はありとあらゆる基本事項を遵守した。週末になると、私は得られた情報を照合し、検査によって得られた記録と、諸症状の経験に関して彼女自身が綴った日記の内容をつき合わせてみた。

まだ週の半ばころ、看護師から、シエナが病棟の規則を守ろうとしないという報告が入った。彼女は睡眠が妨げられることに苦々しく不平を言い、朝早すぎるからと朝食をとろうとしなかった。また、臨床心理士が詳細な記憶検査をするために午前九時に彼女を呼び出そうとすると、彼女は、自分には睡眠障害があり朝型ではないから午後にしてほしいと言って拒絶した。

ビデオとＥＥＧ記録のすべてを精査する役割を担ったＥＥＧ技師が、「これ、見てください」と言いながら記録の特定の部分を指した。ビデオには、母親がベッドに横たわるシエナに、乳児に対してするようにパンを一切れずつちぎって与えている、朝食の様子が映っていた。

「なんでこんなことを？」と私は尋ねた。

「午前中は血圧が異常に低くめまいがするため、午後になるまで起き上がれないようです」

「診療室で会ったとき、シエナはＰＯＴＳの診断については語ってくれましたが、それほどひどいめまいがするとは言ってなかったのに」と私はコメントした。

「家ではそれほどひどくないようです。ここは室温が高すぎるのが問題らしいです」

私はシエナが起こしている行動の理由を探る前に、できり限り多くの情報を集めることにした。週末までには、私たちは覚醒時と睡眠時の脳活動の記録を一五〇時間分以上集められた。彼女が自分の症状について綴った日記もかなりの量になっていた。シエナは、読書中やテレビを観ているあいだや訪問客と話しているあいだに失神したことを、繰り返し報告していた。それが起こると、彼女は数秒間分の会話の流れを覚えていなかった。看護師がチェックしに来たときに、彼女はそれが誰かわからず、一分くらい質問にまったく答えられないことがあった。彼女が書いた日記を読んでみたところ、そこには「ボーッとしている」「頭が真っ白になった」「何も考えられない」「変な気分がする」などとあり、そのような状態が一日に数十回起こるようだった。

ビデオとEEGの記録のうちで、シエナが気分の悪さを報告した時刻に該当する部位を調べてみると、無反応のときでさえ、とりわけ脳波を含めたすべての生理学的検査の記録が正常な覚醒パターンを示していることがわかった。シエナの母親は、娘が失神していると確信して何度かナースコールを押している。ビデオでそれに該当する部分を確認してみると、問題はまったくないように見え、母親がいったい何を目撃したのかがよくわからなかった。

EEG技師は、睡眠分析の結果について「睡眠ポリグラフ検査は正常です」と私に報告してくれた。シエナは睡眠障害について私に何も尋ねなかったが、睡眠を検査する機材が揃っているにもかかわらず、その状態を無視するわけにはいかなかったのだ。だが、睡眠に関しても異常はなかった。彼女自身の報告のとおりシエナは夜中に何度か目覚めているが、その際の覚醒時間はつねに短かった。概して言えば、通常の睡眠の過程をたどり、平均的な睡眠時間を確保できていたのだ。また、午後になるまでは起き上がるのがつらいと聞いていたので、血圧と心拍数を確認してみたところ、血圧は、正常値としては最低の範囲に入っていたものの、正常である点に変わりはなかった。

シエナの家族には、金曜日の午前中の面談で結果を報告すると伝えた。その日、私が午前一〇時に病棟を巡回した際、シエナは面談のためにベッドから起き上がるのをいやがっていた。そばには母親がすわっており、ふたりは手を握り合っていた。父親は腕を組み壁にもたれかかりながら、黙って冷ややかに立っていた。

私は、起き上がって話すことすら怖がるほどのめまいに言及しながら、「それは頻繁に起こるのですか？」と尋ねてみた。

「いつもはこれほどひどくありません。この部屋は暑すぎます。窓が開かないのです」とシエナは微笑みながら答えた。

彼女の指摘はごもっともだった。たいていの病室と同様、暖房は異常に暖かい冬の日のためには調節されておらず、四階の病室の窓は開かなかった。

「たしかにこの部屋は空気が悪いですね」

「めまいがする理由はわかっているので、気にしていません。ＰＯＴＳだからです」とシエナは気軽に言った。「でも検査の結果はどうでしたか？　今週はひどい発作が起こりました。それについて看護師から聞いていますか？」

私は「聞きました。もちろんあなたが書いた日記も読みました」と答えてから、検査の結果について説明しはじめた。私は、彼女がボーッとしたり、意識を失ったりしたと報告した時刻の脳波や他の記録に何か異常が認められないかを確認していた。いかなるタイプの意識の喪失であれ、どんな原因で起こったにせよ、少なくとも脳波パターンの変化が必ずともなうはずだ。ところが、シエナがどれほどひどい気分の悪さを感じていても、また、周囲にまったく気づいていないときでさえ、彼女の脳波は正常な覚醒パターンを示していた。じつのところ、私が測定した変動要素《パラメーター》はすべて正常だった。

それを聞いたシエナは、まったく信じられないという表情で次のように言った。「そんなはずはありません。私にはてんかんがあります。それは確かです。記憶検査をしたときの私の様子を見ましたか？　臨床心理士が語った簡単なストーリーを、私はまったく思い出せなかったのです」

臨床心理士の話では、シエナが記憶検査で悪戦苦闘したのは確かだが、強い不安を抱いているせいで集中力が損なわれたのが理由として考えられるとのことだった。彼女は、情報を維持するより取り込むことに難儀していた。端的に言えば、記憶検査でよい成績をあげるにはあまりにも混乱していたということだ。

通常の検査ではてんかんは認められなかったと、私はシエナに説明した。

すると彼女の母親は、「てんかんではないのかもしれませんが、それとは別の病気にかかっているに違いありません」と言った。

「別の何かが問題なのはあきらかです。それが何であれ問題なことに間違いはありませんが、検査の結果が正常だったことは、彼女の失神が不可逆な脳障害なのではなく、解離と呼ばれる心理的なプロセスに起因することを示しています。われわれ医師は、それを解離性発作と呼んでいます」

私は、生活上の問題で強いストレスを受けているときや、それに気を取られているときなどに誰でも経験しうる現象として解離を説明した。そんなときには、他のことで頭がいっぱいになってパートナーの話にまったく耳を傾けなくなる。あるいは、もの忘れがひどくなり、ストレスのせいでめまいがし、単純な指示にさえ従えなくなるほど注意力が失われる。解離のような通常の心理的なプロセスは日常生活で重要な役割を果たしており、ストレスに押しつぶされないようにしてくれたり、人によっては苦痛をともなう思考から守ってくれたりすると、私は説明した。とはいえ解離は、他のどんな身体的機能とも同じで、機能不全に陥って正常な働きをしなくなり、障害と化してしまうこともある。

シエナは「どうなんでしょう」と言って、母親によくわからないと言いたそうな目を向けた。

面談で私が恐れているのは、患者の予想する疾患を却下して、心理的なメカニズムに置き換えようとする、まさにこのような瞬間だ。たいていの人は、それを無根拠な置き換えと見なす。

「それは治療可能です。いまは苦痛でしょうが、それを克服する手段はあります」と、私は念を押した。

すると意外な方角から援軍が現れた。一歩下がって黙って立ち続けていたシエナの父親が、突然次のように言ったのだ。「その見立ては正しいと思います。私にも同じような経験がありますが、シエナはかつて、頭がいっぱいで新しい情報を取り込めないと私にこぼしていました」

「そうです。そう感じることがあります」とシエナは答えた。

「治療がほんとうに可能なら、私たちは、医師の言うことを試してみるべきだと思います」

この会話をしているあいだじゅう、シエナはベッドに横たわったままだったので、私は自分が彼女の脇にそびえ立っているような気がしてきた。解離の診断を父親が支持してくれたおかげで私は勇気づけられ、彼女の抱える他の医学的問題——そのうちのいくつかは検査でその存在が反証されている——についても持ち出すべきかどうか迷った。シエナはてんかんの可能性についてのみ話すつもりでいたが、失神が解離の反映だということを認めるのなら、もしかすると彼女は、他の医学的問題の少なくともいくつかに関しては、原因は同様だと認めるかもしれなかった。めまいは、解離のよくある症状のひとつだ。また、睡眠の質の悪さに関する彼女の訴えは、検査によって客観的に反証されていた。

「睡眠の量に関する思い込みは、必ずしも正確ではありません。シエナの場合も、彼女自身が考えている以上に十分に睡眠がとれているのかもしれません」

「そうだとしても、私は睡眠不足の治療を求めているわけではありません」とシエナは興味なさそうに言った。

「たしかにそうですが、睡眠障害ではないと認識することも有益です。あなたはここにいるあいだの七日間、つねに質のよい睡眠がとれていました」

「それはよいことなのでしょうね」と、シエナは関心がまったく湧かないといった表情を浮かべながら答えた。

すると母親が「心配しているのは発作です」と娘を擁護しながら、口をはさんだ。

父親の援護というチャンスをどこまで利用すればよいのか決めかねていた私は、それでもシエナがほんとうに午前中いっぱい、ベッドに横たわったまま過ごすしかないのかを見極めたかった。彼女はそれをＰＯＴＳによる低血圧のせいにしているが、それが正しいか否かは簡単に確かめられた。ＰＯＴＳ患者がすわったり立ったりできない理由は、まっすぐな姿勢では身体が血圧を保てないからだ。

「装置につながれているあいだに、すわったり立ったりしてみたらどうでしょうか？　もしかするとあなたの身体は、自分が考えている以上にうまく対応できるかもしれませんよ」

シエナは疑っているようだったが、再び父親が助け舟を出してくれた。「試してみる価値はありそうですね。これだけ機器が揃っていて、細かな測定ができる機会などそうめったにないでしょうから」

一緒にいた看護師が血圧監視モニターを設置してくれたので、私は脳波図と心拍数の両方がはっきりと見えるよう画面を自分のほうに向けた。シエナはいく分不満そうにゆっくりと上体を起こした。ＰＯＴＳによるめまいや倒れ込みは、横たわった状態からすわったり立ったりするなどといった姿勢の変化に対する自律神経系の異常な反応によって、心拍の上昇と最終的には血圧の低下が生じることで引き起こされる。シエナはめまいを感じたと訴えながらも、完全に上体を起こすことができた。その際、心拍がわずかに上がっただけで血圧に変化はなかった。私は容赦なく、彼女に立つよう促した。

「立つのは怖いんです」とシエナは声を震わせながら言った。

「気分が悪くなったら、すぐに寝かせてあげますから。検査を完全なものにするために、姿勢の変化による影響を見極めたいのです」と私は言った。

シエナは、非常にゆっくりとベッドのへりから両足を外に出した。母親は、心配そうに見つめながら立っていた。

私はふたりを安心させるために、「絶対に倒れないようにしますから」と声をかけた。

「自分の娘がこんな目に遭っているところを見るのがどんなにつらいか、あなたにはおわかりにならないでしょう」と母親。

看護師と私はシエナを両脇から支え、倒れそうになったら受け止めるつもりだった。

シエナはゆっくりと立ち上がる途中で「ダメです。頭がクラクラします」と言った。

「もっとゆっくり。血圧が急激に低下すれば、間違いなく体がそれを検知して、その状況を直そうとするはずです」

シエナは体勢を立て直した。部屋の隅に置かれた画面に目をやると、心拍数も脳波も正常な軌跡を示していた。もちろんそれは、立つことに対する彼女の慎重さが正当ではないことを意味するわけではない。まっすぐに立ったあと、彼女のひざはくずおれた。目は閉じ、体の力が抜けた。看護師と私は、体が後ろ向きに倒れるよう支えながら彼女をベッドに横たわらせ、次に看護師は手際よく彼女の両足を持ち上げて楽な姿勢がとれるようにした。ベッドに横たわるや否や、彼女は目を覚まし泣き出した。

シエナは、「だからこうなるって言ったのに」と泣きながら訴えた。

「たしかに言いました。でもいずれにせよ、試してくれて助かりました。自分の目で確認できましたから」

シエナが立った瞬間、心拍数が心持ち上がったことを除けば、他の測定値はすべて正常だった。POTSでは、恐れが気絶の原因のひとつになる。血圧の低下にともなって、血液と酸素が脳から引いてしまうのだ。気絶しているあいだは、脳波が劇的に遅くなる。シエナが倒れ込むようにして再びベッドに横たわったとき、脳波は遅くならなかった。だから、それは気絶ではない。立つことに対する彼女の劇的な反応は、身体の病理的反応というより、予期に起因していると見なせる。そしてそれは究極的に、恐れに起因する解離によって、脳がシャットダウンすることで生じる。また、このプロセスは習慣によって悪化する。つまり彼女は、朝になれば必ずやめまいを起こすはずだと予期する習慣がつき、その兆候をわざわざ探すようになったのだ。めまいと低血圧を結びつけ、めまいを感じているときに立てば必ず倒れると信じ込んでいた。だから実際に立とうとしたとき、予期が神経系を圧倒して、自己充足的予言〔誤った思い込みのせいで新たな行動が引き起こされ、その行動が当初の思い込みを実現してしまうこと〕が実現してしまったのだ。

シエナの医学的な訴えの多くは、病理的な原因より機能的な〔心身相関性の〕原因に基づく。検査では、彼女が経験している失神や、朝起き上がれないことに関して機能的な障害の診断の正しさが裏づけられている。睡眠の質をめぐる彼女自身の主観的経験を反証する睡眠ポリグラフ検査の結果は、わずかな覚醒に対する過度の警戒が原因で睡眠に対する無根拠な懸念が引き起こされていることを示していた。さまざまな問題が関連し合っていることは当然考えられ、無関係な疾患が多数存在していると見るより、たったひとつの統合的な診断が与えられるべきだった。機能的な神経症状を呈し、疾患のレッテルを増やしていく彼女の傾向に歯止めをかけない限り、事態は悪化するのではないかと私は恐れている。私はこれまで、シエナのようにはじまったストーリーに似た展開から、重度の長期的障害の発症という結末に至った患者を大勢見てきた。

私はシエナが気分を回復するのを待って、ＰＯＴＳによっては、彼女が訴えるような重度のめまいの発現を説明できないということを説明した。

それを聞いたシエナは、「血圧が低い午前中に立ち上がろうとするといつも気絶します」と反論した。

「それは気絶ではありません。気絶するには、脳から血液や酸素が引くまで血圧が下がらなければなりません。ところがあなたが立ったときに計器が示していた測定値はすべて正常でした」

「でも、私はＰＯＴＳなんです」

「その可能性はあります。ただ少なくとも、たったいま起こったことは、ＰＯＴＳのせいではありません」

それから、身体のわずかな変化に注意を集中しすぎることに関して長々と話し合い、それを止める方法を助言した。また、天候や気温に関係なく、朝起き上がれることを目指して徐々に体を訓練していくことを提案した。彼女は私の話を上の空で聞き、ときおり気のない相槌を打っていた。その様子を見ても、彼女が私に会った理由はただひとつで、診断以外のいかなる介入の試みも余計なおせっかいに感じているという印象を受けざるを得なかった。

シエナは臨床心理士の面談を受けることに同意した。臨床心理士は、諸症状の悪循環を断ち切る手助けをしてくれるはずだった。私が安心したことに、彼女は会話が終わるまでには、自分の経験している失神が解離に基づくという考えを受け入れ、てんかんのせいだとする確信を放棄してくれた。あとは臨床心理士が、身体の変化に対していままでとは異なる反応を示せるよう彼女に教えてくれることを願うばかりだった。

その後しばらく、私はシエナと会わなかった。診療室で次に面談したときには、彼女は両親と一緒に来て、微笑みを浮かべていた。彼女の話では、具合はかなりよくなったとのことだった。解離についていろいろと読んだらしく、それについて理解していた。また、指導教官と話し、講義についていけるようとくに便宜を図ってもらうようになったそうだ。

「大学宛てに手紙を書いていただけないでしょうか。論文の提出日を延ばしてもらう必要があるからです」と、シエナは言ってきた。

「もちろんです。今年はたいへんでしたね。どのように書けばよいのですか？」と私は尋ねた。

「私の診断について説明してください。それから論文を書くためには静かな環境が必要なこと、提出日の延期の必要性についても書いてください」

「多くの時間を病院で過ごしましたからね。学業に影響したことは確かです。でも、今後の学習にも通常より多くの時間が必要だとほんとうに思っていますか？　臨床心理士の治療を受け続ければ、これからは失神しなくなると思います。今後は健康な生活に戻って、他の学生たちと同じように勉強できるようになると考えるべきです」

シエナは私の話に納得していないようだった。

「今期私がずっと病気だったことを伝える手紙を書いてくれれば、来期についてはＰＯＴＳの専門医に書いてもらえます」

それを聞いた私は、シエナが最初に自身のつらい日々を語ってくれたときに、彼女へのフルサポートのない世間に出たら苦労しそうだと思ったことが頭をよぎった。

私は、彼女が自らの能力に見合わない学問の習得を目指しているのではないかと単刀直入に訊いてみたかったが、それは避けて「あなたが取った講座は、自分に合ってないのでは？」と訊いてみた。

シエナはそんなことはまったく思いもよらなかったらしく、「病気でなければ、まったく問題はなかったはずです」と答えた。

両親がどう感じているのかを知ろうとしてそちらを見たが、ふたりは何も言わなかった。だから私はそれ以上この話題に言及することをあきらめ、講座の責任者宛てに、シエナの病気と入院によって学習の時間が失われたことを考慮するよう嘆願する手紙を書いた。

シエナの家族は、帰り際に私に温かい感謝の言葉をかけてくれた。私は彼らが望んでいたことを果たしたのだから。徹底的に検査を行ない、彼らが期待していたものとは異なっていたとはいえしっかりとした診断を下したことで、彼らは満足していたのだ。シエナは快方に向かっており、家族は安堵していた。ではなぜ、私は罪悪感を覚えたのだろうか？　もちろん、私にはその理由がわかっている。私は自分の仕事として求められていることはすべて果たした。同僚がすることはすべてした。教えられたことは遵守した。だが実を言えば、私はそれらの医療の慣習に完全に満足しているわけではない。また、もっと率直な見解を表明することを躊躇したことは自分でもわかっている。私は三〇年にわたって西洋医学を実践してきたが、その間、あらゆることに病のレッテルを貼る傾向がますます強くなってきた。私はその傾向にうまく順応できるよう学んできたものの、心の奥底では多くの患者に危害を加える結果をもたらしていると思っていた。シエナともっと率直に語り合っていたら、彼女の症状は、次第に難度を増していく学業のプレッシャーに対応するのに困難を覚えていることの反映だと思うと、私は助言しただろう。あるいは、彼女が経験している困難は病気なのではなく、彼女自身が選んだ人生が自分の負担になりはじめたことを示す兆候なのだと言っただろう。自分で立てた目標を達成しようと悪戦苦闘しているのなら、その目標は間違っているのかもしれない。しかし欧米社会では、ものごとがうまくいかなくなると、その原因を医学的な説明に求めようとする傾向がある。なぜなら、そのほうが心理的な説明より受け入れやすいからだ。西洋医学は、ある意味で人々の要求に合わせるようにしながら発展してきた。このように、行動と病や、正常と異常のあいだの境界は――あるいは疾患と健康のあいだの区別でさえ――非常にあいまいになってしまったため、ほぼあらゆる人々に病のカテゴリーを割り当てることが可能なほどになっている。ひとたびそうなってしまえば、人は患者と化す。

私は、シエナの苦痛を説明するために医学的なレッテルを貼った。さらには彼女が楽に生活できるよう大学宛ての手紙も書いた。それらはほんとうに、彼女が必要としていたことなのだろうか？　二〇年前なら、私は解離の現象をその言葉に触れずに説明しただろう。あるいはもっと直接的に、彼女の抱えている負担が多すぎると言ったかもしれない。今日では、医師がそのように示唆することはむずかしい。患者は私のような専門医のもとに来る前に、家庭医の相談を受けている。家庭医はほぼ間違いなく患者を安心させようとしたはずだ。家庭医のその戦術が功を奏さなかったからこそ、患者は専門医のもとに送られてくるのである。もっとも満足のいく医師と患者の関係は、医師が診断を下し、患者がそれを受け入れるというものだ。保険会社も診断書も医療支援システムも、医師が患者を分類することを求めている。

シエナはセカンド・オピニオンを求めて三次医療機関〔専門医による医療を提供する病院〕に来たのだから、彼女自身が信用できる決定的な診断を下さない限り満足しないだろうと思った私は、そのとおりにした。それを成功と呼ぶこともできようが、長期的なコストについてはどうだろうか？　シエナは医学的診断の身体化の兆候を呈していた。ならば解離の診断は、ＰＯＴＳの診断と同様、やがて彼女に悪影響を及ぼすのだろうか？　彼女はＰＯＴＳのレッテルを貼られたあと、それをあまりにもみごとに実演したため、その診断は彼女の病状を回復させるのではなく悪化させたことを思い出してほしい。

解離は正常な現象であって、どの線を越えれば正常から異常の領域に移行するのかを決めるのはむずかしい。同じことは睡眠にも当てはまる。睡眠パターンは人によって異なる。したがって集団を対象に基準を設定することは可能であっても、各個人を対象に適切な睡眠量を決定することはそれほど容易ではない。思うに、睡眠にせよ解離にせよ、その欠陥が日常生活に著しく支障をきたしたときに異常の領域に移行するのだろう。その見立てが正しいのなら、シエナが経験している極端な解離は病を反映するものであることになり、私の対処は正しかったことになる。しかしだからといって、「病」のレッテルを貼ることによる潜在的な影響を無視してよいということにはならない。たしかに私は、レッテル貼りをせずに、シエナの日常生活のなかに解離を位置づけて説明するようもっと努力することもできたはずだ。私が医学的分類を彼女に言い渡したのは、そうしない限り彼女は結果を受け入れないだろうと判断したからである。だがそうすることで、私はハッキングが言うリスク、「ルーピング効果」や「分類効果」〔226〜227ページ参照〕を受け入れ、診断された病気を抱える患者としての役割を演じる機会を彼女に与えてしまったのだ。これは、西洋医学による文化依存症候群と言えよう。つまり私たちは、客観的な病理が見つからない場合でも差異を医療化し、病人を作り出しているのだ。そうすることが正しい場合もあるが、私たちが認識している以上に間違っている場合のほうが多い。あきらめ症候群やハバナ症候群は小規模の集団に影響を及ぼしているにすぎない。しかし西洋医学が新たな診断分類を導入するとなると、人々の同意が得られていないにもかかわらず、その影響は甚大なものになる。そこにはじつに恐るべき側面がある。

疾患の診断基準

病や疾患の有無は、多くの人々が考えているような不変の科学的真実などではない。たしかに持つか持たないかを決定できる、まがうことなき疾患も存在する。しかし多くの疾患は、それほど白黒がはっきりしているわけではない。高血圧はどの値から病的なレベルになるのだろうか？ また、その値は誰にでも当てはまるのか？ ほとんどの生物学的尺度には、たったひとつの正確な値など存在しない。値が特定の範囲に収まれば、その値は正常と見なされる。誰が病気で誰がそうでないかを決定するにあたっては、正常と異常のあいだの境界値をどこに設定すべきかという問題が生じる。ホルモンレベルは、どこからどこまでの値なら正常として許容される範囲なのか？ 解離はどの程度の重度になれば異常と言えるのか？ 身長、体重、心拍数、血糖値、ヘモグロビン濃度などの生物学的尺度は、専門家の集まる委員会によって上下限値が規定され、その値次第で健康か否かが決まる。絶対的に正しい、あるいは間違った答えなど存在せず、科学者たちは自分の経験と知識を用いて上下限値を設定しているが、それらは恣意的にならざるを得ず、過剰診断につながることも多い。西洋医学は可能な限り多くの疾患を見つけることを優先しているため、正常と異常の境界は、その目標を達成するために設定される。西洋医学では、疾患を見落とした医師は罰せられる。また、疾患の早期発見が最善の方法だと、厳密な検証もなされずに想定されている。科学者や医師は、過度に包摂的な診断基準を作り出そうとする、ありとあらゆる理由を持っている。

　西洋医学が、健康そのものの人々から患者を作り出してきたことを示す事例はたくさんある。一例をあげよう。二〇〇二年、ある専門家グループが、腎臓病の早期発見を可能にする診断基準を考案するための委員会を立ち上げた。腎不全は生命に関わる病気であり、生活を損なう。患者個人にとって破滅的で、医療制度にも負担をかける。委員会は、腎臓病の最初期の兆候が検知可能なほど十分に包摂的な基準を考案すれば、腎不全の件数を低下させ、それだけ人命を救えると想定していた。結果を見るまでは、その指針はまったく称賛すべきことのように思われた。しかしそのような基準の適用は、以前は自分を健康そのものだと考え、わざわざ病気を見つけようなどとはしていなかった、かなりの数の人々が、ほとんど一夜にして突然病気と診断されるようになることを意味した。アメリカでは一〇パーセント、イギリスでは一四パーセントの国民が、この新たに拡張された腎臓病のカテゴリーに含められたと見積もられている。それに対し、基準が変更される以前は、該当者は二パーセントに満たなかった。

　このような理由で腎臓病の件数が増えたために、問題が生じた。その基準をまともに信じれば、六五歳以上の高齢者の三分の一が、やがて腎不全を発症するという勘定になったのだ。しかし毎年一〇〇〇人に一人が末期腎不全になるという事実を考えれば、その勘定は正しいはずがなかった。そのような数値の不整合は、慢性的な腎臓病のレッテルを新たに貼られた人々の大半が、放っておいても重度の腎臓病には至らないことを意味する。このようにして症状をまったく呈していない大勢の人々が腎臓病のレッテルを貼られ、本来受ける必要がなかったはずの定期的な検査を受ける破目になったのだ。

そのような事例はあまたある。もうひとつ例をあげよう。一九九四年に世界保健機関が骨粗鬆《こつそしょう》症《しょう》の新たな診断基準を発表したとき、その診断に該当する人の数が一夜にして倍になった。この新たな定義は、腎臓病の場合と同様な問題をもたらしたのだ。研究によれば、新たに骨粗鬆症と診断された患者のうち一七五人は、股関節の骨折を回避するためだけに三年間治療を受けることになったという。

どちらの事例でも、過敏な診断基準が過剰診断をもたらした。そして多くの人々が、おそらくはそもそも受ける必要がなかった監視や治療を受けざるを得なくなった。こうして非常に多くの健常者が、疾患の定義が拡張されただけで患者になっているわけだ。彼らの多くは、恣意的で緩すぎる境界線の変更のせいで病人扱いされるようになったことを知らないだろう。彼らは、医学にはあいまいさが多分につきまとっているという事実を知らずに、医学界や科学を信用しているのである。

過剰診断が不必要な治療という不便やリスクをもたらしていることはあきらかだ。しかしシエナのように機能障害がある人や心身症のある人のことを考慮すると、私が心配なのは、慢性的な腎臓病や骨粗鬆症の拡張カテゴリーに彼らが引き込まれることによる心理面や行動面への影響である。そのような拡張をありがたく思う患者も多数いることだろう。それらに関する報道は、健康問題にもっと注意を払うよう警報を鳴らした。結局彼らの大半は、腎不全も股関節の骨折も起こさなかった。彼らはその事実を、予防プログラムのおかげと見なすかもしれない。もちろんそれこそが、包摂的な予防プログラムのじつに巧妙なところなのだ。多数の人々を診察し、ほとんど誰も当の疾患を発症しなければ、医師はそれを成功として自画自賛できるのだから。患者も、医師に診てもらって血液検査やスキャンや投薬を受ける必要など最初からなかったことを知らずに、医師を称賛するかもしれない。

しかし過剰診断の負の影響のうちでもっとも見通しがたいのは、診断を下された人々が病人としての新たなアイデンティティを脳や身体に刻み込む、その程度である。ハッキングが述べるように、分類効果による病のレッテルの身体化は新たな人間を作り出し、さらにはそのレッテルが十分に強力であれば、新たな障害者を作り出す。私は、腎臓病と診断された患者のうちいったい何人が、自分の健康を過度に心配するようになって、自己の身体に症状を見つけようとし、行動を自制するようになったのだろうかと思わざるを得ない。レッテルは、ひとたび貼られると剝がすことが困難になる。人々は医学的診断を、とりわけ科学的に見える検査の結果に基づいて下された診断を、誤ることも多々あるにもかかわらず、完全無欠の真実と見なしてしまうのだ。

西洋医学に内在する、疾患を見落とすことに対する恐れは別として、医師や科学者の個人的な性格や、過剰診断の風潮を生みやすいという、医療機関が抱える現実的な問題もある。病や疾患が何で構成されるのかを定義する委員会は、少人数のグループで構成される。そこには彼ら独自の検討課題《アジェンダ》があり、欠点が生じることも避けられない。疾患の境界線を設定する際、医師ができる限り多くの患者を自分の専門領域に取り込めるよう上下限値を設定することは、論理的に言って十分に考えられる。医師が患者のためにグレーゾーンを掘り起こすのは医師の権利であり、多くの医師がそうしているのだから。

　ここで、架空のシナリオについて考えてみたい。不眠症者を治療する医療サービスを提供していたとする。しかし不眠症を訴える人の数は、そのサービスが成り立つほど多くなかったとしよう。病院の収入は患者の存在に依存するので、患者がいなければ資金は枯渇し、スタッフを解雇せざるを得なくなる。そのような状況に置かれた場合、不眠症の定義を拡張し、それを一般の人々に周知すれば、新たな患者を獲得できるはずだ。研究のために被験者を募らなければならない睡眠研究者も、同じ戦略をとることができる。睡眠薬を販売する製薬会社や、睡眠の質を測定する装置を製造する企業は、不眠を訴える人々がいなければ倒産の憂き目に遭う。それが睡眠研究や睡眠障害の治療の実態だと言いたいのではない。実際、彼ら専門家たちが長いあいだ失業せずに済むほど睡眠に関する問題を抱えた人々は大勢いる。とはいえ、意識的にしろ、無意識的にしろ、患者を自分の専門分野に引き寄せようとする傾向は、他の医療の分野にも認められる。医療の専門家にとっては、正常であることを請け合って人々を安心させようとする動機より、異常を見つけ出そうとする動機のほうが強い。

　イングランドのヒポクラテスとも呼ばれる一七世紀の医師トマス・シデナムは、疾患とは、観察者とは無関係に存在し、発見されるのを待っているものだと定義している。身体中に広がって本人を病気にし、自らの存在を知らしめるのはがんそのものであって、医師がそれを疾患として定義するかどうかは関係ないというわけだ。病はそれとは異なり、本人がどう感じるかという知覚に関するものであって、必ずしも疾患に結びつけてとらえる必要はない。つまりその存在に客観的な病理は必要とされない。病は本人と、それに名前をつける医師によって定義される、本質的に文化的な現象なのだ。だから「正常」の意味は社会によって異なるのであり、たとえばロサンゼルスとサモアにおける「肥満者」は、異なって見えるはずである。また、正常と見なされるヘモグロビンレベルの範囲は、高地の住民と海岸沿いで暮らす人々のあいだでは異なるはずだ。私たちは、自分が属している社会で暮らす他者と自分を比較する。健康とは、周囲の人々より自分のほうが健康であることを意味する場合もある。異常を定義するプロセスは、特定のコミュニティに属する医師や科学者によって構築され、彼らの関心や価値観の影響を受ける。

　医療化は、疾患の診断基準を流布することに加え、生理的な正常性を再定義し、病理を説明することなくまったく新たな病を作り出すことによっても進展する。医学的診断は定期的に作り出されているが、客観的で、よって文化的な影響を受けていない診断と、文化・社会的な診断のあいだには違いがある。客観的な診断は、未知のウイルスや遺伝的異常などの、真に新たな病理が発見されたときに作り出され、それまで未解明だった医学的問題を説明する。シデナムが指摘するように、それらの疾患は、科学者が正確な原因を解明できなかったとしても存在しており、病気や死を引き起こす。しかし、正常な生理作用や行動を規定するパラメーターを再定義するだけで、主観的な診断が新たに作り出されることもある。そのような診断は、病理的な説明をまったく必要としない。医師は、正常な特徴を異常に見せるほどまで定義を拡張しさえすればよいのだ。

　医師にとって、以前は月並みと見なされていた現象から病をひねり出すことがいかに簡単かを示す、ちょっとした事例を紹介しよう。一九八五年、G・D・シュクラ医師は『英国精神医学ジャーナル』に、くしゃみをしないこと——アスニージア——が、これまで見落とされてきた精神疾患の兆候だと主張する論文を発表した。精神科医のシュクラ医師は、自分の患者の二・六パーセントにその症状を見出している。それ以来、医学論文には折に触れてアスニージアへの言及が見られるようになった。幸いにも、くしゃみをしないことが疾患の兆候として正式に認められることはなかった。しかし、その可能性はあった。シュクラ医師にもっと権威があれば、あるいは彼の論文がマスメディアの注目を浴びるほど魅力的だったら、はたまた製薬会社がアスニージアに効くと銘打った薬を発売していれば、事態は違った展開を見せたかもしれない。「正常」を再定義することで作り出された医学的診断が、アスニージアよりはるかに広く通用するようになった例はたくさんある。診療室での私の経験に基づいて言うと、一日に数人は、私が医師になったころには正常と見なされていた特徴をもとに、正式な医学的診断を下された患者に出会っている。

シエナは、診断分類に対する西洋医学の熱狂的な偏愛の犠牲者なのかもしれないと、私は恐れている。彼女に貼られた多くのレッテルはすべて、正常な生理作用の上下限値を設定するだけで、病理的根拠なくして規定されたタイプの診断だ。このような医学的診断は過剰診断をもたらしやすい。

正規分布の範囲には、非常に多くのあきらかに正常な人々から成るグループ、少数のあきらかに異常な人々から成るグループ、そして正常と異常の境界付近に位置する人々から成る第三のグループがある。そのなかで、疾患に対する西洋医学の先入観の影響をもっとも受けやすいのは、第三グループだ。一例をあげよう。七〜八時間の睡眠が最適だと耳にしたことのある人は多いはずだ。あたかも睡眠時間がそれより長くても短くてもよくないということを意味するかのように、それを絶対的な基準としてとらえている人も多い。しかしじつのところ、正規分布は集団全体を評価するときにはすぐれた尺度になっても、個人に関して言えば、本人の性格が考慮された場合にのみ意味をなすにすぎない。だから平均未満の睡眠時間しかとっていないのに健康そのものの人がかなりの割合でいるのだ。

それと似た理由で、私はシエナに下されたＰＯＴＳと関節の過可動性の診断を懸念している。どちらの診断も過剰診断に陥りやすく、シエナの症状の緩和に役立っていないどころか、彼女がその診断を身体化し、症状が悪化しているからだ。

ＰＯＴＳ（体位性頻脈症候群）は、その存在を示す客観的な病理を呈することがめったにない障害である。重度のＰＯＴＳ――正常な範囲を明確に逸脱し、疑いもなく健康を害している場合――においては、自律神経系や結合組織の欠陥に病因が帰せられる。しかし、ここで私が懸念しているのはグレーゾーンに入る軽度のＰＯＴＳに関してである。というのも、それには確証のある病理が存在しないからだ。もっとも軽度のＰＯＴＳは、病理的根拠がないにもかかわらず疾患とされている臨床的診断である。新たな診断としてのＰＯＴＳの定義は、立っているときの心拍数を対象とした、情報に基づくとはいえ推定された上下限値の設定に依拠している。すでに述べたさまざまな理由によって、そのような定義は過度に包摂的な診断基準をもたらしやすい。だから正常な範囲の上下限値付近に位置する人は、ＰＯＴＳではないと安心させられるより、まさにその診断を下されやすい。

　シエナが受けたＰＯＴＳの診断について知れば知るほど、それだけ私はその診断の妥当性を疑わざるを得なくなった。ＰＯＴＳの診断は、彼女が気絶したあとで下されている。若い女性の気絶はごく稀にしかないというわけではない。しかしひどく心配になった彼女は救急病棟に入院し、そこで非専門家の下級医師にＰＯＴＳの検査を受けるよう勧められたのである。上級医師や一般開業医なら、何も心配はないと助言していたところが、経験の浅い下級医師はさらなる検査を指示したのだ。気絶したことでシエナは少しばかり不安になり、めまいがすることに気づきはじめた。

ＰＯＴＳの標準的な検査は、ヘッドアップティルト試験というもので、被験者を傾いたテーブルの上に立たせ、そのあいだに心拍数と血圧の変化を測定する。正常と異常の境界値は、一分間に三〇拍の心拍数の上昇に設定されている。したがって、このテストで一分間に二九拍の心拍数の上昇を記録した被験者はＰＯＴＳではなく、三〇拍の上昇を記録した被験者はＰＯＴＳだということになる。

シエナが受けた最初の傾斜テーブルテストでは陰性の結果が出ている。つまりＰＯＴＳではなかった。彼女が受けた診断の問題のひとつは、あらゆる身体症状に関して彼女を安心させるような説明を受けていたことで、傾斜テーブルテストで正常の結果が得られたことが彼女には解せなかった点にある。彼女としては気絶の理由が知りたかったのだ。だから何かが足りないと思った彼女は、もう一度検査を受け、そのときに陽性の結果が出た。人は、折り合いのよい答えをひとつでも見つけると、それ以上は別の答えを見つけようとしなくなる。だからシエナは二度目の検査を正しいものと考え、ＰＯＴＳの診断を受け入れたのだ。だが、それと同程度に最初の検査を正しいと見なすこともできたのであり、そうだったらその後の展開は違っていただろう。

ＰＯＴＳを抱えていると思い込んだために、シエナは自己の身体に注意を集中するようになった。こうして新たに診断されたＰＯＴＳによく見られる症状を探し、無意識裏にＰＯＴＳ患者を実演するようになってしまったのだ。だから彼女は、以前よりもはるかに頻繁にめまいを覚え、心拍数が気になりはじめたのである。また無意味な身体の雑音のなかからわざわざ症状を拾い出そうとし、拾った症状が余計に心配になってきた。そして彼女の脳のテンプレートは、立っていればやがて倒れると警告するようになった。つまり予測符号化と予測エラーによって神経系が混乱をきたしたのだ。不快になるからという理由で立とうとしなくなり、身体内外のフィードバックループが連動するようになるにつれ、体調が悪化して症状が増えていった。こうして彼女は、立つという行動にうまく対処できないよう意図せずして自己の身体を訓練し、症状の増加が恐れを高めるという悪循環を成立させてしまった。

ＰＯＴＳは、概念としてはかなり以前から論じられていたが、主流の医療現場で実際に診断されはじめたのは一九九〇年代になってからにすぎない。とはいえ現在では、若い女性を対象にきわめて頻繁に下される診断になっており、三〇年前には存在していなかったこの疾患が、いまや一〇〇人に一人のアメリカ人がかかっているとも言われるようになった。現在ＰＯＴＳの診断を受けた人々は、その診断が存在しなかったころにはどう扱われていたのだろうか？　三〇年前だったら、〈シエナは失神する傾向がある〉と言われるのが関の山だっただろう。そしてＰＯＴＳのレッテルを貼られることなく、現在その治療のために与えられているものとまったく同じ助言――「水分を補給しなさい」「塩分を摂取しなさい」「立つときはゆっくりと」など――を受けていたことだろう。診断によるレッテルを貼らないことは、無作為や放棄を意味するのではない。レッテルを貼らないことは、病人の役割と、それにともなうあらゆる悪影響を本人に与えないようにすることでもある。私の考えでは、シエナに関してはその戦略をとったほうが、はるかによい結果を生んだはずだ。
シエナは、一〇代半ばのころに関節に痛みを覚えるようになったとき、関節の過可動性の診断を受けている。客観的な遺伝的異常に起因する極端な関節の過可動性は間違いなく疾患と見なせるが、ごく最近になって、関節の一般的な柔軟性に、病理的要因が存在するか否かを問うことのない疾患パラメーターが加えられるようになった。そのため軽度の関節の過可動性がある大勢の人々、たとえば正常であるにはあまりにも関節が柔軟すぎると見なされた人々が、重度の関節の過可動性をもたらす遺伝的異常がなくてもこの診断の範疇に含まれることになってしまった。

軽度の過可動性やＰＯＴＳのような概念がひとたび作り出されると、医師はそれを用いて、自分の身体症状に何とかレッテルを貼ってもらいたいと思っている患者を安心させるようになる。その結果、関節の過可動性やＰＯＴＳの診断が急増する。しかも私の考えでは、単なる分類効果によってそのような現象が生じるのだ。たしかにそれらの診断は、生活の質の向上をもたらすポジティブな変化を起こすことによって患者が反応するのなら問題にはならない。しかし、医学的な概念を身体化して、障害を緩和するのではなく悪化させる傾向にある多くの若者にとっては大きな問題になりかねない。

レッテル貼りの影響を考慮に入れるのなら、私がシエナに下した解離性発作の診断にも同様に疑問符がつく。解離性発作にも、長引くけいれんをともなう重度の形態があり、それを「正常」と取り違える人はいない。しかし彼女のそれは軽度のものであり、医学的な説明に頼らずに対処したほうが快方に向かう見込みが高い。事実一年後に彼女は、解離性発作のレッテルを貼られたことで不利益を被っており、私はそれを診断してしまったことを強く後悔した。

シエナは、再度私と会う前に臨床心理士と何度か面談していた。彼らの治療を受けているあいだに状態はかなり改善したものの、長くは続かなかった。臨床心理士に会わなくなるや否や、失神と集中力の欠如が舞い戻ってきて、さらに悪化したのだ。やがてけいれんを起こしはじめ、彼女は再びてんかんを確信するようになっていた。

シエナは「もう一度検査を受ける必要があると思います。最初の検査は十分でなかったのかもしれません」と言った。

最初の検査は徹底的にやったと思いつつ、私は「一回目の検査でてんかんの兆候が検知されなかったことに間違いはありません。今回も、てんかんの兆候が検知される理由はまったくありません。あなたが説明してくれた発作は、てんかん性のものではありません」と答えた。私は、シエナが発作を起こすところを撮影したビデオを観たことがある。それは非常に長く続き、彼女の動作はてんかん発作によるものとは質が異なっていた。さらに言えば、彼女は失神の原因を説明する診断をすでに受けていた。だから、いまさら新たな要因を抱え込むようになったと考えることは直観に反していた。

「もう一度検査を受けられますか？　別のタイプのスキャンはないのですか？」とシエナは期待を込めて訊いてきた。

西洋医学には、人々の時間を浪費して患者を作り出す、さまざまな方法がある。不必要な検査を次々と行なって行き過ぎた詮索をするというのもそのひとつだ。検査は中立的なものではなく、それによって得られる利益より、もたらされる危害のほうが大きい場合もある。私がニューヨーク州のル・ロイを訪れたとき、ジェロー博物館でそのことを思い出させてくれる非常に奇妙な展示物に出くわしたことがある。大通りに面したレンガ作りの旧校舎の内部にあるこの博物館は、地元のもっとも有名な特産品を記念する展示を行なっている。普通ならそれほどおもしろいとは感じられないようなたぐいの展示のはずだが、私は興味津々だった。そこでは博物館で働く女性たちが訪問客の一人ひとりを個別に案内していた。私はそこで、医学に関する訓話を目にするとはまったく思っていなかった。ところが博物館の展示物でもっとも目立っていたのはジェローのＥＥＧ記録で、そのかたわらには「ＥＥＧはあなたの脳がどろどろのかたまりではなく、ジェローだということを証明した」という新聞記事の見出しが掲げられていた。一九七四年、エイドリアン・アプトンという名のオンタリオ州の神経科医が、ライムゼリーのかたまりにＥＥＧを装着して記録をとるという実験を行なった。彼はこの実験で得た記録を人間の脳波になぞらえ、その記録がもしかするとゼリーに生命が宿っていることの証拠になるかもしれないと述べたのだ。博物館では、ジェローのＥＥＧ記録は、人間のＥＥＧ記録のそばに展示されており、宣伝目的の説明書きには「ライム風味のジェローには健康な男女の脳とほぼ同等の質がある」と書かれている。あえてジョークと指摘するまでもなく、それが真実のはずはない。ふたつのＥＥＧ記録は素人にとっては似通って見えても、専門家にとっては大きく異なる。アプトン医師はこの研究を気ままに行なったのではなく、重要な点を指摘したつもりでいた。医学的検査は無害ではない。ＥＥＧを含めて多くの検査は、偽陰性の誤り〔実際には陽性にもかかわらず陰性の結果が出ること〕に陥る可能性が高い。検査結果には解釈の幅があり、それは臨床的な文脈に即して判断される必要がある。そのことは大部分の医学的検査に当てはまる。十分な数の検査で、過剰解釈されやすい正常値からの逸脱が検出されると、患者の不安を高める結果になる。医療においては、検査は数多く実施すればよいというものではない。結果を正しく解釈するのに十分な経験を積んだ医師の手で実施される的確な検査こそが、よき医療の実践だ。ゼリーを蘇生することに生きがいを見出すような医師になりたくないのなら、この基本的な原理に忠実でなければならない。

私はシエナに、スキャンやＥＥＧを繰り返し受けるようなことは避けるべきだと説得しようとした。そうしたところで何も得られないからだ。すると彼女は、解離性発作を起こしたはずはない、起こしたのなら臨床心理士との面談で治っているはずだと反論してきた。それを聞いた私は、機能障害の診断には他のいかなるタイプの診断と比べても、高い基準が設定されているということを思い出さざるを得なかった。偏頭痛やてんかんや糖尿病の治療を受けてよくならなければ、患者はたいてい別の治療を求める。それに対し機能障害の治療がうまくいかないと、患者は別の診断を求めるようになるのだ。

私は、さらに六か月を費やしてシエナの再検査を行なったが、まったく同じ結果しか得られなかった。彼女はてんかんではなかったし、けいれんは解離によって引き起こされていた。再び臨床心理士の面談を受けたが、よくはならなかった。臨床心理士の診察を受ければ、誰でもよくなるとは限らない。結局彼女は、大学を中退してしまう。振り返ってみると、そのような経緯に至らないよう抑制できたとすれば、それは五度目ではなく最初の診断だったのだろう。シエナは一五歳のころから、あらゆる身体の変化を医療の言語でとらえるよう教えられてきたのであり、ひとたびそのパターンが脳に刻印されてしまうと、それを脱するためには格闘しなければならなかった。

　人々を診断カテゴリーによって分類し、わずかな差異や身体の小さな変化に病名を貼りたがる西洋医学の傾向は一般的なものであり、機能障害に限って当てはまるのではない。前糖尿病、多嚢胞《たのうほう》性卵巣症候群、ある種のがんをはじめとする多くの疾患には、過度に包摂的な診断に陥りやすいという問題がある。それをめぐる私の最大の懸念は、疾患の分類が持つ主観的な性質に多くの人々がまったく気づいていないことだ。「あなたにはＸＸという障害があります」と言われると、その診断は正しいはずだと思い込む。ラテン語の名称や光り輝くスキャナーは、それには実際以上に強力な権威があるように思わせる。シエナは下された診断についてある程度は追求したが、論争があることも、自分には選択肢があることも知らずに、特定の診断によるレッテルを貼られた人々もいる。

　西洋医学の影響や、それが系統的で正確なものだとする感覚は、何が健康で何が不健康かをめぐる文化的な概念が広がるにあたって強力な原動力をなしてきた。しかし西洋医学も、流行や風潮の影響を受けることにおいては他の医学と何ら変わりはない。今日の科学の多くは、五〇年後にはもはや科学とは見なされていないだろう。一九四九年、ポルトガルの神経科医アントニオ・エガス・モニスは、前頭葉白質切截術《ロボトミー》を施術するための技法の開発でノーベル生理学・医学賞を受賞した。ロボトミーはおもにサイコシス〔妄想や幻覚をともなう重度の精神疾患〕の治療に用いられた。不幸なことに――とりわけ女性にとって――、当時は「正常な行動」の範囲が非常に狭く定義されていたため、「反抗的な娘」や「不貞の妻」を取り締まるためにさえこの手術が用いられた。疾患の定義はつねに変化しており、その変化は私たちにとって有益にもなれば、有害にもなる。

　私は何も、過剰診断の責任をすべて医師に押しつけているのではない。ほとんどの医師は、「検査は必要ありません」「あなたは健康です」と助言することで人々を安心させ、過剰診断を防ぐ門番たろうと懸命に努力している。だが、それは必ずしもうまくいくわけではない。昨今ますます、人々はレッテルや検査を求めるようになりつつある。社会は、絶対的な答えを出すよう医師に圧力をかけ、何かを見落とす医師を罰するようになってきた。診断カテゴリーの増加は、医師と患者のあいだの馴れ合いによって成立している。医師が診断したがる理由には暗い側面があると示唆する人もいる。つまり、社会的コントロールの手段として診断を用いているという考えだ。医学的なレッテルを貼ることは、医師の仕事のひとつでもある。すべてではないとしてもほとんどの科学者や医師は、社会全体の利益のために働いていると、それでも私は信じている。しかし私たちは自分が考えているほど賢明ではなく、自分の過ちからなかなか学ぼうとしない。オピオイド危機〔麻薬性鎮痛薬中毒の急激な増加〕や、抗生物質耐性〔抗生物質が効かなくなること〕を引き起こす抗生物質の過剰使用の問題も、過度の医療化に対する私たちの熱狂を冷ますことができないようだ。機能性神経障害の治療では、医師は疾患のレッテルの身体化の最終的な結果を目にしている。それはとても陰惨な光景だ。現在二〇代後半に差し掛かっているシエナは、非常に多くの慢性的な健康問題〔そのいずれにも病理による裏づけはない〕を抱えているため、今後も普通の生活を送ることはできないだろう。私は、彼女とほぼ同じ状況に置かれている人をひと月に数人は見かける。

ＡＤＨＤ大国アメリカ

疾患の有無を決めることがむずかしいのであれば、正常な行動とは何かを定義することがいかに困難かは容易に想像できるはずだ。七〇年前には反抗的なティーンエイジャーが病的だと見なされていたとするなら、現在ではいかなる性格に対して、将来後悔する破目になるようなその種の病的な特徴づけがなされているのだろうか？

現在使われている米国精神医学会の『精神疾患の診断・統計マニュアル（ＤＳＭ）』の最新版は第5版である。ＤＳＭは、版を重ねるたびに精神疾患や心理的な病が新たに追加され、肥大化している。そして何が精神疾患なのかは、時代の変遷とともに大きく変化している。消えた分類項目もあるが、全体的には新たな定義や下位カテゴリーが加えられることで分類項目が拡大する傾向にある。ＤＳＭ－Ⅳでは、重度のうつから「悲嘆」が除外されたが、ＤＳＭ－5では再度加えられた。ＤＳＭに含まれることでありふれた「悲嘆」が医療化される危険があると主張する専門家もいれば、「悲嘆」の除外は一定の人々から必要な支援を受ける機会を奪うと主張する専門家もいる。ここには、ただひとつの正しい答えなど存在しない。

腎臓病や骨粗鬆症の定義と同様、ＤＳＭも専門家から成る委員会によって作り出されている。だからそれは、文化に依存する、時代と場所に制約された文書と見なすことができる。その事実は、ＤＳＭ－Ⅰでは同性愛が性的逸脱とされていたことからもよくわかる。ＤＳＭ－Ⅱ、Ⅲでは、同性愛は性指向障害として扱われていた。同性愛が精神疾患の分類項目からはずされ、やがてＤＳＭから除外されたのは一九七三年になってからだ。

ＤＳＭには、自閉スペクトラム症や注意欠如・多動症（ＡＤＨＤ）などの神経発達症が含まれている。これらの診断は、ますます頻繁に下されるようになりつつある。神経発達症の診断は、私がまだ若手医師だったころにはおもに子どもを対象に下されていたが、現在では成人にも頻繁に下されるようになりつつある（診断基準によれば症状は子どものころから見られなければならないとあるが、この厳密な規定に従わない医師もいる）。診断の急激な増加は、おおむねよいことである。ＡＤＨＤや自閉スペクトラム症が、日常生活に支障をきたす重度の疾患にもなりうることに疑問の余地はない。かつてはそれらの疾患のある子どもたちが見落とされていたのだ。昨今の有病率の上昇は、特別な支援を必要としている子どもたちを、私たちが積極的に見つけ出そうとするようになったという事実を反映している。かつての教育システムは、そのような支援を与えずに、障害のある子どもたちを落ちこぼれるに任せていたのだ。こうして従来のシステムの欠陥が認識されることで、障害のある子どもたちが、「愚か」「態度が悪い」などのレッテルを貼られずに全力を発揮できるような状況が生み出されたのである。

しかし、診断の急増には負の側面もある。診断が急増した理由のひとつは、それが積極的に求められ、適用される機会が増えたことにある。ここにも、負の側面が十分に考慮されずに診断が下される過剰診断の問題が大きく立ちはだかっている。正常な子どもの発達は社会的な判断の対象になるが、それは文化によって異なり絶対的なものではない。自閉スペクトラム症やＡＤＨＤのような障害には、ただひとつの絶対的な診断検査など存在しない。また、その基準は定性的なものである。したがって、そこには医師の解釈がある程度入り込まざるを得ない。ＡＤＨＤの診断で用いられている「他人の話を聞いていないように見える」「もの忘れが多い」「宿題を仕上げられない」「しゃべりすぎる」「そわそわする」などの言葉を考えてみれば、そこには診断を下す人による大幅な解釈の余地があることがわかるはずだ。落ち着きのなさや注意力のなさは、どの程度なら過度と言えるのだろうか？　それらの特徴は六か月以上続き、正常な行動を妨げるようでなければならないとされている。しかしこの規定は、何が正常な行動なのかをめぐる判断に依存する。診断は文脈に依存し、個人は特定の社会集団のもとで他者と比較されることで測定されるのだ。したがって診断基準は、人によって異なるありかたで適用されうる。

アメリカでは、ＡＤＨＤの有病率は一九九七年における六・九パーセントから二〇〇七年における九・五パーセントへと着実に上昇し、その後も上昇し続けている。アラン・シュワルツは著書『ＡＤＨＤ大国アメリカ——つくられた流行病』〔黒田章史・市毛裕子訳、誠信書房、二〇二二年〕で、バージニア州をはじめとするいくつかの州におけるきわめて高い有病率に警鐘を鳴らしている。ある研究では、二〇パーセント以上の男子高校生がＡＤＨＤを指摘された経験があることが示されており、この分野では、盛んに議論が交わされている。アイスランドでの調査によれば、学年の後半にあたる月に生まれた、したがってクラスでより年少にあたる生徒はＡＤＨＤの診断を受けやすい。この事実は、成熟度とＡＤＨＤの有無の違いがはっきりしないという可能性を示唆する。また、文化的な差異も存在する。たとえば、香港ではＡＤＨＤの有病率がとりわけ高い。その事実から、中国文化のもとでは怒りなどの激しい情動が病理として扱われやすいことを意味すると言う人々もいる。

　過剰診断を駆り立てている要因はいくつかある。そのひとつが商業主義であることは間違いない。ＡＤＨＤを診断された成人や子どもの治療に使われている薬メチルフェニデート〔リタリン〕を増産することで、製薬会社は数十億ドルの利益を得ているはずだ。リタリンは、学業成績を向上させるという理由で、診断の有無にかかわらず使われている。ただしＡＤＨＤと診断されれば、それだけリタリンを手に入れやすくなるのは確かだ。診断基準の主観性やその定義の変化も、ＡＤＨＤの症例の増大に寄与している。心配なのは、保護者や教師や学校がＡＤＨＤの診断をほしがるような誘因がたくさんあるということだ。子どもがさらなる支援を受けられるのなら、あるいは学校がより多くの資源を手にできるのなら、診断が可能な限り包摂的であることを誰もが望むようになるだろう。

　このような問題が子どもたちのあいだに見られることは特筆すべきである。私が懸念しているのは、軽度の症状にレッテルを貼ることによる影響に対してであり、診断全体に対してではないことをここで改めて強調しておきたい。重度の自閉スペクトラム症やＡＤＨＤがある子を目にした人は誰も、その障害の程度に疑問を感じたりはしないはずだ。私はそのような明確なケースを問題にしているのではなく、グレーゾーンに属する診断を受けた子どもたちに対して不用意に適用することで、長期的な弊害が及ぶことを心配している。このようなレッテルを貼られた子は、他の子どもたちとは異なるありかたで見られ、賢くないとか将来成功しそうにないなどと見なされる。子ども自身が貼られたレッテルに自己を同化し、それに結びついた予測を自ら実現してしまうかもしれない。そして、それによる負の烙印《スティグマ》を生涯背負い続ける破目になるかもしれない。加えて言えば、集中力が続かないなどといった程度の理由で行き過ぎた診断を下すことは、重度のＡＤＨＤがある人の苦痛を矮小化することにつながりうる。

　学校で軽度のＡＤＨＤと認定された子どもたちは、特別支援が必要だと正しく認識されるのかもしれない。しかし、よりよい方策は、医学的診断を下さずに、支援を提供することである点に間違いはない。行動の病理化は、個人に貼られたレッテルによって進行する。学校で苦労している子に注意を払うために、あるいは友だちができない子を見つけるために、レッテルを貼る必要などあるだろうか？

成人に対する学習障害や神経発達症の診断は、二一世紀に入ってからは普通に見られるようになった。欧米社会は回復力《レジリエンス》、業績、独立、個人の成功を重視する。自分がほんとうにやりたいと思っていることに失敗すれば、社会はその人に、己の野心を見直すべきだと示唆するより、信念を貫き通すべきだと助言する場合のほうが多い。「最初の失敗くらいであきらめるな。何度でも挑戦しろ」というわけだ。私たちは、夢の追求を決してあきらめてはならないと子どもに教える。あるいは真剣に望みさえすれば、その望みは必ずや達成されるはずだと言う。自著を出版しようと悪戦苦闘しているもの書きは、Ｊ・Ｋ・ローリング〔『ハリー・ポッター』シリーズ著者〕だって最初は何社からも出版を断られたんだと励まされるだろう。つまり、辛抱しさえすれば結果がついてくるという理屈だ。もちろん、それは正しくない。誰もがそうなるとは限らない。しかも結果がついてきたとしても、その目標を達成するための努力は心身に甚大な負荷をかけ、病気をもたらすこともある。

病はときに、自分が選んだ人生が正しくないことを示す兆候にもなる。だが欧米文化は、なかなかそれを認めようとしない。ものごとがうまくいかないことを説明するために医学的理由を探そうとする人々が、近年増えてきている。思うにシエナの解離は、彼女の人生の選択が自分のためになっていないと告げる、身体からのメッセージだったのかもしれない。欧米の価値観では、自分の人生が社会的な成功の水準を満たしていないと、自らを敗北者と見なすようになっている。だから多くの人々が、本来あるべき性格や特徴が自身には欠けていると考えるようになり、その理由を医学的説明に求めるようになっていくのだろう。

その点に関して、ラジオで聞いたふたつの話が思い浮かぶ。最初の話は、ある女性が成人してから自閉スペクトラム症と診断された経験を語るというものだ。彼女は何年もうつ状態にあり、仕事でも苦労を強いられていた。最終的に臨床心理士から自閉スペクトラム症と診断されたが、その診断は彼女が自分の人生を再評価するのに役立ったという。

彼女は次のように語る。「私はとても安心したのを覚えています。それまでは、自分自身の悪い側面や欠陥だと思い込んでいたことや自分ではコントロールできなかったことを、突然、理解可能な文脈で認識できるようになったからです。（……）仕事は精神的にも身体的にも大きなストレスでした。（……）だからすぐに仕事を辞め、これまでとはまったく違う道に進もうと決めたのです。自閉スペクトラム症と診断されなければ、そんな決断には至らなかったはずです」

私はその話を聞いて、「なぜ彼女は診断を必要としたのだろう？」と考えた。彼女は悪戦苦闘の日々を不幸に感じていた。それだけでは、自分の人生を見つめ直すのに十分ではなかったということなのか？　彼女は自閉スペクトラム症と診断されてようやく、もとより好きでもない仕事を辞めた。私は、明々白々な決断をするまでにずいぶんと複雑な道筋をたどったものだという印象を受けざるを得なかった。私はその話を聞いて、リューボフとクラスノゴルスキーのことや、住民たちがこよなく愛する町を去る決心をする前に起こったさまざまなできごとを思い出した。

ふたつ目の話は、ある女性作家が自著について語ったものだ。彼女の母親は七二歳という高齢で自閉スペクトラム症と診断された。この作家の話では、彼女の母親は生涯を通じてつねにうつと不安に苛まれていた。そしてひどく退屈だ、あるいは人生には何の意味もないなどと家族に繰り返しこぼしていた。いくつかの身体症状も訴えており、何度も検査を受けながら、問題は何も解決しなかった。医師は彼女に数々の侵襲的な検査を受けさせたが、結局診断を下さずに彼女を退院させた。やがて彼女の子どもたちまでうんざりして、彼女の話に耳を傾けなくなっていった。

やがて作家の母親は七二歳になってから自閉スペクトラム症と診断され、それが作家にとっての転機になったそうだ。自閉スペクトラム症という診断は、母親の苦痛に対する作家の見かたを完全に変え、思いやりの心を目覚めさせた。ではなぜ、ひどく気分がふさぎ込んでいるという母親の訴えに対して作家は思いやりを向けられなかったのか？　人生には何の意味もないというつぶやきには、誤解の余地などないように思える。なぜ家族も医師も、原因不明の身体症状のせいで彼女が繰り返し入院しなければならなかったという事実から何も読み取れなかったのか？　端的に言って、欧米化された社会には、他の苦痛に比べて心理的な苦痛に対処するだけの時間的余裕がない。脳はこのような訴えを遮断してしまう。私たちはこのように、支援を期待できる疾患のレッテルを手に入れ、大事にしようと駆り立てられているのだ。

西洋医学の専門医は、症状をありのままにとらえる。家庭医や地域医療を担う医師が全体を見ることに長《た》けているのに対し、病院に勤務する医師には全体を無視して個々の症状を検査し、その結果が正常であれば何の支援もせずに患者を退院させる傾向がある。鬱火病、グリシシクニス、あきらめ症候群は、苦痛を表現するための特定の文化に固有な言語と見なせる。症状には関連する身体組織を超えた意味がある。胸の痛みは、必ずしも心臓病を示唆するわけではない。欧米の医師は、自分が受けた治療の訓練に整合しない疾患のパターンに出くわすと、それになかなか耳を傾けようとせず、対処方法を学ぼうとさえしない。

　欧米人は幸福をとりわけ重視する文化のもとで暮らしているため、少しでも幸福を損なう可能性のある状態は異常と見なす。そして苦痛を医療化し、商業化しようとする。うつは、英米系の文化圏では生理的、心理的なものと見なされがちだが、他の文化のもとでは状況的なものと見なされる。うつという診断をめぐる論争も、要は境界領域をめぐるものだ。重度のうつの兆候はきわめてわかりやすく、あきらかに本人の生活能力を奪い、よって支援を必要とする。それに対し軽度のうつは、多様な要素から成るカテゴリーであり、病がはじまる境界を画定することはむずかしい。欧米文化は、それを病の範疇に含めようとする。それで本人がよくなればいいが、慢性病を生み出すレッテルとして作用するのなら問題だ。

　総合医のクリス・ドーリックは二〇一三年に発表した「文化依存症候群としてのうつ」と題する論文で、軽度のうつの医療化を駆り立てている諸要因について考察している。そこにはあきらかに商業的、現実的な要素が絡んでいる。うつの治療は実際に大きな収益を生む。また、保険会社のスタッフや医師にとっては、低調な気分に対する診断カテゴリーを用意しておくことは役に立つ。医師は診断を下すことをよしとし、患者にとって診断は、自己の感情に意味を与えてくれる。しかしドーリックが指摘するように、診断の効用には議論の余地がある。重度のうつ病患者に対する抗うつ薬の有効性は示されてきたものの、臨床試験のメタ分析では、軽度のうつに対してもそれが有効であることを示す証拠はほとんど見つかっていない。軽度のうつに対しては、プラシーボ効果と同程度の効果しか得られなかったのだ。私は、「レッテルは患者を、状況を甘んじて受ける犠牲者にする」というドーリックの見解に同意する。レッテルの枠組みの外でうつや低調な気分を概念化することは、医師に支援を求めないほうがよいということを意味するわけではない。患者に受動的な役割を与えるより、自分の苦痛を自分で管理する役割を与えたほうが好ましいはずだ。

　精神科医のローレンス・キルマイヤーは、不安やうつをめぐって医師に相談を求めることにおける文化的相違について述べるなかで、世界の大半の人々がうつを精神医学的なものとは見なしておらず、したがって精神医学の慣例的なアプローチが通用しないと指摘している。私の印象で言えば、イギリス人は低調な気分の原因をセロトニンレベルの低下のせいにすることが多い。しかし証拠が示すところでは、たとえば他国の少数民族には、それと同種の感情を生理的なもの、あるいはメンタルヘルスに関連するものとしてより、特定のできごとの結果によるものと見なす傾向がある。さまざまな医学論文が、少数民族においてはメンタルヘルスの問題があまり認識されていない点に言及しつつ、人々をなんとか分類システムに当てはめようとする西洋医学の傾向について論じている。DSMは、特定の文化に依存する文書にもかかわらず、医療機関は自分たちのルールを他民族にも適用しようとする。なぜなら、実証的で科学的な欧米流アプローチのほうがすぐれていると見なしているからだ。問題は、世界の大半の人々に関するデータが実証の基盤に含まれていないことにある。メンタルヘルス研究の多くは、産業化された裕福な国で暮らす高度な教育を受けた白人を対象に行なわれている。私たちが欧米の医療システムを押しつけようとしている人々は、そこには含まれていない。

仮の話だが、韓国の鬱火病患者が養子縁組でアメリカに移住した場合、どのような結果が待ち受けているのか考えざるを得ない。現代の医学は他の文化の観点を統合することに長けてはいないため、彼らは間違いなく、西洋医学の伝統のもとで診断され治療されるだろう。そして医学的検査や面談を受けるよう求められるはずだ。鬱火病が持つ機微は、アメリカの医師に無視されることになるだろう。なにしろアメリカの医師は生物学的側面を最重要視しており、心理的側面に関しては生物学的な根拠ではうまく説明できない場合に限って参照するにすぎないうえ、文化的、社会的要因を併せて考慮しないケースが多いからだ。

ジャーナリストのイーサン・ウォッターズは著書『クレイジー・ライク・アメリカ——心の病はいかに輸出されたか』〔阿部宏美訳、紀伊國屋書店、二〇一三年〕で、西洋文化によるメンタルヘルス問題の取り扱いかたに疑問を投げかけている。彼によれば、アメリカ人が抗うつ薬やうつの治療としての話し合い療法を発明したのは、苦痛に苛まれている人々をかつて支援していた共同体的な感覚が失われてしまったからだ。彼はその具体例としてトラウマのカウンセリングを取り上げ、二〇〇四年のインド洋津波が起こった直後にスリランカを訪れたアメリカの臨床心理士の態度について述べている。インド洋津波が発生してから数か月のうちに、アメリカから個人や団体が、ボランティア活動の一環としてスリランカに渡った。被災者が必要としているとアメリカ人が考える、医療の支援や訓練を地元の人々に提供することが目的だった。だがそのやりかたは、必ずしも成功しなかった。地元の人々に被災者支援の方法を教えようとしたとき、臨床心理士たちは彼らを、「心理」にあまり精通していない、能力の乏しい聞き手として扱ったのだ。臨床心理士たちはPTSDの概念をスリランカに持ち込み、ストレスに対する反応を、文化や社会に密接に結びついたものとしてではなく、脳内で生じる普遍的な現象として説明した。さらには自分たちが提供するカウンセリングはつねに正しいと想定し、また、スリランカの人々に関して自分本位のさまざまな憶測を抱いていた。たとえば、スリランカ人は長期にわたる貧困と戦争のせいで脆弱になったと見ていた。アメリカの臨床医たちは、災害に対するスリランカ人の反応――たとえば学校に戻りたがる子どもたちを現実逃避と見なすなど――に困惑した。アメリカで活動しているスリランカ出身の臨床心理士ガイスリ・フェルナンドは、欧米のPTSD研究者やカウンセラーが母国に大挙して押し寄せる様子を見て不安を感じていた。彼女の見かたでは、苦境は人を脆弱にするのではなく回復力を高めるのであり、また、スリランカ人と北米人ではストレスの受けとめかたが異なるはずだった。スリランカ人は身体症状を通してストレスを表現することが多く、現在でも西洋医学に認められる心と身体の分離とは無縁だった。そしてトラウマを、内面の状態としてより、社会的な人間関係への影響という位置づけで受けとめていた。彼女は被災者の救援における宗教的信念《スピリチュアリティ》の役割を強調しているが、欧米の生理的、心理的アプローチはこの側面を等閑に付していた。事実フェルナンドは、戦争がコミュニティに及ぼす影響をかつて研究していたが、その課程でキリスト教徒の子どもたちと比べ、仏教徒やヒンズー教徒の子どもたちがうつになりにくいことを発見していた。それに対してアメリカの医療現場は、文化に対する配慮をはなはだしく欠いていたのだ。

　ここで私が言いたいのは、メンタルヘルスの問題に対処するためのすぐれたシステムを持つ文化と持たない文化があるということではない。たったひとつの正しいシステムなど存在しない。したがって、あるコミュニティに属する人々が別のコミュニティで採用されるべきシステムを知っていると言ったとしても、それは思い込みにすぎないと言いたいのだ。そのことは個人間にも当てはまる。悲嘆に対するアプローチの文化的相違について論じるなかで、ローレンス・キルマイヤーはラトビアの文化に関する事例をあげている。ラトビアでは、喪に服している人は「石の下に苦痛を埋めて、歌いながらその石をまたげ」と助言される。また、オーストラリア先住民は、土地に対する深い結びつきを感じている。だから彼らにとっては、土地が健康でなければ自分たちも健康になれない。西洋医学は、ラトビアの文化やオーストラリア先住民の観点に注意を払わない。西洋医学は私たちには有効だったとしても、どこの誰にとっても適切だと想定すべきではない。

　現代の欧米の医療は強力であり、他文化に属する人々にその考えかたや実践方法をつねに吹き込もうとしている。健康問題が状況的なものであるより医学的なものであることを示す証拠として、投薬で障害の状況を変えることが可能だという事実が例示されることが多い。では、抗うつ薬を服用することであなたの気分が晴れれば、あなたがうつだったことの証明になるのだろうか？　リタリンの服用によって集中力が改善されたら、あなたがＡＤＨＤであることの証拠になるのか？　投薬で能力を最適化できるという事実は、当の病にかかっていることの証明になるわけではない。もし証拠になるのであれば、運動選手は能力強化薬物を、自分に医学的障害がありながらも何とか抑え込んでいることの証明に使えるだろう。科学は、病や疾患によって失敗、喪失、悲嘆を概念化する機会を提供してくれる。私たちの多くはその機会を利用しているのだ。低調な気分や個人的な欠点の医療化の試みはよく理解できる。というのも診断は、われわれの文化が価値を置く能力を持っていないと指摘される事態を避けるために役立つからだ。だがそんなことをするより、正式な医学的診断を下さずに自分を取り巻く状況を再評価できるよう、人々により多くの支援を与えるほうが解決策として妥当なのではないか。

　脳は無秩序を嫌い、何らかの答えが与えられると安堵する。妥当に思われる診断は――科学的に聞こえれば聞こえるほどよい――、苦痛を緩和するのに役立つ。私は、必ずしもそれを悪く言うつもりはない。診断が本人の状態を改善し、今後の生活に役立つのであれば、それに文句をつける筋合いなどないからだ。私は、ミスキートやワピシャナ族の信念に反対する以上に、欧米流のやりかたに反対するわけではない。私なら医療化も宗教的信念も対処法として選択しない。私はひとりの医師として、何が健康の回復に資するかに関心があるだけだ。しかし選択は、手に入るあらゆる情報を加味して決めなければならない。医療機関は患者に医療化を押しつけるべきではない。それでは教会が人々に信仰を押しつけるようなものだ。医療機関がどんな診断にも等しく当てはまるものとして科学の優越性や確実性を売り込むようになったら、情報に基づく選択肢を人々から奪う結果になる。

私は、とりわけ未来世代を心配している。おとなは自分自身のために医師のもとを訪れてレッテルを貼ってもらうことができる。生活の質に対する影響を考慮しつつ、与えられたレッテルを受け入れることも、拒絶することもできる。しかし私たちは子どもを、新たな、あるいは拡張された医学的な診断カテゴリーのなすがままにするリスクを犯している。それらの診断カテゴリーは不確かにもかかわらず、子どもの脆弱性を学習障害、社会化障害、身体疾患によって説明しようとする。現代の医療には過剰診断がはびこっており、子どもに下される診断は必ずしも信用に足るものではないが、親は信用できると考えている。子どもに貼られたレッテルが、成長後に心理面や生活面でいかなる影響を及ぼすかは誰にもわからない。精霊は現れては消える。だがＡ自閉スペクトラム症、ＡＤＨＤ、うつ、ＰＯＴＳなどの診断は、いつまでもつきまとうのだ。

エピローグ

社会――コミュニティの一員として暮らす多数の個人から成る集団

二〇一八年、あきらめ症候群は太平洋の島国ナウル共和国に上陸した。そのころのナウルには、オーストラリアに難民申請を出した人々の一時的な滞在地としての役割があった。生物・心理・社会的な障害のつねとして、あきらめ症候群はナウルに上陸したときにその症状を変えた。ナウルでは、難民の子どもたちは何も食べようとしなくなった。そしてはっきりとしたうつの症状を呈し、動けなくなるまで自暴自棄になった。スウェーデンの子どもたちが無関心で無気力な受け身の状態に陥ったのに対し、ナウルの子どもたちは、積極的に助けを求めて叫び声をあげたのだ。ある少女は自分の身体に火をつけた。子どもたちは死にたいと懇願した。事態は、緊急措置が必要になるほど悪化した。

ナウルは小さな島国だ。天然資源はとうの昔に採掘し尽くされていた。海洋生物は汚染で減少していた。そのナウルに留め置かれた子どもたちには、将来の希望など見えなかった。島は看守が見張る監獄のようなものだったのだ。オーストラリアに受け入れられる可能性はかなり低く、故国に送り返されるか、遠く離れた別の国で難民申請を余儀なくされる可能性が高かった。スウェーデンの難民の子どもたちがつらい日々を送っていたのはあきらかだとしても、ナウルはそれよりはるかにひどかった。二〇一八年になるまでに、あきらめ症候群は世界中のメディアで広く報道されていた。したがって、スウェーデンから地球を半周した場所にあるナウルで難民としての受け入れを待つ類似の集団に拡大したとしても、とくに意外ではなかった。二〇一九年には、さらにギリシャのレスボス島の難民キャンプにも拡大している。

あきらめ症候群が今後これ以上拡大するのを防ぐためには何をすればよいのか？　すでに昏睡状態や緊張症に陥っている人々にどのような医療を施せばよいのか？　私がノラ、ヘラン、フローラ、ケジアと会ったとき、彼女たちは自力で動けず自宅のベッドに横たわったままで、積極的な介入は何もなされていなかった。それが疾患なら入院させるべきだし、少なくとも家で集中的な治療を受けてしかるべきだ。彼女たちが難民ではなくヨーロッパ生まれだったら、社会の扱いは違っていたことだろう。

あるいは、彼女たちの病はそもそも医学的疾患なのだろうか？　それが文化・社会的な現象なら、オルセン医師のような人々が決定的な解決方法を探すあいだに子どもたちが家で待機していることは、許容範囲なのかもしれない。たしかに入院して治療を受ければ、回復を見込めるだろう。だがその場合、障害を生んだ社会的な要因はどうなるのか？　ミスキートの友人マリオの考えでは、グリシシクニスのような障害は、普段は虚弱な少女たちを強くしたのだ。私は、あきらめ症候群を、言葉より声高にもの言う苦痛の言語と見なすようになった。根本的な要因に対処せずにあきらめ症候群の諸症状を治療しようとすることは、コミュニティから声を、また、子どもたちから力を奪うことにならないだろうか？　あきらめ症候群という診断を放棄したら、難民申請中の家族の子どもたちの苦境に関するメッセージをどうやって世間に伝えられるのか？　苦痛の表明と、支援を求める一般的な呼びかけだけでは、十分ではないように思われる。

　あきらめ症候群が世界中に拡大し、まったく新たな集団の内部で心身相関性の病が発生していると聞くにつけ、私は、その破壊力の大きさと、それにもかかわらずこの病がほとんど理解されていないことに絶望を禁じ得ない。私はこの本を書きはじめたとき、機能障害を生み出していると思しき生理的メカニズムについてわかりやすく解説すれば、その予防につながるだろうと安易に考えていた。それから私は、人々が語る話に、担当医師としてではなく、したがってとくに治療の義務を負うことなく耳を傾けはじめた。その結果、機能障害の根絶を期待することは、じつのところ誤りではないかと考えるようになった。私が会った多くの人々にとって、心身相関性の病は重要な役割を担っていた。発作は、ミスキートやワピシャナ族の文化・社会的な問題の解決に役立っていた。クラスノゴルスキーでは、眠り病がその役割を果たしていた。心身症や機能障害は、さまざまな危害をもたらす反面、ときに不可欠なものにもなるという点で、他のあらゆる医学的問題の常識を破るものである。

　感情を、言葉で完璧に表現することはできない。人間の持つ複雑な感情は、状況に関係なく、あらゆる人々に当てはまる合理的な説明に還元することができない。認知的不協和もあれば、道徳的ジレンマ、あり得ない選択、不平等、絶望などもある。人生はつねに、私たちの面前に、回避不可能に見える罠を仕掛けてくる。人間は機械ではない。感情の影響を受けずにアルゴリズムや論理に基づいて決定を下すことなどできない。だから私たちは、対立を解消し、あいまいさに対処するために、放出弁やその場しのぎを必要としているのかもしれない。対立を身体化し、実演することは、それを言葉で表現するより扱いやすくなり、現実的でもある。

リューボフが眠り病やクラスノゴルスキーでの生活について語ってくれたとき、私は彼女や近隣の住民が置かれている状況を特異なものと見なした。しかしよく考えてみると、彼女の話は、失われた愛を語る普遍的な話に思えてきた。リューボフの経験は、かつての親愛なる人間関係が次第に色褪せ、最終的に解体していくのに対処しようとする試みと大きく異なるわけではない。別れるべきか否かという問いへの答えが日ごとに変わるような不安定な人間関係に、極度の不確実性や悲嘆を感じる人は多い。このようなジレンマには、道理にかなった長所と短所の一覧に還元できる、現実的、分析的な側面もあるとはいえ、解きほぐすことがむずかしい感情的な側面も存在する。同じことは、多くの生活の劇的な変化にも当てはまる。求められている決断や解決を迫られている問題が、あまりに難物で、しかも差し迫って感じられる場合、私たちは苦境を脱するために無意識的なプロセスを必要としているのだろう。リューボフの眠り病は、困難な決断を迫られた彼女がとった、混乱した手段と見なすこともできよう。しかし別の見かたをとるなら、困難な決定を下し、大きな喪失に対処するために彼女がたどるべきだった道と見なすこともできる。

私は、自閉スペクトラム症という診断が生活にもたらしたポジティブな変化についてラジオ番組で語った女性のことを思い出す。私にとって彼女の話は、診断というレッテルの過剰な使用や、医療化によってもたらされる危害に対する懸念を呼び起こすものではあったが、もしかすると私は、彼女の経験の利点を見逃しているのかもしれない。私が彼女の担当医だったとして、彼女自身がよりよい人生を導いてくれたと考えている道を、担当医の立場で抹消することにいかなる価値があるのだろうか？　西洋医学は、症状に直接的にアプローチすることを推奨している。医師は患者に、尋ねられれば自分の問題を合理的に考え、言葉で説明できると期待している。方法論や手順《プロトコル》や技術の奴隷と化している私たちは、患者の話を解読するための重要な能力を失いつつある。完全無欠の分析的世界で暮らすのではない限り、苦痛のメタファーは必須なのだ。

　現代の西洋医学で障害の生理的側面に焦点が置かれる理由は、障害が「リアル」であることを証明すべきとする要請と、実証手段として欧米社会が重用《ちょうよう》する脳スキャンや血液検査で異常を見つけ出すことでのみ、その証明が可能だという信念が流布しているからだ。生物学的アプローチは、タラには有効だった。椎間板のずれのせいで歩けなくなったとき、彼女の体内で起こっていることをめぐって自分に言い聞かせたストーリーは、障害を引き起こしたルーピング効果において中心的な役割を果たしていた。障害に対処するにあたっては、このストーリーに耳を傾ける必要があった。だがタラは、生理的プロセスの異常が作用していることを悟って初めて、医師たちが進行性の疾患を診断し損なっているのではないかという恐れを克服できた。そして、身体がその種の策略を繰り出す能力を備えていることを理解して初めて、心理的な障壁を乗り越えられたのだ。

他のあらゆる医学的障害と同様、心身症や機能障害は、生理的変化によって生じる。その点を過小評価してはならない。過剰な情報に直面した脳は、予測、情報の棄却や評価や再評価、推論、学習を絶えず行なっている。急速に増殖するがん細胞や過剰なホルモンを産生する器官のように、無意識的な心理プロセスは、つねに誤りを犯している。機能性神経障害は脳のコード化の誤りによるものであり、行動の変化に対する神経回路の異常反応に起因する。それを引き起こす要因は多数あり、その一部が心理的苦痛に関連するにすぎない。機能性神経障害は、負傷、疾患、医療に関する誤った信念、苦境、葛藤、伝染性の不安などに対する反応が引き起こす可能性がある。障害は一般に、学習に類似するプロセスによって発症する。しかし、脳のプログラムは解除できる。決して逆転不可能なものではない。

とはいえ、欧米流の生物学的アプローチが踏み誤るのは、患者を回復させる過程においてである。心理的葛藤の身体化は生きていくうえで必要なのかもしれないが、心身相関性の機能的プロセスによる慢性的な障害はまったく用をなさない。だが、解離性発作を起こした患者の三〇パーセントのみが完治するにすぎない。タラは幸運だった。というのも機能性神経障害の多くは、それと同程度の回復の見込みしかないからだ。治療と回復率という点から見て、ここまで改善の見られない医学的問題はほかに考えられない。その理由はおそらく、治療がつねに、文化・社会的な影響を無視して生物学的要因と心理的要因の組み合わせに焦点を絞ってきたからだ。思うに今後は、病に影響を与える社会的要因を併せて考慮できない医師は、押し寄せてくる新潮流を前に、自分の声がかき消されてしまうように感じるだろう。

　本書を執筆するために行なった調査のなかで私が聞いたもののうちでもっとも幸福な結末を迎えたケースは、生物学的治療や心理的治療による回復に関するものではなく、医療によるものでさえない。ミスキートの患者は儀式によって回復した。毒物理論を取り込んだクラスノゴルスキーの住民は、毒物の源泉から遠ざかり、眠り病によって問題が解決されることを可能にした。ワピシャナ族の少女たちは、病気をもたらした学校を去った。ル・ロイの少女たちは転換性障害の診断を受け入れなかったが、症状を悪化させていたメディアの嵐が去ることで回復した。とはいえ少なくともル・ロイの少女たちに関して言えば、医師たちの強い姿勢はポジティブな効果をもたらした。ただし私が本書で取り上げた集団のなかでそのことが当てはまるのは、彼女たちだけだ。

　心身相関性の諸症状を生み出す生物学的変化は、患者個人のあいだで似通っている。回復するか慢性病へと悪化するかの違いをもたらすのは、コミュニティレベルの反応に基づく場合が多い。個人の経験の質は、それに対する他者の反応によって変化する。心身症という医学的概念にあからさまに反対し、それを「詐病」と混同することのないコミュニティに、私は出会ったことがない。家族やコミュニティは身近な人々に下された診断を拒絶し、本人に選択の余地をほとんど与えない場合がある。私の知る集団はすべて、疾患に関する民間伝承の形成に重要な役割を果たす社会に埋め込まれている。それらのコミュニティは、病を説明する物語《ナラティブ》を作り出していた。そして、作り出されたナラティブによって回復する人もいれば、逆に慢性病に陥った人もいた。キューバでは音響兵器に関する噂が大きな注目を浴びたため、回復不可能だと思い込む米大使館員もいた。「狂って る」というレッテルを貼られたエル・カルメンの少女たちは、その病気の証明を余儀なくされ、社会から追放された。

私が会った人々のなかでもっとも称賛したいのは、ミスキートのコミュニティだ。追放するより包摂しようとする彼らの解決方法は、非常にエレガントだからである。グリシクニスは、コミュニティの反応を引き寄せる閧《とき》の声だったと見なせよう。それに対して私の患者は、障害のせいで孤立していると感じやすい。グリシクニスは、病の儀式化を通じて葛藤を外在化することの利点のみならず、それ以上に宗教性《スピリチュアリティ》の価値について私に教えてくれた。宗教が繁栄しているとはとても言えない国で生まれた、実用主義《プラグマティズム》を信奉する純然たる無神論者の私にしてみれば、この教えはかなり意外なものだった。しかし私は、宗教的信念がミスキートを結束させ、回復を促進する協力的な環境を生み出していることを自分の目で確かめることができた。また、宗教的信念が与える説明から人々が得ている癒やしの効果を目撃することで、苦境に置かれた人々のための優良な支援システムを構築できないことの多い、個人を重視する欧米文化の問題を実感できた。

社会が、宗教性やコミュニティ、あるいは家族としての感覚を失うと、その構成員は支援の経路を新たに探す必要が生じてくる。医療機関にしか治療を期待できないのであれば、社会的な苦痛や心理的な苦痛の医療化が起こるのは当然であろう。診療室でなければ病気の訴えを聞いてもらえないのなら、医療を放棄することは非生産的だと言える。医療機関が本書で取り上げてきた障害の治療に失敗してきた理由のひとつは、おそらくその代替となる支援システムが不足しているからだ。機能性神経障害がある人に限らず私の患者の多くは、投薬より社会的な支援を求めている。それにもかかわらず、私は彼らに提供できる社会的な支援を手にしていない。私は患者に、「よくなったら、もうここに来られなくなっちゃいますか？」と訊かれることがある。医師との一五分ほどの面談が患者の唯一の生命線になることもあると思うと、身が引き締まる。

私は本書を執筆していて、医師は患者の保護者が病を説明するために用いている図式に逆らうのではなく、それに沿うべきだということに気づかされた。医療の枠組《パラダイム》みや手順がうまく機能していなければ、医師は一歩身を引いて、症状が語る話を傾聴しなければならない。最善の解決方法は、医師と患者が共通の認識基盤を築けたときに見出せるものなのだ。

私はまた、この認識基盤を見出すことを可能にするコミュニティに属している場合、回復の最善の機会が得られるということを学んだ。そしてそのようなコミュニティの条件とは、「偏見を持たずに患者の話に耳を傾ける」「支援を提供できる」「利害を脇に置いて謙虚さを保ち、不完全さや失敗に寛容である」「健康に関して全体的な視野を持つ」ことだと知った。

いま私たちがすべきことは、このようなコミュニティの構築なのだ。

謝辞

私は、本書に取り上げた話を語ってくださった方々に多くを負っている。彼らの寛大さ、信用、ユーモア、思いやりにお礼の言葉を述べたい。また、もちろん、インタビューの折々に振る舞っていただいたコーヒーや紅茶や美味しい料理にも多大なる感謝を（とりわけリューボフの歓待は特筆に値するものだったとつけ加えておく）。各エピソードでは、個人的かつ繊細な性質のため、仮名《かめい》で綴ったケースもあるが、私は彼らが語った内容をできる限りそのまま紹介することに努めた。それでも誤解している記述がないとは言い切れない。もし誤りがあればご容赦いただきたい。

また、私の研究や旅行に協力してくださった方々にもお礼を申し上げたい。とくに、エリザベス・ハルトクランツ、エド・ポーレット、カール・サリン、ディナラ・サリエヴァ、ダナベク・ビメノフ、サラ・トポル、コートニー・スタッフォード＝ウォルター、カタリナ・ヘルナンデス、メル・エスピノーザ、ジェイミー・パブロ・スコット、モーゼス・ルイス、ハワード・オーウェンス、ケリー・オコンネル、タコツボ・サポート・グループ、アリソン・トンプソンに感謝したい。また、マダレナ・カンナの業績と寛大さにはとりわけ啓発された。私はこれまで出会ってきた方々すべてから多くを学んだが、本書の記述に不備があれば、それは私のみに責任が帰せられることは言うまでもない。

カザフスタンのヌルスルタンに滞在中、スレイマンという名の見知らぬ紳士が、ひとりで未知の国を訪れた私が誰かと話をしたがっているという理由だけで、彼の豪華な誕生日パーティーに招待してくださった。彼と彼の家族の心遣いにお礼の言葉を述べたい。また、道中に私を歓迎してくれた、その他多くの寛大な方々全員に感謝したい。人間の二足歩行を完璧に模倣する機械を作るより、チェスのグランドマスターを破るコンピュータープログラムを開発するほうがたやすいということを思い出させてくれた、ケンブリッジ大学アイルランド人協会のメンバーにも感謝する。人間の身体は驚異的な機械で、たとえばパソコンのキーボードのタイピング、サッカー、発話など、非常に高度な一連の動作をやすやすと行なえるよう学習できる。ならば、それらの動作を脱学習することも可能だという点に私たちがなかなか思い当たらないのはなぜか？

ピカドール社の信じられないほど有能なスタッフたちにも感謝したい。また、わが編集者ジョージ・モーレーの助言、指導、勤勉さに対する私の感謝の念は尽きることがない。ポール・マルチノヴィクとペネローペ・プライスの貢献は、私にとって非常に貴重だった。ガブリエラ・カトロミーニ、レベッカ・ロイド、クロエ・メイ、スチュワート・ウィルソン、ならびに一度も会ったことがないが、ぜひ会ってみたいその他大勢の出版関係者各位の努力にもお礼の言葉を述べたい。

私を信用してチャンスを与えてくれた、モーガン・グリーン・クリエイティブに所属するわがエージェント、カースティ・マクラクランにも心から感謝する。この借りを返すことなど永遠にできないだろう。また、本書に多大な関心を寄せてくれたリゼッタ・フェアハーゲンとＰＦＤのチームにも感謝する。

本書を書きはじめたころ、書き上げることなどとうてい無理だと嘆いていたが、そんな折々に私の相談相手になってくださった多くの方々に、感謝の言葉を捧げるとともにお詫びを申し上げたい。該当する方々は、ここに名前を列記しきれないほどたくさんいる。

訳者あとがき

本書は *The Sleeping Beauties: And Other Stories of Mystery Illness*（Picador, 2021）の全訳である。著者のスザンヌ・オサリバンはアイルランド出身で、ダブリン大学トリニティ・カレッジで医学を学び、現在はロンドンの国立神経・脳神経外科病院（NHNN）に医療コンサルタントとして勤務している。本書は著者の初めての邦訳だが、彼女のデビュー作 *It's All in Your Head*（Chatto & Windus, 2015）は、二〇一六年にイギリスのウェルカム・ブック・プライズと王立協会生物学図書賞を受賞している。

本書で著者は、〈謎の病〉とされる症例の実態を確かめるべく世界各地に赴き、患者と関係者へのインタビューをもとに地域固有の文化や社会背景を踏まえて考察し、〈謎〉の正体に迫っている。

不可解な病のエピソードに続く著者の洞察は鋭く、筆力のある著者の文章もぐいぐいと読ませる。英国版の原書のカバーに「オリバー・サックスの真の継承者」とあるように、読み物としても一級品と言って過言ではない。

そしてもちろん、本書はサックスの亜流本ではない。著者オサリバンの心身症に対する明確な主張に貫かれているからだ。端的に言うと、心身症は身体と心と社会が複雑に作用し合って生じる、という主張である。この生物・心理・社会モデルは重要なポイントなので、のちに詳述する。

まずは全体の概要を紹介しよう。本書は八つの章で、以下の〈謎の病〉のエピソードが綴られる。

・スウェーデンの難民家庭の少女たちに広まった「あきらめ症候群」（第1章、第4章）
・ニカラグアに現存する幻視や憑依を主症状とする「グリシシクニス」（第2章）
・カザフスタンの鉱山町で発生した「眠り病」（第3章）
・キューバ駐在のアメリカとカナダの外交官らが罹患した「ハバナ症候群」（第5章）
・コロンビアの女子学生たちに集団発生した「解離性発作」（第6章）
・アメリカ北東部の地方都市ル・ロイと南米のガイアナで発生した「集団心因性疾患」（第7章）
・ロンドンの病院で著者が担当した患者の「解離性発作」（第8章）

第1章で取り上げられているスウェーデンのあきらめ症候群については、これを題材にしたドキュメンタリー映画『眠りに生きる子供たち』もあり、第九二回アカデミー賞短編ドキュメンタリー部門にノミネートされた（Netflixで配信中）。

なお、本書には注も参考文献も索引も付されていないが、単にいずれも原書に収録されていないのが理由である。あらかじめご了承いただきたい。

次に、四つの訳語について補足しておきたい。

illnessは「病」と、diseaseは「疾患」と訳した。病気の社会的側面も重視される本書において、「病」は、単に生物学的な現象でなく、社会的、心理的な意味合いを含んで用いられているのに対して、「疾患」は、ほぼ生物学的側面に限定して用いられているのがその理由である。

narrativeは、基本的に「物語《ナラティブ》」と毎回ルビ付きで表記した。医療に言及して用いられる「ナラティブ」には、医療従事者が患者の語る病の経験に耳を傾けることで、患者の立場から病の状況を判断し、診断や治療を行なうという意味が含まれる。

embodyの訳である「身体化」は、一般には心の様態が身体症状となって表れることをいう。身近な例では〈恥ずかしくなって顔が赤くなった〉という現象もそのひとつだが、この用語が頻出する本書においては、それ以上に厳密な意味を含んでいる。

たとえば第2章に、次のようにある。「また、私たちは文化的に形成された病の概念を身体化する。言語の学習と同様、病のひな型《テンプレート》を内面化し、脳にコード化するのだ。そして引き金が引かれるとそれを身体で表現する」（本書93ページ）。つまり、「身体化」は〈脳へのコード化〉〈身体による表現〉という二段階から成っており、これらが生物と心と社会の相互作用を可能にしているメカニズムのひとつだと考えられている。

ここで、本書の理論的な核心を成す、生物・心理・社会モデルについての説明に移る（やや込み入った話だが、ここを読み飛ばしても本書は楽しんでいただける）。

このモデルが現在重要になりつつある理由は、脳科学が急速に進歩を遂げ、脳の可塑性や予測符号化、身体化などの生物学的メカニズムが次々と明らかにされていくにつれ、心身症の発症に関わっているのは生物学的要因だけではないことがわかってきたからだ。

精神医学史研究者のアンドルー・スカルは、各紙誌で絶賛された最新刊 *Desperate Remedies: Psychiatry's Turbulent Quest to Cure Mental Illness*（The Belknap Press of Harvard University Press, 2022）で、次のように述べている。重要なので、やや長めに引用する。

> 第二次世界大戦が終結したあと、アメリカ精神医学界のリーダーたちは、精神疾患の原因を解明しその治療に役立てるために、生物学と脳を軽視し、心理にのみ着目していた。この「心理偏重」の支配は一九七〇年代終盤に突然終わりを告げる。そしてそれ以来、「脳に焦点を絞る」精神医学が、ほぼ無条件に優位性を保ち続ける状況になり、精神疾患は脳の疾患としてとらえるべきだと教えられるようになった。
>
> 思うに、どちらの一元論も根本的に間違っている。すでに述べたように、多くの重度の精神疾患の発症に生物学的な要因がまったく関係していないとしたら、私は驚くだろう（……）。しかしそれと同時に、人間が生きている文化的、社会的、心理的な基盤から精神疾患を截然《せつぜん》と切り離すことなどできないと、私は確信している。精神疾患の発症と経過に社会的な要因が深く関与しているという事実を否定することは、環境がきわめて重要であることを私たちに教えてくれる、膨大な量の疫学的な、あるいはその他の形態の証拠から目を逸らすことでもある。

もちろんもっと大きな意味でも、社会と生物の分離は完全に間違っている。人間の脳は出生後、動物界では先例が見られないほどの程度で環境に強く条件づけられながら発達し続ける。文化や社会は、マクロのレベルでもミクロのレベルでも人間の生活様式の選択や生物学的メカニズムと強く相互作用する。そして脳の物理的な構造や機能は、ありとあらゆる複雑なありかたで、社会心理的な刺激や、その他の感覚入力によって形成されるのだ。人間の脳の可塑性は、幼少期をはるかに過ぎても有効である。よく知られているように、脳の形状や、脳内で発達する神経結合――人間の情動や認知を支える物理的な基盤を成す生物学的メカニズム――は、社会的な刺激や心理的な刺激、とりわけ個人が成長を遂げる家庭環境に強く影響される。思考や感情や記憶は、成熟する脳の内部にさまざまなありかたで形成される複雑なネットワークや相互接続の産物なのだ。発達や環境に関する要因は、ある個人が精神疾患を発症するか否か、あるいはその発現形態を決定する重要な要素になるのである。

　したがって、脳を社会とは無関係なもの、もしくは社会以前のものと見なすこと、あるいは精神疾患――認知や情動生活の崩壊――は脳の疾患にすぎないという粗雑な考えは根本的に間違っている。またその逆も真であり、生物学的要因の役割をまったく認めず、心や家庭環境のみが重要だと主張することも、まったく異なったタイプの目隠しをまとうことに他ならない。どちらの目隠しも、同程度に有害である。（拙訳、同書３８２～３８３ページ）

さらにスカルは、近年の精神医療の状況に関して次のように指摘している。

「米国精神医学会の会長を務めていたスティーブン・シャーフスタインの言葉を借りれば、精神医学は、精神疾患の理解に関して、生物・心理・社会モデルから生物・生物・生物・生物モデルへと移行した」（拙訳、同書320ページ）

精神疾患や心の病を考えるにあたっては、生物・生物・生物・生物モデルでは不適切なことはもちろん、フロイト流の心理・心理・心理・心理モデルでも、精神科医R・D・レインらの反精神医学的な社会・社会・社会モデルでも同程度に不適切で、生物・心理・社会の相互作用を考慮することこそが肝要になる。そして神経科学が、その相互作用の基盤を明らかにしつつあるのだ。

また、訳者が翻訳を担当した、ロイ・リチャード・グリンカーの『誰も正常ではない――スティグマは作られ、作り変えられる』（みすず書房、二〇二二年）においても、精神疾患の理解における生物・心理・社会モデルの重要性が主張されており、スカルと同様に、生物学的側面への偏重は大きな問題を引き起こすであろうと論じている。

本書の著者オサリバンも、スカルやグリンカーと同様に、生物学一辺倒の医療のありかたに疑義を唱えているのだ。

最後に、本書で折々に言及される、メディアの問題にも触れておきたい。

マスメディアは社会を構成する要素のひとつであり、多くの人にとっての情報源だ。ゆえに生物・心理・社会モデルを重視するオサリバンは本書で、マスメディアによる心身症の扱いにも憂慮の念を示している。

もっとも顕著な批判は、本書の第7章で展開される。この章で著者は、ル・ロイでの集団発生をマスメディアがどう扱ったかを詳細に説明したうえで、次のように結論する。

> （……）ル・ロイで起こったできごとは、集団ヒステリーが通常続く期間よりはるかに長く続いた。
> 私の考えでは、その理由と最終的な解決策は、個人ではなく、文化・社会的領域に見出されるべきものだ。メディアの狂騒、転換性障害に関する不正確な説明、生物・心理・社会的な病に結びついた公的な負の烙印《スティグマ》、そして何よりも単なる憶測が事実と同格に扱われる風潮、これらすべての要因が、ル・ロイにおける最悪の興奮状態を醸成したのである。だがそれでもル・ロイのストーリーは、あたかも外部的な要因などまったく存在しなかったかのように、もっぱら少女たち自身の心の問題として語られた。それに対して、メディアや有名人《セレブリティ》が大きな発言力を持つ文化が少女たちに大きな影響を及ぼしたという認識は、ごくわずかしかなかった。（本書325〜326ページ）

心身症ではないが、世界を席巻した新型コロナウイルスに関しては、恐怖を煽るような報道がときに見受けられた。だが、このような報道のありかたが、たとえばうつ病のある人々にいかなる影響を及ぼしたかは、果たして考慮されていただろうか？　影響力の強いマスメディアこそ、生物・心理・社会モデルの重要性を認識して、報道の手法に反映すべきである。

本書を読めば、現代の医療現場に何が欠けているかが浮き彫りになるのではないだろうか。また、それは医療関係者だけの問題ではなく、マスメディアや、さらには私たち自身の心の病に対する姿勢の問題でもある。

たとえば最近のメディアやSNSでは、LGBTQなどセクシュアルダイバーシティ（性の多様性）をめぐる議論は花盛りだが、それに比して、注意欠如・多動症（ADHD）や自閉スペクトラム症（ASD）などに関連するニューロダイバーシティ（神経多様性）については、まだ多くの人々に広まってはいないように見受けられる（ADHDやASDには、遺伝要因のみならず環境要因もあることがあきらかになりつつある）。その理由のひとつは、生物・心理・社会モデルの重要性が周知されていないために、社会（環境）的要因が見過ごされ、それが心理的要因の軽視につながっているからであろう。

そのような昨今の風潮に一石を投じるという意味でも、本書には大きな意義がある。

最後に、紀伊國屋書店と、担当編集者の和泉仁士氏、ならびにいくつかの質問に回答してくださった著者スザンヌ・オサリバン氏にお礼の言葉を述べたい。

二〇二三年三月　高橋　洋